江苏省教育科学"十四五"规划课题(T-b/2021/35)
江苏省高校哲学社会科学研究一般项目(2022SJYB1155)
江苏师范大学科研经费启动项目(19XFRX018)

心肌ATP敏感钾通道 与缝隙连接蛋白43在运动预适应中 表达变化的研究

王凯 著

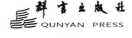
群言出版社
QUNYAN PRESS

·北京·

图书在版编目（CIP）数据

心肌 ATP 敏感钾通道与缝隙连接蛋白 43 在运动预适应
中表达变化的研究 / 王凯著 . -- 北京：群言出版社，
2024. 10. -- ISBN 978-7-5193-0973-2

Ⅰ. R542.2

中国国家版本馆 CIP 数据核字第 2024FV6830 号

责任编辑：李　群
封面设计：李士勇

出版发行：群言出版社
地　　址：北京市东城区东厂胡同北巷 1 号（100006）
网　　址：www.qypublish.com（官网书城）
电子信箱：qunyancbs@126.com
联系电话：010-65267783　65263836
法律顾问：北京法政安邦律师事务所
经　　销：全国新华书店

印　　刷：北京九天万卷文化科技有限公司
版　　次：2024 年 10 月第 1 版
版　　次：2024 年 10 月第 1 版印刷
开　　本：710mm×1000mm　1/16
印　　张：14.75
字　　数：260 千字
书　　号：ISBN 978-7-5193-0973-2
定　　价：98.00 元

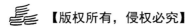

目　录

第一部分　心肌 ATP 敏感钾通道在运动预适应中表达变化的研究

第一部分

心肌 ATP 敏感钾通道在运动预适应中表达变化的研究

概　述

心肌缺血预适应（ischemic preconditioning，IP）是一种内源性预适应保护方式，能够诱导减轻心肌缺血/再灌注（ischemic-reperfusion，I/R）损伤保护效应。近年的研究表明，和 IP 心肌保护效应相类似，运动预适应（exercise preconditioning，EP）作为一种预适应方式，也能够提高心肌耐受缺血、缺氧能力，并且，EP 也能减轻随后心肌 I/R 损伤。EP 诱导的心肌保护效应分为早期保护效应和晚期保护效应两个时期，早期保护效应在预适应随后发生，能够持续1～3h。而晚期保护效应在预适应刺激 12h 以后出现，24～48h 达到高峰期，并持续 24～72h。研究表明，EP 心肌保护效应的机制可能涉及以下心肌细胞信号转导途径：触发物质通过相应的受体，激活中介物质，从而进一步调控效应物质，使得离子通道通透性和相关蛋白酶活性得以改变，应激蛋白从而生成，诱导了心肌细胞保护效应的产生。

在效应物质中，心肌 K_{ATP} 通道是介导心肌保护效应的一种重要物质。K_{ATP} 通道是一种普遍表达的蛋白质，这种蛋白质具有能被细胞内 ATP（ATP-sensitive potassium channels，K_{ATP} channels）所抑制的特征，所以称其为 ATP 敏感钾通道（以下记为 K_{ATP}）。这些通道特征使得细胞内能量状态和细胞膜电位变化直接联系。K_{ATP} 通道的主要功能是：具有结合细胞能量代谢和生物电活动，进行调节胰岛素分泌，以及心肌和脑等的缺血、缺氧预适应重要功能。心肌 K_{ATP} 通道的开放可能对包括缺血和缺氧在内的各种各样的应激提供心肌保护效应，是心肌细胞信号转导途径中的重要环节。

关于心肌 K_{ATP} 通道与 IP 的研究表明，K_{ATP} 参与介导了 IP 诱导心肌保护效应。研究发现，在缺血、缺氧期间，K_{ATP} 通道会开放，IP 可能会促进 K_{ATP} 通道的开放。另有研究表明，长期或短期运动训练诱导了减轻 I/R 损伤心肌梗死面积的保护效应，并且心肌 K_{ATP} 通道介导了运动诱导的心肌保护效应，同时，心肌 K_{ATP} 通道亚基内向整流钾通道 kir6.2（Inwardly-rectifying potassium channel，Kir6.2）和磺酰脲类受体（sulfonylurea receptor，SUR）2A 的表达升高。

蛋白激酶 C（protein kinase c，PKC）作为心肌保护效应信号转导途径中的重要中介物质，不但介导了 IP 诱导的心肌保护效应，还介导了 EP 诱导的心肌保护效应。PKC 介导心肌保护效应的可能机制主要是通过对其下游的 K_{ATP} 通道、缝隙连接蛋白、5′- 核苷酸酶及热休克蛋白等多种效应物质的调控而实现的。EP 作为运动的一种特殊形式，也被证实对心肌有预适应保护效应。我们课题组前期研究表明，EP 诱导了减轻力竭运动所致的心肌损伤保护效应。但是，在该 EP 心肌保护效应中，心肌 K_{ATP} 通道亚基 Kir6.2 和 SUR2A 是如何表达变化的？目前尚未见报道。另外，关于 PKC 对心肌 K_{ATP} 通道亚基 Kir6.2 和 SUR2A 的表达调控影响的研究，也有待深入探讨。

本实验拟用一次大强度间歇跑台运动建立 EP 模型，大强度力竭跑台运动建立大鼠运动性心肌损伤模型，用原位杂交方法观察大鼠心肌 K_{ATP} 通道亚基 Kir6.2 mRNA 和 SUR2A mRNA 的分布，用实时荧光定量 PCR 方法检测心肌 K_{ATP} 通道亚基 Kir6.2 mRNA 和 SUR2A mRNA 的变化，用免疫荧光组织化学方法观察心肌 K_{ATP} 通道亚基 Kir6.2 和 SUR2A 蛋白表达分布，采用免疫印迹方法检测心肌 K_{ATP} 通道亚基 Kir6.2 和 SUR2A 蛋白的变化。探讨心肌 K_{ATP} 通道亚基 Kir6.2 mRNA 和 SUR2A mRNA 及 Kir6.2 和 SUR2A 蛋白水平在运动预适应诱导的减轻力竭运动所致运动性心肌损伤保护效应中的变化，同时使用蛋白激酶 C（protein kinase C，PKC）抑制剂白屈菜赤碱（chelerythrine chloride，CHE），探讨在 EP 心肌保护效应中，PKC 对心肌 K_{ATP} 通道表达调控的影响，为揭示 K_{ATP} 通道介导 EP 诱导的减轻力竭运动所致运动性心肌损伤保护效应的机制提供更新的理论基础和实验依据。

研究目的：运动预适应（exercise preconditioning，EP）诱导机体产生强大的心肌保护效应日益成为运动医学界关注的热点，其诱导心肌保护效应的机制可能涉及触发物质 - 中介物质 - 效应物质细胞信号转导途径。本研究在 EP 减轻力竭运动致运动性心肌损伤保护效应基础上，探讨心肌 ATP 敏感钾通道亚基 Kir6.2 和 SUR2A 在运动预适应心肌保护效应中的变化，同时使用 PKC 抑制剂白屈菜赤碱（chelerythrine chloride，CHE），探讨在 EP 心肌保护效应中，PKC 对心肌 K_{ATP} 通道表达调控的影响，为 EP 心肌保护效应及其机制的研究提供实验依据和思路。

研究方法：SD 大鼠随机分对照组（C 组）、力竭运动组（EE 组）、早期运动预适应组（EEP 组）、PKC 抑制剂 + 早期运动预适应组（CHE+EEP）、早期

运动预适应 + 力竭运动组（EEP+EE 组）、PKC 抑制剂 + 早期运动预适应 + 力竭运动组（CHE+EEP+EE 组）、晚期运动预适应组（LEP 组）、PKC 抑制剂 + 晚期运动预适应组（CHE+LEP 组）、晚期运动预适应 + 力竭运动组（LEP+EE 组）、PKC 抑制剂 + 晚期运动预适应 + 力竭运动组（CHE+LEP+EE 组）。大强度跑台运动建立 EP 模型，力竭跑台运动致大鼠运动性心肌损伤。用苏木素 – 伊红（hematoxylin eosin，HE）染色方法观察心肌形态结构变化，用苏木素 – 碱性品红 – 苦味酸（hematoxylin basic fuchsin picric acid，HBFP）染色方法观察心肌缺血、缺氧改变，用免疫化学发光法检测心肌肌钙蛋白 I（cardiac troponin I，cTnI）含量，用酶联免疫吸附法检测血清氨基末端前体脑钠肽（N–terminalpro-brain natriuretic peptide，NT–proBNP）含量，评价运动性心肌损伤后心肌形态结构和功能变化，并观察 EP 诱导减轻运动性心肌损伤保护效应。用原位杂交方法观察心肌 K_{ATP} 通道 Kir6.2 mRNA 和 SUR2A mRNA 的分布，用实时荧光定量 PCR 方法检测心肌 K_{ATP} 通道 Kir6.2 mRNA 和 SUR2A mRNA 的变化，用免疫荧光组织化学方法观察心肌 K_{ATP} 通道 Kir6.2 和 SUR2A 蛋白表达分布，用免疫印迹方法检测心肌 K_{ATP} 通道 Kir6.2 和 SUR2A 蛋白的变化。同时使用 PKC 抑制剂 CHE，揭示在 EP 心肌保护效应中 PKC 对心肌 K_{ATP} 通道亚基 Kir6.2 和 SUR2A 表达调控的影响。

研究结果：（1）与 C 组相比，EE 组血清 cTnI 和 NT–proBNP 含量明显升高，心肌纤维弯曲变形，心肌缺血、缺氧严重。与 EE 组相比，EEP+EE 组血清 cTnI 和 NT–proBNP 含量明显降低，心肌缺血、缺氧减轻。LEP+EE 组血清 cTnI 含量明显降低，NT–proBNP 含量无明显变化，心肌缺血、缺氧加重。（2）和 C 组相比，EEP 和 LEP 组 Kir6.2 mRNA 表达水平无明显变化，EEP 组 Kir6.2 蛋白表达水平明显降低，LEP 组 Kir6.2 蛋白表达水平无明显变化；EEP 和 LEP 组 SUR2A mRNA 表达水平有升高趋势，EEP 组 SUR2A 蛋白表达水平无明显变化，LEP 组 SUR2A 蛋白表达水平明显降低。EE 组 Kir6.2 mRNA 表达水平呈下降趋势，Kir6.2 蛋白表达水平明显升高；SUR2A mRNA 表达水平明显升高，SUR2A 蛋白表达水平明显升高。和 EE 组相比，EEP+EE 和 LEP+EE 组 Kir6.2 mRNA 表达水平呈下降趋势，Kir6.2 蛋白表达水平明显降低；EEP+EE 组 SUR2A mRNA 表达水平明显下降，LEP+EE 组 SUR2A mRNA 表达水平呈下降趋势，EEP+EE 组和 LEP+EE 组 SUR2A 蛋白表达水平明显降低。（3）和 EEP 组相比，CHE+EEP 组 Kir6.2 mRNA 表达水平明显下降，Kir6.2 蛋白表达水平明显升高，SUR2A mRNA 表达水平呈下降趋势，SUR2A 蛋白表达水平明显下降。和 EEP+EE 组相比，CHE+ EEP+EE 组 Kir6.2 mRNA 表达水平呈下降趋势，Kir6.2 蛋白表达水平呈降低趋势，SUR2A mRNA 表达水平明显升高，SUR2A 蛋白表达水平明显升高。和 LEP 组相比，CHE+ LEP 组 Kir6.2 mRNA 表达水平呈下降趋势，Kir6.2 蛋白表达水平呈下降趋势，SUR2A mRNA 表达水平呈升高趋势，SUR2A 表达水平明显升高。和 LEP+EE 组相比，CHE+ LEP+EE 组 Kir6.2 mRNA 表达水平明显升高，Kir6.2 蛋白表达水平呈下降趋势，SUR2A mRNA 表达水平呈降低趋势，SUR2A 表达水平明显升高。

　　研究结论：（1）力竭运动导致了大鼠运动性心肌损伤，EP 诱导了减轻力竭运动致运动性心肌损伤保护效应。（2）心肌 K_{ATP} 通道 Kir6.2 mRNA 表达水平在 EP 减轻力竭运动致运动性心肌损伤保护效应中未发生明显变化，而 SUR2A mRNA 表达水平在该心肌损伤保护效应中发生明显变化。同时该通道 Kir6.2 和 SUR2A 蛋白表达水平在此心肌保护效应中明显降低。提示心肌 K_{ATP} 通道通过 Kir6.2 和 SUR2A 水平的变化参与了减轻力竭运动致大鼠运动性心肌损伤保护效应。（3）在 EP 减轻力竭运动致运动性心肌损伤保护效应中，PKC 调控了心肌 K_{ATP} 通道 Kir6.2 和 SUR2A 的表达，表明在心肌 K_{ATP} 通道介导 EP 心肌保护效应信号转导途径中，PKC 是该通道上游的中介物质。CHE 的使用对心肌 K_{ATP} 通道 Kir6.2 和 SUR2A 表达具有不同影响，提示 PKC 对 Kir6.2 和 SUR2A 表达调控的机制不一样，具体机制尚需深入探讨。

第一章
心肌 ATP 敏感钾通道与心肌
保护效应相关文献研究

缺血预适应（Ischemic Preconditioning，IP）诱导了减轻心肌缺血/再灌注（ischemic-reperfusion，I/R）损伤的心肌保护效应，研究表明，运动预适应（exercise preconditioning，EP）也诱导了减轻 I/R 损伤的心肌保护效应，IP 诱导心肌保护效应的机制涉及了触发物质—中介物质—效应物质的信号转导途径。EP 心肌保护效应的机制可能与 IP 保护效应机制相类似，也涉及以上三种物质的信号转导途径。在 IP 和 EP 诱导的心肌保护效应信号转导途径中，ATP 敏感钾通道（ATP-sensitive K$^+$ channels，K$_{ATP}$ channels）是一种重要的效应物质，是心肌保护效应信号转导途径中的重要环节。本文就 K$_{ATP}$ 通道介导心肌保护效应的研究进展进行综述，为 EP 心肌保护效应及其机制的研究提供更新的理论依据和思路。

第一节　ATP 敏感钾通道生物学特征

一、钾离子通道

钾离子（potassium ion，K$^+$）通道是 K$^+$ 通过渗透转运孔跨过细胞而流动的由细胞膜生成的蛋白质。也可以看作是在开放和关闭构造之间转换通道的门控机制（受电压或结合配体的调控）。在正常情况下，细胞膜上 K$^+$ 通道的开放促进了 K$^+$ 从细胞内流失，导致了细胞膜超极化。K$^+$ 通道的主要作用包括维持细胞静息膜电位，调控神经细胞兴奋性和神经传递素释放，控制心率、平滑肌紧张性、激素分泌和上皮电解质输送。通过对 K$^+$ 通道的大量编码基因的确认，该通道分为三个家族：电压门控 K^+ 通道、内向整流 K^+ 通道（Kir1–7.0）和双孔 K^+ 通道[1]。

二、ATP 敏感钾通道的结构特征

K_{ATP} 通道属于内向整流 K^+ 通道。1983 年，Noma[2] 首先在心室肌上发现了 K_{ATP} 通道。随后，在许多种细胞中也发现此通道。K_{ATP} 通道可以分为肌膜 K_{ATP} 通道（sarcolemma K_{ATP} channel，sarcK_{ATP} channel）和线粒体内膜 K_{ATP} 通道（mitochondrial K_{ATP} channel，mitoK_{ATP} channel）两类。sarcK_{ATP} 通道有两个疏水区，由 417 个氨基酸构成，其分子结构是由内向整流钾通道（inwardly rectified potassium channel，kir）和磺酰脲受体（sulfonylurea receptor，SUR）组成的异源型八聚体[3]。其中 Kir 亚基可分为 7 个家族，Kir6.x 是一个新的亚家族，含有疏水跨膜区段 M1、M2 和离子通道片段 H5 区，具有蛋白激酶 A（protein kinase A，PKA）催化位点和蛋白激酶 C（protein kinase C，PKC）磷酸化位点，同时具有 ATP 结合抑制点，具有 ATP 感受器的作用。Kir 形成了 K_{ATP} 通道的中心离子孔道。SUR 亚基分为 SUR1、SUR2A 和 SUR2B 三个亚型，SUR 分子由两部分组成，一是三个疏水跨膜域（TM0、TM1、TM2），二是两个胞内核苷酸结合域（NBFs）。三个疏水跨膜域含有 17 个跨膜螺旋、2 个 N 连接糖基化位点、若干个 PKA 和 PKC 磷酸化位点。两个 NBF 分别位于 TM1 和 TM2 羧基末端的弯曲处。目前认为，SUR 增强了 Kir6.2 对 K_{ATP} 通道开放剂（Potassium channel openers，PCO_s）以及磺酰脲类药物等的敏感性，同时，SUR 也能够提升 Kir6.x 对 ATP 的敏感性，通过这种方式，K_{ATP} 通道的功能得以完整的表达。

在 K_{ATP} 通道中，Kir 或 SUR 亚单位的单独表达均不表现出该通道活性，只有 Kir 和 SUR 两个亚单位共同表达，才能使该通道表现出活性，说明 Kir 和 SUR 两个亚单位的相互作用促成了 K_{ATP} 通道的功能和特性的表达。Kir6.x 与 SUR 亚单位的可以不同的方式结合，这就构成了 K_{ATP} 通道的多样性结构。研究表明，在不同组织之中，K_{ATP} 通道组成类型有所不同，胰腺 K_{ATP} 通道主要由 SUR1 /Kir6.2 组成[4]；SUR2A 和 Kir6.2 组成了心肌 K_{ATP} 通道[5]；而血管平滑肌 K_{ATP} 通道主要由 SUR2B 与 Kir6.1 共同表达形成的[6]。也有研究表明，SUR2B、Kir6.1 和 Kir6.2 等亚单位也在大鼠左心室中有所表达，这表明，心脏中有多种 K_{ATP} 通道形式，但是，对于 SUR 和 Kir6.x 相互作用的具体机制尚无定论。目前，对于 mitoK_{ATP} 通道的分子结构尚不明确，事实上，mitoK_{ATP} 通道一直是一个引起广泛争论的话题。Kir6.2 可能参与心肌 mitoK_{ATP} 通道的构成[7][8]。

三、ATP 敏感钾通道基本特征

K_{ATP} 通道是一种普遍表达的蛋白质，这种蛋白质具有能被细胞内 ATP 含量所抑制的特殊特征。在大多数组织中，K_{ATP} 通道被 ATP 的抑制发生在微摩尔浓度水平，但是细胞内 ATP 的水平通常维持毫摩尔浓度水平，因此 K_{ATP} 通道通常处于关闭状态。相比较而言，二磷酸核苷酸（NDPs），例如，腺苷二磷酸（ADP）则能够激活 K_{ATP} 通道。因此，ATP/NDP 的比率是决定绝对通道活性的主要因素之一[9][10][11]。这些通道特征使得细胞内的能量状态和细胞膜电位的变化直接联系。在剧烈新陈代谢刺激下，ATP 水平下降而 NDPs 的水平升高，使得 ATP/NDP 的比率降低，在此情况下就促进了 K_{ATP} 通道的开放。然而 K_{ATP} 通道并不只是对细胞新陈代谢的刺激起反应，包括激酶、磷酸酶、G- 蛋白和磷脂在内的其他因素也调控了该通道的活性。K_{ATP} 通道在体内和体外也能够通过钙依赖磷酸酶进行调控，钙依赖磷酸酶通过与环一磷酸腺苷（CAMP）依赖蛋白激酶（PKA）的相互作用来间接的调控该通道活性[12]，这允许 K_{ATP} 通道能够感应细胞内 Ca^{2+} 的变化。

四、ATP 敏感钾通道生理功能

K_{ATP} 通道分布广泛于动物体内，具有结合细胞能量代谢和生物电活动，进行调节胰岛素分泌，以及心肌和脑等的缺血、缺氧预适应重要功能。此外，K_{ATP} 通道具有调控作用和调整该通道对 ATP、核苷酸及药物学激动剂和拮抗剂敏感性的功能[13]。

K_{ATP} 通道最主要的作用是控制胰岛素从胰腺 β 细胞里的释放。未进食期间，在较低的血葡萄糖浓度下（$2 \sim 4mmol/l$），ATP/ADP 的比率降低，K_{ATP} 通道保持开放状态。进食以后，葡萄糖的浓度升高了，细胞内 ATP 的含量也增加了，从而导致了 K_{ATP} 通道的关闭和胰腺 β 细胞膜的去极化。这反过来又引起了电压门控 Ca^{2+} 通道的开放，允许 Ca^{2+} 进入到细胞内。这样就触发了胰岛素控制颗粒的胞外分泌作用，从而刺激了胰岛素的释放[10]。丘脑下面的 K_{ATP} 通道也能够调控葡萄糖的自身稳定。腹内侧下丘脑内的葡萄糖感觉神经元对高血糖的反应是通过增加它们的燃烧速度来进行的，这样，就减少了胰高血糖素的分泌和降低了葡萄糖的水平[10][14]。K_{ATP} 通道的这种调控作用能够被磺脲类药物所模拟，并且在 Kir6.2 亚基被敲除的大鼠中，这种调控作用消失了，这就有力表

明了 K_{ATP} 通道和葡萄糖感觉机制之间的关系，在对胰腺 β 细胞的研究中，也发现了相类似的结果[10]。在骨骼肌细胞内，K_{ATP} 通道也能调控葡萄糖的吸收，其机制可能是引起了格列本脲刺激葡萄糖的吸收[10][11]。以上研究表明，不同组织中的 K_{ATP} 通道以一种协调的方式参与到了控制葡萄糖的自身稳定[14]。

心肌 K_{ATP} 通道的开放可能对包括缺血和缺氧在内的各种各样的应激提供心肌保护效应，K_{ATP} 通道介导预适应心肌保护效应的详细机制目前尚未明确阐述，其可能机制主要有以下几个方面[15][16][17][18]：（1）细胞钙超载是心肌 I/R 损伤发生的主要机理。缺血时，一方面 ATP 含量下降，抑制细胞膜上的钠泵和钙泵活性；另一方面引起细胞内酸中毒，激活 Na^+/H^+ 交换及 Na^+/Ca^{2+} 交换，同时酸中毒抑制了肌浆网 Ca^{2+}-ATP 酶活性，降低了肌浆网摄取 Ca^{2+} 能力，细胞内 Ca^{2+} 摄取减少，久之，发生 Ca^{2+} 超载。心肌细胞膜上 K_{ATP} 通道开放能通过减少 Ca^{2+} 超载而减轻心肌 I/R 损伤的影响；同时，心肌 Ca^{2+} 的降低，使缺血心肌收缩力减弱，在一定程度上减少了 ATP 消耗。另外，K_{ATP} 通道开放可以提高心肌对氧和能量物质的利用率，对能量物质的储备有一定意义。（2）氧自由基的过多生成能使机体产生脂质过氧化损伤，K_{ATP} 通道的开放不但降低了氧自由基对心肌收缩力的抑制作用，而且也降低了氧自由基对冠脉血流量的抑制作用，从而减轻了再灌注期间氧自由基对心肌的有害影响。同时，K_{ATP} 通道开放能够抑制心肌细胞凋亡，促进心肌细胞生存。

五、ATP 敏感钾通道开放剂及阻断剂

在心肌 K_{ATP} 通道 Kir 胞浆侧有 ATP 结合位点，SUR 的胞浆侧有 ATP、PCO_S 结合位点等。克罗卡林（Cromakalin）、阿普卡林（aprikalin）、二氮嗪（diazoxide）和吡那地尔（pinacidil）等都是 PCOs 的代表药物。其中二氮嗪为特异 $mitoK_{ATP}$ 通道开放剂，能够开放 SUR1 或 SUR2B 型 K_{ATP} 通道。克罗卡林、吡那地尔等开放剂主要激活 SUR2 型 K_{ATP} 通道[19]。K_{ATP} 通道通过 PCOs 的激活而开放，从而引起 K^+ 外流，导致心肌细胞复极化或超极化，致使心肌动作电位时程（action potential duration，APD）缩短，抑制了 Na^+、Ca^{2+} 通道的激活，减轻 Ca^{2+} 超载，从而减弱心肌收缩力，降低心肌细胞的耗氧量，产生保护效应。ATP 和格列本脲（glibenclamide）、比卡林、甲苯磺丁脲、5-HD（5-hydroxydecanoote）等抑制 K_{ATP} 通道的开放。其中，5-HD 是 $mitoK_{ATP}$ 通道的特异性阻断剂。

第二节　ATP 敏感钾通道与缺血预适应研究

一、心肌 ATP 敏感钾通道与缺血预适应

IP 是反复短暂的心肌 I/R 引起的，并能够延缓或减少随后较长时间缺血导致的心肌损伤的一种内源性预适应保护形式[20]。IP 有两个明显的时期，IP 受刺激后持续 1～3h 的早期保护效应和 18～24h 后出现的并能持续 24～72h 的晚期保护效应。两个时期保护效应的信号转导途径很可能具有相同的组成。但早期保护效应主要涉及翻译后修饰，而晚期保护效应主要涉及基因表达和大量心血管保护蛋白的变化。IP 心肌保护效应的机制涉及触发物质—中介物质—效应物质的信号转导途径。触发物质主要有腺苷、缓激肽和降钙素基因相关肽等，中介物质主要有 PKA、PKC 和丝裂原活化蛋白激酶等，效应物质主要有 K_{ATP} 通道、缝隙连接蛋白和热休克蛋白等。

关于效应物质 K_{ATP} 通道与 IP 的研究引起了人们的广泛关注，尤其是 $sarcK_{ATP}$ 通道和 $mitoK_{ATP}$ 通道与 IP 的研究。几乎所有的证据表明，K_{ATP} 参与了 IP 诱导的心肌保护效应。并且许多研究已探讨了 $sarcK_{ATP}$ 通道和 $mitoK_{ATP}$ 通道在 IP 心肌保护效应中的作用和地位。$sarcK_{ATP}$ 通道在 IP 中的作用最初是由 Gross 等提出的，他们的研究表明，$sarcK_{ATP}$ 通道阻断剂格列本脲能够取消狗的心肌预适应保护效应[21]。在缺血期间，$sarcK_{ATP}$ 通道会开放，IP 可能会增强 $sarcK_{ATP}$ 通道的开放[22]。Suzuki 等[23]用 $sarcK_{ATP}$ 通道缺失的转基因动物进行了实验研究，研究发现，在 $sarcK_{ATP}$ 通道缺失的转基因动物体内，IP 不能够提供心肌保护效应。最初的研究表明，$sarcK_{ATP}$ 通道触发或介导了 IP 心肌保护效应，另外的研究表明，$sarcK_{ATP}$ 通道的开放和 IP 之间并不存在实质性的关系[24]。这表明 IP 诱导的心肌保护效应独立于心肌 $sarcK_{ATP}$ 通道的开放。

也有研究表明，$mitoK_{ATP}$ 通道在 IP 中发挥了主要的作用，$mitoK_{ATP}$ 是 IP 信号转导途径中的重要组成部分，是 $mitoK_{ATP}$ 通道而不是 $sarcK_{ATP}$ 通道的开放介导了 IP 心肌保护效应[25]。$mitoK_{ATP}$ 通道可能会通过对线粒体 Ca^{2+} 的吸收、线粒体基质容量和线粒体自由基（reactive oxygen species，ROS）生成的调控来介导心肌保护效应。研究表明，$mitoK_{ATP}$ 通道特异性开放剂二氮嗪能够模拟心肌预适应保护效应，而 $mitoK_{ATP}$ 通道的阻断剂 5-HD 能够取消该保护效应，提

示 mitoK$_{ATP}$ 通道介导了 IP 诱导的心肌保护效应[25]。无论如何，众多研究认为，K$_{ATP}$ 通道是介导预适应心肌保护效应的末梢效应物质[26]。

虽然 sarcK$_{ATP}$ 通道阻断剂能取消 IP 诱导的减轻心肌梗死面积的保护效应，同时 sarcK$_{ATP}$ 通道开放剂能够模拟 IP 心肌保护效应，但是 sarcK$_{ATP}$ 通道心肌保护效应的分子机制还未明确阐明。Noma[2] 最初设想认为，缺氧、缺血或 sarcK$_{ATP}$ 通道药理学开放剂能诱导 sarcK$_{ATP}$ 通道开放，通道的开放通过加速心肌第三期的复极化而加快心肌 APD 的缩短。第三期复极化的加快能够抑制 Ca^{2+} 通过 L 型钙通道进入细胞并抑制 Ca^{2+} 超载。而且，去极化的减慢也能够减少 Ca^{2+} 进入和减慢或者阻止 Na$^+$/Ca^{2+} 交换器的逆转。在 I/R 早期，这些作用可能会通过减少 Ca^{2+} 超载而增加细胞的生存能力。Cole 等[27] 研究发现，格列本脲作为 sarcK$_{ATP}$ 通道的非选择性阻断剂，减慢了 ADP 的缩短时间，并导致了再灌注后心室恢复功能的减弱。而且，这个研究也发现，当心肌组织预先用 sarcK$_{ATP}$ 通道开放剂处理时，在心肌缺血期间会加速 ADP 缩短，并导致了再灌注期间心室功能的良性恢复。Tan[28] 等研究认为，IP 或 sarcK$_{ATP}$ 通道开放剂增加了电子解耦联的时间，这与 ADP 缩短的加快相互联系。类似的，Yao 等[29] 研究也发现，IP 导致了狗心肌 APD 的缩短，并且这种效应能被 sarcK$_{ATP}$ 通道的非选择性阻断剂格列本脲所抑制。而且 sarcK$_{ATP}$ 通道开放剂阿普卡林加速了再灌注期间 APD 缩短的速率和程度，并改善了部分心肌功能，这表明了缺血期间 sarcK$_{ATP}$ 通道的活化和随后 APD 的缩短可能是缺血期间心肌保护效应的一个机制。接下来，Yao 等[29] 又进一步论证了 IP 的阈值能够被 sarcK$_{ATP}$ 通道的开放剂比卡林所降低，这也是心肌 APD 缩短速率提高的结果。Schulz 等[30] 研究也发现，在猪心肌缺血期间，IP 导致了 APD 缩短的加速并引起心肌梗死面积的显著减少。

Suzuki 等[23] 以野生型大鼠和 Kir6.2 基因敲除大鼠为实验对象进行实验，研究发现，在 Kir6.2 基因敲除大鼠中，sarcK$_{ATP}$ 通道开放剂二氮嗪不具有增加收缩功能恢复的心肌保护效应，在野生型大鼠中，心肌的保护效应和 APD 缩短的增加相互联系。这种心肌保护效应能够被 sarcK$_{ATP}$ 通道阻断剂 HMR-1098 所阻断，却不能被 mitoK$_{ATP}$ 通道阻断剂 5-HD 所阻断。这些结果有力地支持了 sarcK$_{ATP}$ 通道在大鼠心脏 IP 中起到了主要作用的说法，而 mitoK$_{ATP}$ 通道在其中没有起到保护作用。

在 sarcK$_{ATP}$ 通道介导减轻心肌 I/R 损伤中，对该通道心肌保护效应分子水平的研究不是很多。MasaharuAkao[31] 研究认为：心肌 I/R 损伤能引起心肌

Kir6.1 mRNA 和 kir6.1 蛋白质水平的升高。同时，血管紧张素 II 的 I 受体拮抗剂或血管紧张素转换酶抑制剂的使用，抑制了 Kir6.1 mRNA 和 kir6.1 蛋白质水平的升高。陈灼焰等[32]通过对大鼠心肌细胞膜蛋白进行 Western 免疫印迹分析，发现 Kir6.1 和 Kir6.2 亚基都存在于正常心肌细胞膜上。并且大鼠心肌 I/R 损伤后可以诱发 Kir6.1 mRNA 及细胞膜 Kir6.1 蛋白表达升高，而 Kir6.2 mRNA 及细胞膜 Kir6.2 蛋白水平没有明显改变。有研究表明[33]，在体心脏经过尿皮质激素（Urocortin）处理后或者培养的心肌细胞经 Urocortin 处理后，可提高 I/R 损伤时 Kir6.1 mRNA 及蛋白质的表达。Melamed-Frank M 等[34]也对 K_{ATP} 通道两个孔道形成亚基 kir6.1 和 Kir6.2 在缺氧条件下的表达情况进行了研究。结果表明，这两个结构相互联系的内向整流钾通道蛋白在缺氧的条件下的表达是相互调控的，kir6.1 mRNA 的表达上调，而 Kir6.2 mRNA 的表达下调，从而导致了 K_{ATP} 通道孔道组成部分的比率在缺氧条件下的显著性变化。缺氧条件下 Kir6.2 mRNA 的表达下调而缺血性损伤时 Kir6.2 mRNA 及细胞膜 Kir6.2 蛋白水平没有明显改变，这可能是由于缺血和缺氧对机体的影响机制不一样而导致的。总之，以上的研究表明，在机体组织缺血、缺氧时，K_{ATP} 通道两个孔道形成亚基 kir6.1 和 Kir6.2 的 mRNA 水平表达是相互调控的，kir6.1 mRNA 的表达是上调的，而 Kir6.2 mRNA 的表达是下调的。

到目前为止，关于心肌 $sarcK_{ATP}$ 通道和 IP 心肌保护效应的研究已取得了一些分子学的证据。Crawford 等[35]研究认为，在心肌 $sarcK_{ATP}$ 通道介导的心肌保护效应中，心肌 $sarcK_{ATP}$ 通道 Kir6.2 和 SUR2A 亚基的共同表达在不同的应力敏感细胞内提供了抵抗新陈代谢应激的耐受性。Zingman 等[36]用 $sarcK_{ATP}$ 通道基因被破坏的大鼠进行实验，结果发现，$sarcK_{ATP}$ 通道基因被破坏大鼠的心脏更易于受到新陈代谢应激的影响。Suzuki 等[23]用 $sarcK_{ATP}$ 通道开放剂来研究对心脏缺血的保护效应，结果发现，这种通道开放剂的作用和对心肌细胞膜电位以及可测量的 $sarcK_{ATP}$ 通道数量开放的影响相联系。同时，Suzuki 等人用 $sarcK_{ATP}$ 通道缺失的转基因动物进行了实验研究，发现在 $sarcK_{ATP}$ 通道缺失的转基因动物体内，IP 不能够提供心肌保护效应。Crawford 等[37]认为，心肌 $sarcK_{ATP}$ 通道数量增加的同时提高了心肌对新陈代谢应力的刺激，而这种心肌对新陈代谢应激的刺激的提高能够被 $sarcK_{ATP}$ 通道选择性阻断剂 HMR-1098 所阻断。由以上心肌 K_{ATP} 通道介导心肌保护效应的功能状态和分子水平的研究我们可见，心肌 K_{ATP} 通道在 IP 诱导的心肌保护效应中发挥了关键作用。

二、心肌 ATP 敏感钾通道与缺血预适应信号转导途径

在 IP 期间，sarcK$_{ATP}$ 通道活化的信号转导途径和 sarcK$_{ATP}$ 通道如何产生心肌细胞保护效应的机制尚不明确，Liu 等[38]的研究表明，在新陈代谢抑制期间的离体兔心室肌细胞中，腺苷和 PKC 的活化增加了 sarcK$_{ATP}$ 表达，并且这种效应能够被腺苷非选择性受体拮抗剂 8-SPT 所取消。短暂时间的缺血引起的腺苷浓度的增加足以激活腺苷 A1 和 A3 受体[39]。这种腺苷浓度的增加使得 sarcK$_{ATP}$ 通道通过腺苷受体的活化而优先开放。短暂缺血而引起的 PKC 磷酸化和腺苷受体的活化能够产生相互促进的作用，这个作用又进一步使得 sarcK$_{ATP}$ 通道开放。Hu 等的研究也发现[40]，心肌 sarcK$_{ATP}$ 通道能够被心肌保护效应信号转导途径中的保护性物质 PKC 和腺苷所调控。

另外，在含氧量正常和缺氧的心脏中，一氧化氮（nitric oxide，NO）也能够活化心肌 sarcK$_{ATP}$ 通道，IP 的短暂缺血刺激可能会使 NO 通过一氧化氮合酶（nitric oxide synthase，NOS）的作用而增加[41]。但是，大量的研究表明，内生的 NO 没有参与到经典 IP 过程中去，而外部施加的 NO 能够触发早期 IP。Bolli 等[42]研究认为，NO 是晚期 IP 中的主要中介物质，能够通过上调可诱导 NOS 而参与到晚期 IP 中。PKC 是 IP 心肌保护效应信号转导途径中的主要中介物质，sarcK$_{ATP}$ 通道能够被 PKC 激活。Light 等[43]的研究表明，sarcK$_{ATP}$ 通道和 PKC 在调控心肌保护效应中的功能性偶联，并且有证据表明，PKC 的活化 / 转位可能位于 K$_{ATP}$ 通道活化的上游。

IP 能够减轻细胞膜 Na-K-ATPase 活性的抑制，这通常发生在严重缺血时期，并能够增加 Na^{+}/Ca^{+} 的交换[44]。Haruna 等[45]报道认为，IP 减少心肌梗死面积的保护效应可能是通过 Na-K-ATPase 和 sarcK$_{ATP}$ 通道的相互作用来调控的。因为 IP 减少心肌梗死面积的保护效应能被 Na-K-ATPase 抑制剂 digoxin 所取消。

sarcK$_{ATP}$ 通道开放提供心肌保护效应的另一个可能机制是在具体细胞内信号途径中通道诱导变化的结果。超极化以后接下来的 sarcK$_{ATP}$ 通道活化可能会引起 mitoK$_{ATP}$ 通道活化。Waring 等[46]的研究发现，大鼠海马趾薄片的超极化能够增加磷脂酶 D 的活性。而磷脂酶 D 能够参与到 IP 心肌保护效应中去[47]，通过磷脂酶 D 产生的 DAG 已经表明能够使 PKC 活化和转位，而 PKC 活化和转位能够增强 sarcK$_{ATP}$ 和 / 或 mitoK$_{ATP}$ 通道的开放。综上所述，在 sarcK$_{ATP}$ 通道介导

的心肌保护效应信号转导途径中，腺苷、PKC、Na-K-ATPase 活性、磷脂酶 D 及 mitoK$_{ATP}$ 通道等参与了调控 sarcK$_{ATP}$ 通道介导的心肌保护效应。

第三节　心肌 ATP 敏感钾通道与 PKC

一、PKC 结构和活化

PKC 家族包括十个结构相互关联的丝氨酸/苏氨酸蛋白激酶，它们最初的活性是通过它们所依赖的脂质的活性来界定的[48]。包括生长因子和激素在内的 PKC 的生理调控器通过受体刺激的磷脂酰肌醇特异性磷脂酶 C（PI-PLC）的活化来激活 PKC。PI-PLC 的活化导致了 1，2-二酰基甘油（diacylglycerol，DAG）的生成以及通过 1，4，5-三磷酸肌醇（inositol 1，4，5-triphosphate，IP3）的生成而造成了细胞内 Ca^{2+} 的增加和随后的 PKC 的活化。PKC 的亚型同工酶是通过它们对催化剂需求的不同来界定的，这些同工酶包括经典的同工酶 α，β1，β2 和 γ，这需要 Ca^{2+} 和 DAG 来活化；新型同工酶 δ，ε，η，θ 和 μ，只是需要 DAG 来活化；非典型的同工酶 ζ，ι 和 λ，既不需要 Ca^{2+} 也不需要 DAG 来活化，而是依靠磷脂酰丝氨酸来活化。结合这些催化剂的关键区域已被界定存在于蛋白质的 N-末端调控部分。这包括结合 DAG 的 C1 区域和结合 Ca^{2+} 的 C2 区域。这些区域也能够通过 DAG 和阴离子磷脂运行目标 PKC 到膜上[49]。N-末端调控部分也包含了运送活化激酶到具体的亚细胞场所的固定蛋白质的结合位点，这包括活化 PKC 激酶受体（receptors for activated C-kinase，RACK）和其他与 PKC 相互作用的蛋白[50]。

PKC 的 C 末端激酶区域在同工酶和磷酸化之间高度保守，在这个区域的三个位点需要产生能够募集到膜上的成熟的激酶形式。许多实验已经确定，3，4，5 三磷酸磷脂酰肌醇（PIP3）调控的激酶丙酮酸脱氢酶（PDK-1）是 PKC 活化磷酸化的关键激酶[51]。在 C-末端位点发生的另外两个磷酸化对激酶的稳定性有一定作用。这包括一个自动磷酸化位点和一个 C-末端疏水位点。这两个位点的磷酸化使得 PKC 蛋白激酶和磷脂酶更有耐受性和催化能力。DAG 和 Ca^{2+} 作为第二信使的产生，主要增加了 PKC 对膜的亲和性，从而导致了假底物从底物结合区域和活化激酶中的释放。一些 PKC 亚型丝氨酸的磷酸化，特别是 δPKC 和 εPKC 的磷酸化被认为是对许多刺激，包括缺血、缺氧和凋亡刺激的反应所产生的[52]。

二、PKC 介导的心肌保护效应

自从 Nishizuka 等发现了 PKC 以来,许多研究表明,PKC 同工酶在包括心肌保护效应在内的许多信号转导途径中发挥着主要作用。研究表明,在 IP 心肌保护效应中,PKC 亚型介导了抵抗 I/R 损伤的心肌保护效应[53]。PKC 介导心肌保护效应的现象在兔心脏模型和大鼠心脏模型中得到了验证,研究表明,PKC 抑制剂能够取消 IP 的心肌保护效应[54]。PKC 选择性同工酶复合物的发展促进了具体 PKC 亚型在 I/R 损伤中的研究。具体 PKC 亚型的调控介导了 I/R 损伤的心肌保护效应。研究表明,在缺血之前用 εPKC 的激活剂 $\psi\varepsilon$RACK 肽处理能够引起心肌保护效应的产生,而在再灌注时使用 δPKC 抑制剂 δV_{1-1} 肽处理能够诱导心肌保护效应。并且,和单独应用这两种肽相比较,缺血之前用 εPKC 的激活剂 $\psi\varepsilon$RACK 肽处理和再灌注时使用 δPKC 抑制剂 δV_{1-1} 肽处理能够导致心肌保护效应的叠加。Gray 等[55]用 εPKC$^{-/-}$ 进行的研究表明,εPKC 被敲除的大鼠不能诱导出 IP 的心肌保护效应。以上研究表明,εPKC 和 δPKC 在 I/R 损伤中表现出了相反的作用,εPKC 的激活剂在缺血之前及缺血期间诱导了心肌保护效应,而 δPKC 抑制剂在再灌注期间保护了再灌注引起的心肌细胞的损伤。

Ytrehus 等用 PKC 激活剂 4β 佛波醇酯(phorbol 12-myristate 13-acetate,PMA)和抑制剂星孢菌素及多黏菌素进行的研究表明,PKC 激活剂能够模拟 IP 心肌保护效应,而 PKC 抑制剂的使用能够取消 IP 诱导的心肌保护效应[54]。Zhang 等[56]研究表明,短暂缺血和 PKC 激活剂 PMA 的使用能够激活 PKC,并且 PKC 能够有效地保护心肌功能。提示 PKC 在 IP 诱导的心肌保护效应中发挥了重要作用。Liu 等[57]研究证实了以上的观点,εPKC 抑制剂的使用取消了 IP 诱导的心肌保护效应,而 PKC 其他亚型抑制剂的使用没有取消此保护效应。Dorn 等[58]研究表明,εPKC 的激活剂 $\psi\varepsilon$RACK 肽的使用诱导了减轻 I/R 损伤的心肌保护效应。以上研究表明,PKC 介导了 IP 诱导的心肌保护效应,且 εPKC 是 PKC 介导心肌保护效应的一个重要亚型。

PKC 不但介导了 IP 诱导的心肌保护效应,还介导了 EP 诱导的心肌保护效应。Yamashita 等[59]研究发现,EP 显著减少了大鼠 I/R 损伤心肌梗死面积,而给予 PKC 抑制剂 CHE 后,大鼠 I/R 损伤心肌梗死面积显著减少的保护效应消失。Melling 等[60]研究发现,EP 后 24h,大鼠心肌 PKC 膜转位显著增加,且

EP 引起了大鼠 I/R 损伤心肌梗死面积的明显减少；而给予 PKC 抑制剂 CHE 后，大鼠 I/R 损伤心肌梗死面积显著减少的保护效应消失。我们前期的研究[61] 也发现，EP 诱导了减轻力竭运动致大鼠急性心肌损伤的保护效应，PKC 介导了 EP 诱导的心肌保护效应，PKC 抑制剂 CHE 的使用取消了该保护效应。

综上所述，PKC 作为心肌保护效应信号转导途径中的重要中介物质，介导了 IP 和 EP 诱导的心肌保护效应。PKC 介导心肌保护效应的可能机制主要是通过对其下游的 K_{ATP} 通道、缝隙连接蛋白、5′ – 核苷酸酶及热休克蛋白等多种效应物质的调控而实现的。

三、心肌 ATP 敏感钾通道与 PKC 相互关系

研究表明，在心肌预适应保护效应信号转导途径中，心肌 $sarcK_{ATP}$ 通道能够被 PKC 激活从而发挥保护效应。Light 等[43] 研究了缺氧复氧期间 PKC 和心肌 $sarcK_{ATP}$ 通道的相互关系。研究发现，心肌 $sarcK_{ATP}$ 通道能通过减少 Ca^{2+} 超载介导了缺氧复氧诱导的心肌保护效应，并且 PKC 调控了心肌 $sarcK_{ATP}$ 通道的活化和表达。表明 PKC 和心肌 $sarcK_{ATP}$ 通道在调控心肌保护效应信号转导途径中的功能相互偶联，并且 PKC 的活化 / 转位可能位于心肌 $sarcK_{ATP}$ 通道的上游。Ito 等[62][69] 研究了心肌 I/R 期间和缺氧复氧期间 PKC 和心肌 $sarcK_{ATP}$ 通道活化的相互关系，研究发现，在再灌注和复氧期间，心肌 $sarcK_{ATP}$ 通道的持续活化是由 PKC 调控的。表明 PKC 和心肌 $sarcK_{ATP}$ 通道是心肌保护效应同一信号转导途径中的组成部分。Aizawa 等[63] 用特异性 PKC 激活剂的研究证实了以上的结果，研究认为，用 εPKC 的激活剂 $\psi \varepsilon RACK$ 肽预处理能够引起猪试验品心肌模拟预适应诱导的 $sarcK_{ATP}$ 通道开放，而用 εPKC 的抑制剂 εV_{1-2} 进行预处理能够取消 $sarcK_{ATP}$ 通道的开放。Edwards 等[64] 研究表明，PKC 通过调控心肌 $sarcK_{ATP}$ 通道的活化从而介导了减轻 I/R 损伤心肌保护效应。以上研究提示，PKC 和心肌 $sarcK_{ATP}$ 通道作为心肌预适应保护效应信号转导途径中的中介物质和效应物质，二者共同介导了心肌预适应保护效应。PKC 可能是心肌 $sarcK_{ATP}$ 通道上游的调控物质。

在正常新陈代谢条件下，$sarcK_{ATP}$ 通道是关闭的，而在缺血、缺氧致 ADP/ATP 比率升高的条件下，$sarcK_{ATP}$ 通道是开放的[2]。$sarcK_{ATP}$ 通道的开放通过加速第三期的复极化而增加心肌 APD 的缩短。第三期复极化的提高能够抑制 Ca^{2+} 通过 L 型钙通道进入细胞并抑制 Ca^{2+} 超载。而且，去极化的减慢也能够减少

Ca^{2+} 进入和减慢或者阻止 Na^+/Ca^{2+} 交换器的逆转。在 I/R 早期，这些作用可能会通过减少 Ca^{2+} 的超载而增加细胞的生存能力。

研究发现，PKC 的活化能够调控 ATP 结合的化学计量，允许 $sarcK_{ATP}$ 通道在 ATP 毫摩尔（mmol）水平量级时开放。研究表明，PKC 的激活剂 PMA 能够增加 $sarcK_{ATP}$ 通道的开放，引起了对抗新陈代谢应激耐受力的增加；而 PKC 的抑制剂 CHE 能够阻止 $sarcK_{ATP}$ 通道的开放，引起了模拟缺血诱导的心肌损伤的增加[38]。进一步研究表明，PKC 能够磷酸化 $sarcK_{ATP}$ 通道 Kir6.2 亚基里面的氨基酸 T180，这就为 PKC 能够活化 $sarcK_{ATP}$ 通道提供了证据[65]。在对 PKC 调控 $sarcK_{ATP}$ 通道的大多数研究中使用了非选择性 PKC 的开放剂，而可能的情况是 εPKC 作为 IP 激活的主要的 PKC 亚型同工酶参与了对 $sarcK_{ATP}$ 通道的活化。Aizawa 等[63]用特异性 PKC 激活剂的研究证明了以上的假设，研究认为，用 εPKC 的激活剂 $\psi\varepsilon$RACK 肽预处理能够引起猪试验品心肌模拟预适应诱导的 $sarcK_{ATP}$ 通道的开放，而用 εPKC 的抑制剂 εV_{1-2} 进行处理能够取消 $sarcK_{ATP}$ 通道的开放。表明 εPKC 是介导心肌保护效应的主要亚型同工酶。

心肌线粒体内含有 εPKC，并且 IP 会引起更多的 εPKC 转位到线粒体内，因此 εPKC 心肌保护效应的靶点可能存在于线粒体内。研究表明，因 PMA 的使用而造成的 PKC 的活化，能够增强二氮嗪在离体心肌中的保护效应[66]，这表明 $mitoK_{ATP}$ 通道和 PKC 之间存在一种机械联系。最初的研究认为 $mitoK_{ATP}$ 通道的开放发生在 PKC 活化的下游。但是也有研究认为，$mitoK_{ATP}$ 通道的开放和 PKC 之间的关系很复杂，可能涉及了线粒体 ROS 信号转导途径。最近的研究表明，εPKC 同工酶在 $mitoK_{ATP}$ 通道的活化过程中发挥了主要的作用[67][68]。Costa 等[68]研究发现，εPKC 选择性抑制剂能够阻止 $mitoK_{ATP}$ 通道的开放。而用 εPKC 激活剂处理得到的保护效应能够被 εPKC 特异性抑制剂 εV_{1-2} 所取消，或者能够被 $mitoK_{ATP}$ 通道抑制剂 5-HD 所取消[69]。而且 PMA 的使用所诱导的 $mitoK_{ATP}$ 通道的开放和 ROS 生成的增加能够被 εV_{1-2} 所取消[68]。总之，以上的研究表明，εPKC 同工酶在 $mitoK_{ATP}$ 通道的活化过程中发挥了不可或缺的关键作用。

氧自由基能够通过氧化修饰 PKC 的调控区域直接刺激 PKC 同工酶。Baines[70]研究认为，外源性的应用 ROS 能够诱导兔心脏的预适应保护效应，并且这种预适应保护效应能够被一般的 PKC 抑制剂多霉菌素 B 所取消。这表明了 PKC 参与到了 ROS 诱导的心肌保护效应。最近的研究表明，ROS 诱导的心肌保护效应

在 εPKC 被敲除的大鼠中不能够发生,这表明 εPKC 是参与 ROS 诱导的心肌保护效应的主要的 PKC 同工酶[71]。

另有研究表明,mitoK$_{ATP}$ 通道可能是线粒体 ROS 的源泉,这表明了 mitoK$_{ATP}$ 通道可能是 IP 心肌保护效应中的触发物质,而不是终末效应物质[72],在 IP 信号转导途径中,mitoK$_{ATP}$ 通道的开放位于 ROS 产生和 εPKC 活化的上游。而有一些研究则表明,在预适应保护效应机制中,mitoK$_{ATP}$ 通道的开放位于 εPKC 活化的下游[73]。以上研究表明,εPKC 可能位于一个正反馈环的中心,在这个正反馈环中,ROS 激活了 εPKC,而 εPKC 激活又促进了 mitoK$_{ATP}$ 通道的开放,mitoK$_{ATP}$ 通道的开放又进一步地诱导了 ROS 的产生,如此形成一个循环。

综上所述,PKC 和心肌 K$_{ATP}$ 通道作为心肌预适应保护效应信号转导途径中的中介物质和效应物质,PKC 调控了心肌 K$_{ATP}$ 通道介导的心肌保护效应,PKC 和 K$_{ATP}$ 通道轴可能是诱导持续心肌保护效应的作用靶点。PKC 的活化可能增加了心肌 K$_{ATP}$ 通道在细胞膜上的募集和表达从而介导了心肌保护效应。

第四节　心肌 ATP 敏感钾通道与运动预适应

一、运动诱导的心肌保护效应

大量研究表明,短期和长期运动能够诱导心肌保护效应。Quindry 等[74]研究发现,短期运动能使心肌 I/R 损伤后室性心律失常明显减轻,表明运动诱导了对抗心律失常的保护效应。Brown 等[75]研究发现,短期运动显著减少了 SD 大鼠 I/R 损伤心肌梗死面积,对 I/R 损伤产生保护效应。Brown 等[76][77]研究发现,长期运动诱导产生了减少大鼠心肌 I/R 损伤心肌梗死面积保护效应。彭峰林等[78]研究结果表明,长期运动能提高心肌 I/R 损伤后的抗氧化能力,对 I/R 损伤产生了保护效应。总之,短期运动和长期运动都可诱导心肌预适应保护作用。运动诱导的心肌细胞保护作用主要包括:(1)改善心肌功能;(2)缩小心肌梗死面积;(3)降低心律失常的发生率;(4)减轻缺血心肌细胞结构的损伤;(5)提高心肌的抗氧化能力。

虽然运动诱导的心肌保护效应的现象已得以证实,但其具体机制尚未明确阐明。研究表明,运动引起了许多经典信号分子的活化或含量的升高。比如,运动能够升高内源性抗氧化剂防御的组成部分（SOD 和过氧化物酶），增加热休克蛋白的表达水平，激活 K_{ATP} 通道的开放并增加 eNO 的表达和活性引起 NO 水平的升高（图 1-1）[79]。

　　短期运动和长期运动增加了内生抗氧化防御系统组成部分的表达和活性（超氧化物歧化酶、过氧化物酶）；增加了热休克蛋白的表达；激活了 K_{ATP} 通道的开放；增加了内皮型一氧化氮合酶的表达和活性，并引起了 NO 生成的增加。尽管这些蛋白质分子介导了运动诱导的心肌保护效应。但是，内生抗氧化防御系统和热休克蛋白不是运动诱导心肌保护效应所必需的，而 K_{ATP} 通道和 NO 是运动诱导心肌保护效应所必需的因素。

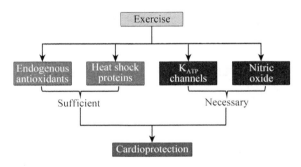

图 1-1　运动诱导的心肌细胞保护作用信号转导路径（引自 Calvert[79]）

Fig 1-1　signal transdution of cardioprotection induced by exercise

二、运动预适应诱导的心肌保护效应

　　IP 是反复短暂的心肌 I/R 诱导的能够延缓或减少随后较长时间缺血导致的心肌损伤的一种内源性预适应保护形式[20]。近几年研究发现，反复短暂的大强度间歇运动训练也能够诱导 IP 样心肌保护效应，这种通过反复、短暂、大强度的运动诱导机体产生心肌保护效应的现象称为 EP。EP 是一种特殊的运动方式，区别于短期运动和长期运动诱导的心肌保护效应，EP 的主要特点是时间短暂、强度较大的反复运动。一般一次运动 30～60min。其运动模式是，运动 - 间歇 - 运动。这种反复短暂的大强度运动不会引起心肌组织结构和形态的重塑。EP 是 IP 的特殊形式，像 IP 一样，EP 心肌保护效应分为早期保护和晚期保护两个时期，前者在预适应随后就发生，时间为 1～3h。后者在预适应后 12h 后发生，24～48h 达到高峰，并能够持续 24～72h[76][80][81][82]。

近几年，EP 诱导心肌保护效应的研究引起了广泛重视，一系列的相关研究相继出现。翟庆峰等[83]用 Wistar 大鼠进行速度为 25m/min，重复 4 次的中等强度间歇运动，建立了 EP 模型。实验证实，EP 能够促进心功能的恢复，对 I/R 损伤产生晚期保护效应。Domenech 等[81]用狗进行速度为 6Km/h，重复 5 次间歇跑台运动，建立 EP 模型，结果表明：EP 使得 I/R 损伤后的心肌梗死面积明显减少，对 I/R 损伤分别产生早期和晚期保护效应。Babai 等[84]用狗进行初速度为 6.4Km/h，运动速度每隔 3min 增加一次，持续时间为 21min 的递增负荷运动。建立了 EP 模型。结果发现，EP 可以使 I/R 损伤引发的室性心律失常明显减轻，对 I/R 损伤产生晚期保护效应。我们课题组[85]以 SD 大鼠为研究对象，建立 EP 模型。其中速度为 28～30m/min，大鼠进行 10min 运动，休息 10min，共重复 4 次。研究发现，EP 可以诱导产生减轻异丙肾上腺素（isoproterenol，ISO）导致的心肌损伤，对 ISO 所致心肌损伤产生晚期保护效应。同时，我们课题组[61]用 SD 大鼠建立了以上相同的 EP 模型。研究发现，EP 可以诱导产生减轻力竭运动导致的急性心肌损伤，对力竭运动所致运动性心肌损伤产生晚期保护效应。

EP 诱导了心肌细胞保护效应，但具体机制尚未阐明。研究表明，EP 诱导心肌细胞保护效应的机制可能与 IP 的触发物质 – 中介物质 – 效应物质心肌细胞信号转导途径相类似[86]。在此信号转导途径中，触发物质主要为腺苷、阿片肽、缓激肽等内源性活性物质，它们具有增加心肌功能，防止心肌损伤的作用；中介物质主要包括 PKC、PKA、MARK 等蛋白激酶，它们具有调控效应物质的作用；效应物质主要包括 K_{ATP} 通道、热休克蛋白、线粒体通透性转运孔（the mitochondrial permeability transition pore，MPTP）和抗氧化酶等离子通道和效应蛋白，它们能通过通道的开放或蛋白的表达介导心肌细胞保护效应。K_{ATP} 通道作为介导 EP 心肌保护效应信号转导途径中的效应物质，其活性与细胞能量代谢及细胞膜兴奋性有密切关系。心肌 K_{ATP} 通道受细胞内 ATP/ADP 比值的调控，在正常条件下，心肌细胞内 ATP/ADP 比值较高，心肌 K_{ATP} 通道关闭，对维持心肌能量平衡发挥了关键作用。当因运动等因素引起心肌细胞缺血、缺氧时，ATP/ADP 比值下降，心肌 K_{ATP} 通道被激活而开放，K_{ATP} 通道的开放可使心肌 APD 缩短，心肌细胞内能量消耗减少，ATP 浓度增加，这样就恢复了心肌细胞内正常的能量平衡状态，也就减轻了心肌的缺血性损伤，对心肌细胞正常结构和功能的维持起到了重要的作用[87][88]。

三、心肌 ATP 敏感钾通道与运动预适应的研究现状

（一）心肌 ATP 敏感钾通道与运动诱导心肌保护效应

许多研究表明，心肌 $sarcK_{ATP}$ 通道在运动诱导的心肌保护效应中发挥了关键作用。Brown 等[75] 研究发现，短期运动诱导 I/R 损伤心肌梗死面积减少的心肌保护效应和大鼠心肌 $sarcK_{ATP}$ 通道亚基 Kir6.2 和 SUR2A 蛋白表达的升高密切相关。表明短期运动诱导的 I/R 损伤心肌梗死面积减少的可能机制是心肌 $sarcK_{ATP}$ 通道亚基 Kir6.2 和 SUR2A 蛋白表达的升高。提示 $sarcK_{ATP}$ 通道的表达参与了短期运动诱导的心肌保护效应。Chicco 等[80] 探讨了短期运动对 I/R 损伤心肌梗死面积减少的保护效应是否依赖于心肌 $sarcK_{ATP}$ 通道的开放，结果证实，心肌 $sarcK_{ATP}$ 通道参与了短期运动诱导的心肌保护效应。Zingman 等[88] 的研究结果表明，短期运动引起了 $sarcK_{ATP}$ 通道表达的明显增加。$sarcK_{ATP}$ 通道表达的增加减少了心率升高时心肌 APD 缩短的时间，并且该通道表达的增加显著减少了由于心率增加而引起的心肌能量消耗。而正常 K_{ATP} 通道基因被破坏的转基因大鼠不能表现出短期运动诱导的心肌 APD 缩短的变化，并且引起了心肌能量消耗的增加。提示 $sarcK_{ATP}$ 通道的表达介导了短期运动诱导的心肌保护效应。最近，Quindry 等[74] 的研究结果表明，短期运动诱导了抗心律失常的心肌保护效应，并且 $mitoK_{ATP}$ 通道抑制剂 5-HD 取消了此保护效应，而 $sarcK_{ATP}$ 通道抑制剂 HMR-1098 没有取消此保护效应。提示在运动诱导的心肌保护效应中，$mitoK_{ATP}$ 通道可能促进了 I/R 损伤后抗心律失常的保护效应，而 $sarcK_{ATP}$ 通道并没有此保护效应。总之，$mitoK_{ATP}$ 通道和 $sarcK_{ATP}$ 通道都可能参与了短期运动诱导的心肌保护效应。

Kane 等[89] 的研究结果发现，长期运动后 Kir6.2 基因敲除（Kir6.2-KO）大鼠心脏收缩功能和心输出量受到损坏，而对照组野生型大鼠的心脏收缩功能和心输出量不但未受到损坏，还在一定程度上改善了心肌功能。结果表明，长期运动诱导的增强心肌抵抗心肌缺陷和心肌功能失调的保护效应是由 K_{ATP} 通道亚基 Kir6.2 介导所产生。Stoller 等[90] 研究发现，长期运动后对照组大鼠的运动能力提高了 400%，而 SUR2 基因突变大鼠的运动能力没有得到显著性增强。并且长期运动后 SUR2 基因突变大鼠的心脏功能和对照组相比有所下降。以上 Kane 和 Stoller 等人的研究提示，K_{ATP} 通道参与了长期运动诱导的心肌保护效应。Brown 等[76] 的结果发现，长期运动显著减少了大鼠心肌 I/R 损伤的心肌梗

死面积，并且长期运动后 sarcK$_{ATP}$ 通道蛋白表达有所升高。同时 sarcK$_{ATP}$ 通道阻滞剂 HMR-1098 能够取消长期运动诱导的心肌保护效应，而 mitoK$_{ATP}$ 通道的阻滞剂 5-HD 不能够取消此保护效应。表明长期运动诱导的心肌保护效应是以 sarcK$_{ATP}$ 通道蛋白表达的升高为主要特征。提示 sarcK$_{ATP}$ 通道的活化和 / 或表达在长期运动诱导的预适应心肌保护效应中起到了重要的作用。Jew 等[91]结果发现，用格列本脲处理后，长期运动组大鼠左心室发展压（LVDP）和最低血压（MP）恢复到正常值的速度比较快。表明长期运动增强了心脏对格列本脲的功能敏感性。提示心肌 K$_{ATP}$ 通道介导了运动诱导的减少 I/R 损伤的心肌保护效应。随后，Jew 等[92]在建立上面长期运动模型基础上并用整体细胞膜片钳技术检测了心肌 sarcK$_{ATP}$ 通道电流的特征。研究发现，心肌细胞在受到缺氧刺激期间，格列本脲敏感的外向 sarcK$_{ATP}$ 通道电流开始的时间发生了显著性的滞后反应，并且，长期运动使得该电流的最高峰发生显著性下降。结果表明，长期运动改变了心肌 sarcK$_{ATP}$ 通道电流的数量表达和时间表达，从而抑制了心肌细胞对缺氧刺激的反应。提示 sarcK$_{ATP}$ 通道电流的变化参与了长期运动诱导的减少 I/R 损伤的心肌保护效应。

综上所述，心肌 K$_{ATP}$ 通道介导了运动诱导的心肌保护效应，其可能机制是心肌 K$_{ATP}$ 通道亚基 Kir6.2 和 SUR2A 蛋白表达的升高，从而引起该通道表达的升高而发挥心肌保护效应。或者是运动改变了心肌 K$_{ATP}$ 通道电流的数量表达和时间表达，从而抑制了心肌细胞对缺氧刺激的反应。

（二）心肌 ATP 敏感钾通道与运动预适应心肌保护效应

研究表明，EP 诱导了心肌保护效应，K$_{ATP}$ 通道在该保护效应中起了主要作用。Domenech 等[81]以狗为实验对象，以建立一次 EP 模型，具体操作是：大鼠进行速度为 6Km/h 的间歇跑台运动，运动 5min 后休息 5min，共重复 5 次。并使用 mitoK$_{ATP}$ 通道特异性抑制剂 5-HD 来研究一次 EP 诱导的心肌保护效应。研究发现，在心肌梗死之前进行 EP 能够显著减少心肌梗死面积，而在 EP 之前给予 mitoK$_{ATP}$ 通道特异性抑制剂 5-HD，心肌梗死面积没有发生显著性变化。结果表明，一次 EP 诱导心肌梗死面积减少的预适应早期保护效应是通过 mitoK$_{ATP}$ 通道介导所产生的。Parra 等[93]也在建立和 Domenech 等[81]相同动物模型的基础上，以研究一次 EP 诱导的心肌保护作用中 mitoK$_{ATP}$ 通道的作用。结果发现，EP 诱导产生了心肌梗死面积减少预适应晚期保护效应，并且这种保护作用能够被 mitoK$_{ATP}$ 通道特异性抑制剂 5-HD 所取消。结果表明，心肌梗死面积减少的预适应晚期保护效应也是通过 mitoK$_{ATP}$ 通道所介导产生的。提示一次 EP 通过激活 mitoK$_{ATP}$ 通道开放产生心肌预适应早期保护效应和晚期保护效应。mitoK$_{ATP}$ 通道开放介导 EP 心肌保护效应的机制可能有以下几点[94][95][96][97]：mitoK$_{ATP}$ 通道开放能引起线粒体 K$^+$ 外流，导致线粒体膜电位的下降，进而抑制了缺血期 Ca^{2+} 超载。线粒体基质容量的增加降低了缺血期间 ATP 向线粒体的流入，并减少了 ATP 的消耗。另外，mitoK$_{ATP}$ 通道的活化引起了 ROS 的释放，进而进一步扩大了心肌保护效应的信号转导路径。以上研究提示，在 EP 诱导的心肌细胞保护效应中，心肌 K$_{ATP}$ 通道发挥了主要作用。

（三）心肌 ATP 敏感钾通道介导运动预适应心肌保护效应的应用研究

我们在对 K$_{ATP}$ 通道介导 EP 诱导的心肌保护效应进行动物模型基础研究的同时，也对该通道介导 EP 诱导的心肌保护效应进行了一些应用研究。Ferreira 等[98]以 40 名心绞痛病人为研究对象，让他们进行连续两次间隔时间为 15min 的运动以建立 EP 实验模型，以探讨 K$_{ATP}$ 通道介导 EP 对长期稳定型心绞痛病人缺血心肌的保护效应。结果表明，EP 诱导的热身现象对长期稳定型心绞痛病人具有保护效应，而 K$_{ATP}$ 通道抑制剂格列本脲取消了 EP 诱导热身现象的保护作用。随后，Jiang ZA 等[99]也建立 EP 实验模型（间隔时间为 15min 的连续两次功率自行车运动，以诱导产生热身现象），以探讨了 K$_{ATP}$ 通道介导 EP 对长期稳定型心绞痛病人缺血心肌的保护效应。结果进一步证实了 Ferreira 等的研究结论，提示 K$_{ATP}$ 通道参与了 EP 诱导的对心绞痛病人心肌的保护效应。

综上所述，心肌 K$_{ATP}$ 通道介导了 EP 诱导的减少心肌梗死面积和抗心律失常的保护效应。其机制可能是 K$_{ATP}$ 通道蛋白表达的增加改善了心肌细胞新陈代谢感应能力，有助于心肌细胞更好地维持能量状态。或者是 K$_{ATP}$ 通道开放通过增加 K$^+$ 的外流进而抑制 Ca^{2+} 超载和减少 ATP 的消耗而介导心肌细胞保护效应。K$_{ATP}$ 通道不但在 EP 动物模型介导了预适应心肌保护效应，也在具体的应用研究中参与了 EP 诱导的预适应心肌保护效应。

四、心肌 ATP 敏感钾通道介导心肌保护效应的潜在机制

关于运动诱导的减轻心肌 I/R 损伤保护效应的确切机制尚不清楚。已有研究表明，短期运动和长期运动都能诱导心肌保护效应，并且同时发现心肌 K$_{ATP}$ 通道蛋白表达或开放的增加[75][76]。心肌 K$_{ATP}$ 通道蛋白表达或开放的增加与运动诱导心肌保护效应之间的正相关表明了心肌 K$_{ATP}$ 通道在运动诱导心肌保护效

应中起到了关键作用。虽然运动引起 K_{ATP} 通道开放增加而诱导心肌保护效应的确切机制尚未明确阐明，但是有几个可能的机制解释了 K_{ATP} 通道的开放介导了心肌保护效应。

（一）心肌 ATP 敏感钾通道的开放能够减轻再灌注 Ca^{2+} 的超载

运动可以引起心肌 K_{ATP} 通道开放[76]，该通道开放能引起心肌细胞膜的超级化，慢 Ca^{2+} 通道的关闭。同时该通道开放增加了 K^+ 外向流出，缩短了 APD，减少了平台期 Ca^{2+} 内流。另外，K^+ 外流的增加，加快了静息膜电位的恢复速率，使胞浆内 Ca^{2+} 在相对低的静息膜电位下，很容易通过 Na^+–Ca^{2+} 交换系统排出[17]。Brown 等[76]研究认为，心肌 I/R 损伤后心肌细胞内 Ca^{2+} 的含量显著上升，而在 12w 的运动后再进行 I/R，发现心肌细胞内 Ca^{2+} 的含量未发生显著变化。上述这些机制能通过减少 Ca^{2+} 超载而减轻心肌 I/R 损伤的影响；同时，心肌 Ca^{2+} 的降低，使缺血心肌收缩力减弱，在一定程度上减少了 ATP 消耗。另外，K_{ATP} 通道开放可以提高心肌对氧和能量物质的利用率，对能量物质的储备有一定意义[100]。从而阻止了 I/R 损伤时胞内 Ca^{2+} 超载对心肌的损害作用。

（二）心肌 ATP 敏感钾通道表达的增加可能会改善细胞新陈代谢的感应能力

在新陈代谢应激期间（如运动而缺血时），K_{ATP} 通道可以看作是能够调控维持细胞完整性的一系列心肌保护效应的细胞能量传感器。K_{ATP} 通道数量表达的增加可能有助于细胞更好的维持能量状态，提高细胞对低氧的耐受力。Alekseev 等[101]研究表明，Kir6.2 基因敲除的大鼠不具有预适应介导的 I/R 损伤后心肌生物能量学的保护作用。而且，包括肌酸激酶、3- 磷酸甘油醛脱氢酶和乳酸脱氢酶在内的几种酶和 K_{ATP} 通道的生理性结合在以前也有所研究。研究认为，增加的 K_{ATP} 通道 – 酶复合物可能会引起维持细胞能量状态敏感性的增加；同时也会通过肌酸激酶途径系统而改善细胞表面和线粒体之间的信息通讯联系[101]。

（三）心肌 ATP 敏感钾通道蛋白表达的增加可能与更好的维持细胞内 ATP 的水平相互联系

运动后 K_{ATP} 通道蛋白表达的增加可能和缺血期间 ATP 水平的维持相联系，也可能和训练动物心脏内 K_{ATP} 通道开放时间的延长相联系。心肌细胞缺血期间，心肌细胞内外的离子平衡状态被打破，大量的氧自由基生成；同时，膜磷脂也缺失，心肌的氧供应和葡萄糖供应减少。在这一复杂的过程中，心肌细胞内 ATP 浓度的降低是一个关键的因素。研究表明，心肌 K_{ATP} 通道开放能减少缺血心肌中过氧化物的释放，使氧自由基对缺血心肌收缩力和冠状动脉血流量的抑制作用得以减轻，从而减轻再灌注期间氧自由基对心肌的损伤影响[82]。Jew 等[91]研究认为，缺血期间心肌细胞膜兴奋性的降低可能会促进细胞内 ATP 水平含量的维持。Jew 等在随后的研究也认为，缺血期间随运动而造成的 K_{ATP} 通道蛋白表达的增加可能与更好的维持细胞内 ATP 的水平相互联系，同时，K_{ATP} 通道蛋白表达的增加也和训练大鼠心脏内 K_{ATP} 通道表达的时间过程的延长相联系[92]。研究表明，K_{ATP} 通道的开放可使心肌细胞内 ATP 浓度增加，这样就恢复了心肌细胞内正常的能量平衡状态，也就减轻了心肌的缺血性损伤，对细胞正常结构和功能的维持起到了重要的作用[87]。

（四）心肌 ATP 敏感钾通道的开放可能是促生存激酶路径转运系统的一部分

在正常生理条件下，线粒体内膜（the inner mitochondrial membrane，IMM）对代谢产物和离子是不可渗透的，但是在再灌注时，MPTP 开放，致使 IMM 的渗透性增强。MPTP 是哺乳动物线粒体内膜上的通道，MPTP 的开放能引起线粒体通透性跃迁，尤其是在诱导剂作用下线粒体内的积聚越来越明显。MPTP 持续开放的后果是线粒体肿胀、线粒体蛋白（如细胞色素 C）的释放和氧化磷酸化的解偶联，进而会导致细胞的坏死。MPTP 由腺嘌呤核苷酸、亲环蛋白 D 和电压依赖离子通道构成。最近的研究表明，当亲环蛋白 D 基因融化时，心脏对 IR 损伤具有保护作用，这表明 MPTP 是 I/R 引起的心肌坏死过程中的一个重要组成部分[102]。Hausenloy 等[103]的研究结果表明，持续缺血后的再灌注对调控 IP 诱导的心肌保护作用发挥了实质性的作用。而再灌注时心脏 IP 诱导的心肌保护作用是通过对促生存激酶 AKT 和 ERK1/2 的磷酸化作用而实现的。同时，该研究也证实了 K_{ATP} 通道可能是促生存激酶路径转运系统的一部分，并且，这个促生存激酶转运系统能够减少 MPTP 的开放和凋亡的启动。Zingman 等[36]研究认为：心肌 K_{ATP} 通道在缺血期间的开放可能会通过引起缩短心肌动作电位的 K^+ 的外流而提供细胞保护作用。从而导致了细胞动作电位复极的加快和抑制细胞内 Ca^{2+} 的负荷量。Ca^{2+} 超载能够诱导 MPTP 的开放，MPTP 的开放可引起细胞凋亡。而 K_{ATP} 通道蛋白表达的增加可能会抑制 Ca^{2+} 超载从而抑制细胞凋亡。

总之，运动诱导的 K_{ATP} 通道开放的增加而引起心肌细胞保护效应的具体机制非常复杂，主要涉及减轻再灌注 Ca^{2+} 的超载、改善细胞新陈代谢的感应能力、更好地维持细胞内 ATP 的水平和促生存激酶路径转运等机制。关于 K_{ATP} 通道介导心肌保护效应的机制尚需深入的研究。

第五节　结语和研究展望

IP、运动和 EP 诱导了减轻 I/R 损伤保护效应，K_{ATP} 通道是该心肌保护效应中信号转导途径中的一种重要的效应物质。PKC 作为心肌保护效应信号转导途径中的一种重要的中介物质，调控了 K_{ATP} 通道介导的心肌保护效应。目前，EP 诱导机体产生强大的心肌保护效应日益成为运动医学界关注的热点。K_{ATP} 通道作为介导 EP 心肌保护效应一种效应物质，与其上游中介物质之间的相互关系目前尚缺乏研究。PKC 作为 EP 信号转导途径中的一种重要的中介物质，与其下游的效应物质 K_{ATP} 通道之间的关系非常复杂，尤其是 PKC 的亚型众多，哪些亚型参与了对下游 K_{ATP} 通道的调控，哪种亚型起主要作用，它们的具体作用机制如何，都值得深入研究。除 PKC 外，还有一些其他的中介物质，如 PKA、Akt 和 MARK 等，这些中介物质和下游的 K_{ATP} 通道之间的关系也有待进一步的研究。在 K_{ATP} 通道介导 EP 心肌保护效应的研究中，目前主要集中于对减少心肌梗死面积和抗心律失常的研究，但 K_{ATP} 通道是否介导 EP 的其他保护效应，如改善心肌功能、减轻缺血心肌细胞结构的损伤、提高心肌的抗氧化能力以及减少心肌细胞凋亡的研究尚未涉及。心肌 K_{ATP} 通道介导了 EP 心肌保护效应。在 K_{ATP} 通道介导 EP 的研究中，对 K_{ATP} 通道亚基 Kir6.2 和 SUR2A 蛋白表达和 Kir6.2 mRNA 和 SUR2A mRNA 水平表达的研究未见报道。同时，心肌 K_{ATP} 通道有 $sarcK_{ATP}$ 通道和 $mitoK_{ATP}$ 通道两种，对于这两种通道在 EP 中的作用以及这两通道之间的相互关系的研究，尚需进一步探讨。

综上所述，EP 诱导心肌保护效应及其机制的研究是近几年运动医学领域的研究热点之一，在以 K_{ATP} 通道介导 EP 心肌保护效应为核心的研究中，今后将重点深入探讨以下内容：（1）K_{ATP} 通道与上游中介物质关系的研究；（2）K_{ATP} 通道介导改善心肌功能、减轻缺血心肌细胞结构的损伤、提高心肌的抗氧化能力以及减少心肌细胞凋亡保护效应的研究；（3）$sarcK_{ATP}$ 通道和 $mitoK_{ATP}$ 通道保护作用及相互关系的研究；（4）K_{ATP} 通道 Kir6.x 亚基和 ABC 结合蛋白家族成员 SUR 亚家族亚基分子水平的探讨。

参考文献

［1］Shieh CC, Coghlan M, Sullivan JP, et al. Potassium channels: molecular defects, diseases and therapeutic opportunities ［J］. Pharmacol Rev. 2000, 52（4）: 557–594.

［2］Noma A. ATP-regulated K+ channels in cardiac muscle ［J］. Nature.1983, 305: 147–148.

［3］Ashcroft FM. ATP-sensitive potassium channel opathies: focus on insulin secretion ［J］.J Clin Invest, 2005, 115: 2047–2058.

［4］Inagakin, Gon T, Cle JP, et al. Reconstitution of IKATP: an inward rectifier subunit plus the sulfonylurea receptor ［J］. Science, 1995, 270（5239）: 1166–1170.

［5］Yokosh IKIH, Sunm, Sek T, et al. ATP-sensitive K+ channels in pancreatic, cardiac, and vascular smooth muscle cells ［J］.Am J Physiol, 1998, 274: C252371

［6］任亚军，任晓永，王晓良. ATP 敏感钾通道亚单位在大鼠组织中的表达［J］.中国药理学通报，2000, 16（2）: 148–150.

［7］Cuong DV, Kim N, Joo H, et al. Subunit composition of ATP-sensitive potassium channels in mitochondria of rat hearts ［J］.Mitochondrion, 2005, 5（2）: 121–133.

［8］Marko L, Jasna M, Andreas F, et al. Targeted expression of Kir6.2 in mitochondria confers protection against hypoxic stress ［J］. J physiol, 2006, 577（1）: 17–29.

［9］Bryan J, Aguilar-Bryan L. Sulfonylurea receptors: ABC transporters that regulate ATP-sensitive K+ channels ［J］. Biochim Biophys Acta. 1999, 1461: 285–305.

［10］Seino S, Miki T. Physiological and pathphysiological roles of ATP-sensitive K+ channels ［J］. Prog Biophys Mol Biol 2003, 81: 133–176.

［11］Rodrigo GC, Standen NB. ATP-sensitive potassium channels ［J］. Curr Pharm Des 2005, 11: 1915–1940.

［12］Orie NN, Perrino BA, Tinker A, et al. Calcineurin A α regulates Kir6.1/SUR2B in HEK293 cells through an interaction with protein kinase A ［J］. J Physiol 2005, 567P: C24.

［13］Yokoshiki H, Sunagawa M, Seki T, et al. ATP-sensitive K+ channels in pancreatic, cardiac, and vascular smooth muscle cells ［J］. Am J Physiol Cell Physiol 1998, 274: C25–C37.

［14］Miki T, Seino S. Roles of KATP channels as metabolic sensors in acute metabolic changes ［J］. J Mol Cell Cardiol 2005, 38: 917–925.

［15］Zhu B, Sun Y, Sievers RE, et al. Comparative effects of pretreatment with captopril and losartan on cardiovascular protection in a rat model of ischemia-reperfusion ［J］. J AM Coll Cardiol, 2000, 35（3）: 787–795.

［16］Pignac J，Lacaille C，Dumont L. Protective effects of the K+ ATP channel opener，aprikalim，against free radicals in isolated rabbit hearts［J］. Free Radic Biol Med，1996，20（3）：383-389.

［17］Joyeux M，Godirr Ribuot D，Ribuot C. Resistance to myocaidiol infarction induced by heat stress and the effect of ATP-sensitive potassium channel blockade in the isolated rat heart［J］.Br J Phamacol，1998，123：1085-1088.

［18］Matheme GP，John PH，Stephen WE，et al.Changes in work ratio to oxyge consumption ratio during hypoxia and ischemia in immature and matue rabbit hearts［J］.J Mol Cell Cardiol，1992，24：1409-1421.

［19］朱斌，赵金宪，叶铁虎. ATP 敏感性钾通道的阻断剂与开放剂研究进展［J］.中国临床药理学杂志，2005，22（1）：70.

［20］Jovanovic A，Jovanovic S，Lorenz E，et al. Recombinant cardiac ATP-sensitive K+ channel subunits confer resistance to chemical hypoxia-reoxygenation injury［J］. Circulation 1998，98：1548-1555.

［21］Gross GJ，Auchampach JA. Blockade of ATP-sensitive potassium channels prevents myocardial preconditioning in dogs［J］. Circ Res，1992，70（2）：223-233.

［22］Budas GR，Jovanovic S，Crawford RM，et al. Hypoxia-induced preconditioning in adult stimulated cardiomyocytes is mediated by the opening and trafficking of sarcolemmal KATP channels［J］. FASEB J 2004，18（9）：1046-1048.

［23］Suzuki M，Sasaki N，Miki T，et al. Role of sarcolemmal K（ATP）channels in cardioprotection against ischemia/reperfusion injury in mice［J］. J Clin Invest 2002，109（4）：509-516.

［24］Sato T，Sasaki N，Seharaseyon J，et al. Selective pharmacological agents implicate mitochondrial but not sarcolemmal K（ATP）channels in ischemic cardioprotection［J］. Circulation 2000，101（20）：2418-2423.

［25］O'Rourke B. Evidence for mitochondrial K+ channels and their role in cardioprotection［J］. Circ Res 2004，94（4）：420-432.

［26］Bolli R. The late phase of preconditioning［J］. Circ Res 2000，87：972-983.

［27］Cole WC，McPherson CD，Sontag D. ATP-regulated K+ channels protect the myocardium against ischemia/reperfusion damage［J］. Circ Res 1991，69：571-581.

［28］Tan HL，Mazon P，Verberne HJ，et al. Ischemic preconditioning delays ischaemia induced cellular electrical uncoupling in rabbit myocardium by activation of ATP sensitive potassium channels［J］. Cardiovasc Res 1993，27：644-651.

［29］Yao Z，Gross GJ. Effects of the KATP channel opener bimakalim on coronary blood flow，monophasic action potential duration，and infarct size in dogs［J］. Circulation 1994，89：1769-1775.

［30］Schulz R，Rose J，Heusch G. Involvement of activation of ATP-dependent potassium channels in ischemic preconditioning in swine [J]. Am J Physiol Heart Circ Physiol 1994, 267: H1341–H1352.

[31] Akao M, Sakurai T, Horie M, et al. Angiotensin II type 1 receptor blockade abolishes specific K (ATP) channel gene expression in rats with myocardial ischemia [J]. J Mol Cell Cardiol. 2000, 32 (12): 2239–2247.

[32] 陈灼焰. 大鼠心肌缺血再灌注损伤对 Kir6.1 和 Kir6.2 通道亚基表达的研究 [J]. 中国分子心脏病学杂志, 2005, 25 (5): 78–83.

[33] Crestanello JA, Doliba NM, Babsky AM, et al. Ischemic preconditioning improves mitochondrial tolerance to experimental calcium overload [J]. J Surg Res 2002, 105 (22): 243–251.

[34] Melamed–Frank M, Terzic A, Carrasco AJ, Nevo E, et al. Reciprocal regulation of expression of pore–forming KATP channel genes by hypoxia [J]. Mol Cell Biochem. 2001, 225 (1–): 145–150.

[35] Crawford, RM, Budas, GR, Jovanovic, S, et al. M–LDH serves as a sarcolemmal KATP channel subunit essential for cell protection against ischemia [J]. EMBO J. 2002, 21: 3936–3948

[36] Zingman, LV, Hodgson, DM, Bast, PH, et al. Kir6.2 is required for adaptation to stress [J]. Proc. Natl. Acad. Sci. USA.2002, 99: 13278–13283.

[37] Crawford, RM, Jovanovic, S, Budas, GR, et al. Chronic mild hypoxia protects heart–derived H9c2 cells against acute hypoxia/reoxygenation by regulating expression of the SUR2A subunit of the ATP–sensitive K+channels [J]. J. Biol. Chem. 2003, 278: 31444–31455.

[38] Liu Y, Gao WD, O'Rourke B. Synergistic modulation of ATP–sensitive K+ currents by protein kinase C and adenosine [J]. Implications for ischemic preconditioning. Circ Res 1996, 78: 443–454.

[39] Headrick JP. Ischemic preconditioning: bioenergetic and metabolic changes and the role of endogenous adenosine [J]. J Mol Cell Cardiol 1996, 28: 1227–1240.

[40] Hu, K, Huang, CS, Jan, YN, et al. ATP–sensitive potassium channel traffic regulation by adenosine and protein kinase C [J]. Neuron 2003, 38: 417–432.

[41] Rakhit RD, Edwards RJ, Marber MS. Nitric oxide, nitrates and ischaemic preconditioning [J]. Cardiovasc Res 1999, 43: 621–627.

[42] Bolli R. Cardioprotective function of inducible nitric oxide synthase and role of nitric oxide in myocardial ischemia and preconditioning: an overview of a decade of research [J]. J Mol Cell Cardiol 2001, 33: 1897–1918.

[43] Light PE, Kanji HD, Fox JE, French RJ. Distinct myoprotective roles of cardiac sarcolemmal and mitochondrial KATP channels during metabolic inhibition and recovery [J]. FASEB J 2001, 15: 2586–2594.

［44］Nawada R，Murakami T，Iwase T，et al. Inhibition of sarcolemmal Na+，K+-ATPase activity reduces the infarct size-limiting effect of preconditioning in rabbit hearts ［J］. Circulation 1997, 96：599-604.

［45］Haruna T，Horie M，Kouchi I，et al. Coordinate interaction between ATP-sensitive K+ channel and Na+，K+-ATPase modulates ischemic preconditioning ［J］. Circulation 1998, 98：2905-2910.

［46］Waring M，Drappatz J，Weichel O，et al. Modulation of neuronal phospholipase D activity under depolarizing conditions ［J］. FEBS Lett 1999, 464：21-24.

［47］Tosaki A，Maulik N，Cordis G，et al. Ischemic preconditioning triggers phospholipase D signaling in rat heart ［J］. Am J Physiol Heart Circ Physiol 1997, 273：H1860-H1866.

［48］Newton AC. Protein Kinase C：Structural and spatial regulation by phosphorylation, cofactors，and macromolecular intertions ［J］.Chem Rev 2001, 101；2352-2364.

［49］Newton A. Regulation of the ABC kinases by phosphorylation：Protein Kinase C as a paradigm ［J］.Biochemical J 2003, 370：361-371.

［50］Poole AW，Pula G，Hers I，et al. PKC-interacting proteins；from function to pharmacology ［J］.Trends Pharm Sci 2004, 25：528-535.

［51］Dutil EM，Toker A，Newton A. Regulation of conventional Kinase C isomzymes phophoinositide-dependent kinase 1（PDK-1）［J］.Curr Biol 1998；8：1366-1375.

［52］Blass M，Kronfeld I，Kazimirsky G，et al. Tyrosine phosphorylation of protein kinase C-delta is essential for its apoptic effect in response to etoposide ［J］.Mol Cell Biol 2002, 22：182-195.

［53］Murry CE，Jennings RB，Reimer KA.Preconditioning with ischemia：a delay of lethal cell injury in ischemic myocardium ［J］. Circulation 1986, 74（5）：1124-1136.

［54］Ytrehus K，Liu Y，Downey JM. Preconditioning protects ischemic rabbit heart by protein kinase C activation ［J］. Am J Physiol 1994, 266（3 Pt2）：H1145-H1152.

［55］Gray MO，Zhou HZ，Schafhalter-Zoppoth I，et al. Preservation of base-line hemodynamic function and loss of inducible cardioprotection in adult mice lacking protein kinase C epsilon ［J］. J Biol Chem 2004, 279（5）：3596-3604.

［56］Zhang X，Chen RK，Niu JL. Protective effect of protein kinase C on heart function：an experiment with isolated rabbit hearts ［J］. Zhonghua Yi Xue Za Zhi. 2006；86（16）：1122-1124

［57］Liu GS，Cohen MV，Mochly-Rosen D，et al. Protein kinase C-epsilon is responsible for the protection of preconditioning in rabbit cardiomyocytes ［J］. J Mol Cell Cardiol. 1999, 31（10）：1937-1948.

［58］Dorn GW 2nd，Souroujon MC，Liron T. Sustained in vivo cardiac protection by a rationally designed peptide that causes epsilon protein kinase C translocation ［J］. Proc Natl Acad Sci USA. 1999, 96（22）：12798-12803.

［59］Yamashita N，Baxter GF，Yellon DM. Exercise directly enhances myocardial tolerance to ischaemia–reperfusion injury in the rat through a protein kinase C mediated mechanism ［J］. Heart. 2001，85（3）：331–336.

［60］Melling CW，Thorp DB，Milne KJ，Noble EG. Myocardial Hsp70 phosphorylation and PKC–mediated cardioprotection following exercise ［J］. Cell Stress Chaperones. 2009；14（2）：141–150.

［61］申毓军 . 运动预适应对力竭运动大鼠心肌损伤保护效应中蛋白激酶 C 的作用及其机制［D］. 上海体育学院博士论文，2011.

［62］Ito K，Sato T，Arita M. Protein kinase C isoform–dependent modulation of ATP–sensitive K+ channels during reoxygenation in guinea–pig ventricular myocytes ［J］. J Physiol. 2001，532（Pt 1）：165–174.

［63］Aizawa K，Turner LA，Weihrauch D，et al. Protein kinase C–epsilon primes the cardiac sarcolemmal adenosine triphosphate–sensitive potassium channel to modulation by isoflurane ［J］. Anesthesiology 2004，101（2）：381–389.

［64］Edwars AG，Rees ML，Gioscia RA，et al. PKC–permitted elevation of sarcolemmal KATP concentration may explain female–specific resistance to myocardial infarction ［J］. J Physiol. 2009，587（Pt 23）：5723–5737.

［65］Light PE，Bladen C，Winkfein RJ，et al. Molecular basis of protein kinase C–induced activation of ATP–sensitive potassium channels ［J］. Proc Natl Acad Sci USA 2000，97（16）：9058–9063.

［66］Sato T，O'Rourke B，Marban E. Modulation of mitochondrial ATPdependent K+ channels by protein kinase C ［J］. Circ Res 1998，83（1）：110–114.

［67］Costa AD，Garlid KD，West IC，et al. Protein kinase G transmits the cardioprotective signal from cytosol to mitochondria ［J］. Circ Res 2005，97（4）：329–336.

［68］Andrukhiv A，Costa AD，West IC，et al. Opening mitoKATP increases superoxide generation from complex I of the electron transport chain ［J］. Am J Physiol Heart Circ Physiol 2006，291（5）：H2067–H2074.

［69］Jaburek M，Costa AD，Burton JR，et al. Mitochondrial PKC epsilon and mitochondrial ATP–sensitive K+ channel copurify and coreconstitute to form a functioning signaling module in proteoliposomes ［J］.Circ Res 2006，99（8）：878–883.

［70］Baines CP，Goto M，Downey JM. Oxygen radicals released during ischemic preconditioning contribute to cardioprotection in the rabbit myocardium ［J］. J Mol Cell Cardiol 1997，29（1）：207–216.

［71］Kabir AM，Clark JE，Tanno M，et al. Cardioprotection initiated by reactive oxygen species is dependent on activation of PKC epsilon ［J］. Am J Physiol Heart Circ Physiol 2006，291（4）：H1893–H1899.

［72］Krenz M，Oldenburg O，Wimpee H，et al. Opening of ATP–sensitive potassium channels causes generation of free radicals in vascular smooth muscle cells［J］. Basic Res Cardiol 2002, 97（5）: 365–373.

［73］Wang Y, Hirai K, Ashraf M. Activation of mitochondrial ATP–sensitive K（+）channel for cardiac protection against ischemic injury is dependent on protein kinase C activity［J］. Circ Res 1999, 85（8）: 731–741.

［74］Quindry JC, Schreiber L, Hosick P, et al. Mitochondrial KATP channel inhibition blunts arrhythmia protection in ischemic exercised hearts［J］. Am J Physiol Heart Circ Physiol. 2010, 299（1）: H175–183.

［75］Brown DA, Lynch JM, Armstrong CJ, et al. Susceptibility of the heart to ischaemia–reperfusion injury and exercise–induced cardioprotection are sex–dependent in the rat［J］. J Physiol. 2005, 564（Pt 2）: 619–630.

［76］Brown DA, Chicco AJ, Jew KN, et al. Cardioprotection afforded by chronic exercise is mediated by the sarcolemmal, and not the mitochondrial, isoform of the KATP channel in the rat［J］. J Physiol. 2005, 569（Pt 3）: 913–924.

［77］Brown DA, Jew KN, Sparagna GC, et al. Exercise training preserves coronary flow and reduces infarct size after ischemia–reperfusion in rat heart［J］. J Appl Physiol. 2003, 95（6）: 2510–2518.

［78］彭峰林, 陈建文, 任琦, 等. 间歇运动训练对心脏缺血再灌注损伤大鼠心肌抗氧化酶的影响［J］. 中国运动医学杂志, 2008, 27（1）: 97–99.

［79］Calvert JW. Cardioprotective effects of nitrite during exercise. Cardiovasc Res. 2011, 89（3）: 499–506.

［80］Chicco AJ, Johnson MS, Armstrong CJ, et al. Sex–specific and exercise–acquired cardioprotection is abolished by sarcolemmal KATP channel blockade in the rat heart［J］. Am J Physiol Heart Circ Physiol. 2007, 292（5）: H2432–H2437.

［81］Domenech R, MACHO P, SCHWARZE H, et al. Exercise induces early and late myocardial preconditioning in dogs［J］. Cardiovasc Res. 2002, 55（3）: 561–566.

［82］Grover GJ. Protective effects of ATP sensitive potassium channel openers in models of myocardial ischaemia［J］. Cardiovasc Res. 1994, 28（6）: 778–782.

［83］翟庆峰, 刘洪涛, 王天辉. 运动预适应对大鼠心肌相对缺血再灌注损伤的延迟保护作用［J］. 中华劳动卫生职业病杂志, 2005, 23（1）: 38–41.

［84］Babai L, Szigeti Z, Parratt JR, et al. Delayed cardioprotective effects of exercise in dogs are amino guanidine sensitive: possible involvement of nitric oxide［J］. Clin Sci（Lond）. 2002, 102（4）: 435–445.

［85］Shen YJ, Pan SS, Zhuang T, et al. Exercise preconditioning initiates late cardioprotection against isoproterenol–induced myocardial injury in rats independent of protein kinase C［J］. J Physiol Sci. 2011, 61（1）: 13–21.

［86］申毓军, 潘珊珊. 运动预适应心肌保护效应与细胞信号转导研究现状和展望［J］.

上海体育学院学报，2010，34（6）：55-58.

［87］Nakayama M，Fujita S，Kanaya N，et al. Blockade of ATP-sensitive K+ channe abolishes the anti-ischemic effects of isoflurane in dog heants［J］. Acta Anaesthesiol Scand，1997，41（4）：521-525.

［88］Zingman LV，Zhu Z，Sierra A，et al. Exercise-induced expression of cardiac ATP-sensitive potassium channels promotes action potential shortening and energy conservation［J］. J Mol Cell Cardiol. 2011，51（1）：72-81.

［89］Kane GC，Behfar A，Yamada S，et al. ATP-sensitive K+ channel knockout compromises the metabolic benefit of exercise training，resulting in cardiac deficits［J］. Diabetes. 2004，53 Suppl 3：S169-S175.

［90］Stoller D，Pytel P，Katz S，et al. Impaired exercise tolerance and skeletal muscle myopathy in sulfonylurea receptor-2 mutant mice［J］. Am J Physiol Regul Integr Comp Physiol. 2009，297（4）：R1144-R1153.

［91］Jew KN，Moore RL. Glibenclamide improves postischemic recovery of myocardial contractile function in trained and sedentary rats［J］. J Appl Physiol. 2001，91（4）：1545-1554.

［92］Jew KN，Moore RL. Exercise training alters an anoxia-induced，glibenclamide-sensitive current in rat ventricular cardiocytes［J］. J Appl Physiol. 2002，92（4）：1473-1479.

［93］Parra VM，Macho P，Domenech RJ. Late cardiac preconditioning by exercise in dogs is mediated by mitochondrial potassium channels［J］. J Cardiovasc Pharmacol. 2010，56（3）：268-274.

［94］Murata M，Akao M，O'Rourke B，et al. Mitochondrial ATP-sensitive potassium channels attenuate matrix Ca2+ overload during simulated ischemia and reperfusion：possible mechanism of cardioprotection［J］. Circ Res. 2001，89：891-898.

［95］Costaa DT，Quinlan CL，Andrukhiv A，et al. The direct physiologic effects of mitoK（ATP）opening on heart mitochondria［J］. Am J Physiol Heart Circ Physiol. 2006，290：H406-H415.

［96］Murphy E，Steenbergen C. Mechanisms underlying acute protection from cardiac ischemia-reperfusion injury［J］. Physiol Rev. 2008，88：581-609.

［97］Yellon D，Downey JM. Preconditioning the myocardium：from cellular physiology to clinical cardiology［J］. Physiol Rev. 2003，83：1113-1151.

［98］Ferreira BM，Moffa PJ，Falcao A，et al. The effects of glibenclamide，a K（ATP）channel blocker，on the warm-up phenomenon［J］. Ann Noninvasive Electrocardiol. 2005，10（3）：356-362.

［99］Jiang ZA，Zheng M，Fu XH. Warm-up angina and the application of a KATP channel blocker［J］. Zhonghua Nei Ke Za Zhi. 2009，48（10）：821-824.

［100］Grover GJ，Sleph PG. Protective effect of K（ATP）openers in ischemic rat hearts treated with a potassium cardiplegic solution [J] . J Cardiovasc Phamacol, 1995, 26 (5): 698–706.

[101] Alekseev AE, Hodgson DM, Karger AB, et al. ATP-sensitive K+ channel channel/ enzyme multimer: metabolic gating in the heart [J] . J Mol Cell Cardiol 2005, 38, 895–905.

[102] Nakagawa T, Shimizu S, Watanabe T, et al. Cyclophilin D-dependent mitochondrial permeability transition regulates some necrotic but not apoptotic cell death [J] . Nature 2005, 434 (7033): 652–658.

[103] Hausenloy DJ, Yellon DM. New directions for protecting the heart against ischemia-reperfusion injury: targeting the Reperfusion Injury Salvage Kinase (RISK) pathway [J] . Cardiovasc Res 2004, 61, 448–460.

第二章
运动预适应减轻力竭运动所致
运动性心肌损伤保护效应研究

心肌缺血、缺氧能够引起心肌损伤，并且是心肌损伤的主要原因之一，如何减轻心肌缺血、缺氧损伤是目前心血管领域研究的重点内容。减轻缺血、缺氧的措施很多，其中，缺血预适应（ischemic preconditioning，IP）是减轻心肌缺血/再灌注（ischemic-reperfusion，I/R）损伤的内源性预适应保护方式。除 IP 以外，近年的研究表明，运动预适应（exercise preconditioning，EP）也能够诱导了 IP 相类似心肌保护效应，并能有效减轻随后心肌 I/R 损伤[1][2][3][4]。

EP 是通过反复、短暂、大强度间歇运动诱导机体产生心肌保护效应的一种预适应保护方式。EP 心肌保护效应分为早期保护和晚期保护两个不同的时期，前者在预适应刺激随后就能发生，时间为 1～3h。其保护效应的产生可能是由于运动引起心肌内源性活性物质的释放或者引起细胞内离子浓度的变化，这些变化，通过某些激活方式作用于离子通道、已转录的基因或者活化已经表达的蛋白质。后者出现在预适应刺激 12h 以后，24～48h 达到高峰，并能够持续 24～72h[5][6][7][8]。晚期保护效应的发生过程较复杂，不但要激活保护性蛋白，更需要重新合成保护性蛋白。

EP 诱导了减轻心肌 I/R 损伤的预适应保护效应，但是 EP 是否能够诱导减轻力竭运动所致运动性心肌损伤保护效应？其机制又是如何？目前尚不清楚。本实验基于我们课题组前期的研究，通过一次大强度间歇跑台运动建立 EP 模型，大强度力竭跑台运动建立运动性心肌损伤模型，用苏木素 - 伊红（hematoxylin eosin，HE）染色方法观察大鼠心肌形态结构变化，用苏木素 - 碱性品红 - 苦味酸（hematoxylin basic fuchsin picric acid，HBFP）染色方法观察大鼠心肌缺血、缺氧改变。采用免疫化学发光法（Chemiluminescence）检测心肌损伤特异性敏感指标血清心肌肌钙蛋白 I（cardiac troponin I，cTnI）的含量，用酶联免疫吸附法检测血清氨基末端前体脑钠肽（N-terminalpro-brain natriuretic peptide，NT-proBNP）含量，综合评价运动性心肌损伤后心肌形态结构和功能的变化，并在此基础上观察 EP 诱导的减轻力竭运动所致大鼠运动性心肌损伤心肌保护效应，以此，为 EP 心肌保护效应机制的深入研究探讨，提供更新的理论和实验依据。

第一节　实验对象与研究方法

一、实验对象

根据实验设计，共选用健康雄性 Sprague-Dawley 大鼠 150 只，体重约 $256 \pm 13g$。将大鼠常规分笼饲养，每笼 5 只，大鼠自由饮食、饮水。均以标准啮齿类动物饲料饲养，当日晨给大鼠添加饲料和饮水，并于晚间和次日晨检查大鼠的饮食、饮水情况。同时清理大鼠粪便和尿液。室温设为 $20 \sim 22$℃，相对湿度控制在 $45\% \sim 50\%$，每天光照时间为 12h。

二、适应性跑台训练和实验分组

所有大鼠进行适应性跑台训练，具体安排方案：持续时间为 5d，每天运动 $10 \sim 20min$，跑台坡度为 $0°$，运动速度为 15m/min。适应性跑台训练后休息 1d，剔除不能适应跑台训练的大鼠，随后将剩余大鼠按体重分层，参照随机数字表分为 6 组，分组情况如下：

（一）对照组（control group，C 组，n=25）：进行适应性训练后，不再安排任何运动训练，并于 30min 后，腹腔注射水合氯醛并取材。

（二）力竭运动组（exhaustive exercise group，EE 组，n=25）：适应性跑台训练后，大鼠运动至力竭，以建立运动性心肌损伤模型，其速度为 30m/min。并于 30min 后，腹腔注射水合氯醛并取材。

（三）早期运动预适应组（early exercise preconditioning group，EEP 组，n=25）：适应性跑台训练后，大鼠于坡度为 $0°$ 的跑台上进行运动 10min 后休息 10min，共重复 4 次的间歇运动，以建立 EP 动物模型。其速度为 $28 \sim$

30m/min。并于运动 30min 后，腹腔注射水合氯醛并取材。

（四）**早期运动预适应 + 力竭运动组**（early exercise preconditioning + exhaustive exercise group，EEP+EE 组，n=25）：适应性跑台训练后，在上述 EP 动物模型建立结束后 30min，大鼠再以 30m/min 的速度运动至力竭，致大鼠运动性心肌损伤。并于 30min 后，腹腔注射水合氯醛并取材。

（五）**晚期运动预适应组**（late exercise preconditioning group，LEP 组，n=25）：适应性跑台训练后，大鼠于坡度为 0° 的跑台上进行运动 10min 后休息 10min，共重复 4 次的间歇运动，以建立 EP 动物模型。其速度为 28～30m/min。并于运动 24h 后，腹腔注射水合氯醛并取材。

（六）**晚期运动预适应 + 力竭运动组**（late exercise preconditioning + exhaustive exercise group，LEP+EE 组，n=25）：适应性跑台训练后，在上述 EP 模型建立结束后 24h，大鼠再以 30m/min 的速度运动至力竭，致大鼠运动性心肌损伤，并于 30min 后，腹腔注射水合氯醛并取材（见表 2-1）。

表 2-1　实验流程

Table 2-1　experimental process

组别	实验流程
C 组	常规饲养，适应性训练后麻醉取材
EE 组	适应性训练后，运动至力竭，麻醉取材
EEP 组	适应性训练后，大鼠进行一次运动预适应，运动结束后即刻麻醉取材
EEP+EE 组	适应性训练后，建立 EP 模型，模型建立后 30min，再进行力竭运动致心肌损伤，麻醉取材
LEP 组	适应性训练后，大鼠进行一次运动预适应，运动结束后 24h，麻醉取材
LEP+EE 组	适应性训练后，建立 EP 模型，模型建立后 24h，再进行力竭运动致心肌损伤，麻醉取材

三、运动预适应动物模型的建立

在我们课题组前期研究建立 EP 动物模型的基础上，采用一次大强度间歇跑台运动建立 EP 动物模型，其中速度为 28～30m/min，跑台坡度为 0°，大鼠进行 10min 运动，休息 10min，共重复 4 次。大鼠进行间歇跑台运动前，先进行时间为 5min，初始速度为 15m/min 的递增速度的热身训练。

四、运动性心肌损伤模型的建立

大鼠运动性心肌损伤模型的建立采用了大强度力竭跑台运动模式，其中，跑台的坡度为 0°，大鼠开始的运动速度为 15m/min，然后将大鼠的运动速度递增至 30m/min，并维持 30m/min 的速度不变，直到大鼠运动性力竭。大鼠力竭的现象是：离开跑台停止运动后，大鼠全身毛发凌乱、神情呆滞、四肢瘫软以致腹部着地，将大鼠呈仰卧姿势置于解剖台后，大鼠翻正反射暂时消失。力竭运动 30min 后，进行麻醉取材。

五、样本采集

在建模结束后 30min 和 24h 之内，将各组大鼠称其重量，并以 10% 的水合氯醛（400mg/Kg）进行腹腔麻醉，把大鼠呈仰卧位固定于解剖台之上，用解剖刀打开腹腔，用取血管取 5ml 下腔静脉血，静置 15～30min 后进行 15min 的离心（3000r/min，室温），再取血清置于 -20℃冰箱保存待测。取血后迅速打开胸腔，暴露出心脏。一部分心脏经预先冷却的灭菌生理盐水清洗后，置于液氮中速冻，-80℃冰箱保存。另一部分心脏行原位灌注操作，从大鼠心脏的心尖处插入灌注针头直至左心室，并缓慢注射 2ml 的 1% 的肝素，然后快速滴注 0.85% 的生理盐水 250～300ml，并用解剖剪剪断下腔静脉，待发现右心房流出液没有血色后，再换用 4% 的多聚甲醛（0.01M，pH7.4PBS）300ml，快速的滴完，整个灌注过程的时间约为 30min。取出大鼠心脏，置于 4% 的多聚甲醛中后固定 24h，用 PBS（0.01M，pH7.4）洗涤并休整组织块。

六、实验仪器和试剂

（一）主要实验仪器

DSPT-202 型动物跑台	中国杭州段式制造
HI1220 烤片机	德国 leica 公司
101-S 型电热鼓风干燥箱	上海浦东跃欣科学仪器厂
全自动免疫化学发光测定系统	美国 Beckman Coulter 公司
隔水式电热恒温培养箱	上海浦东跃欣科学仪器厂
HI1210 捞片机	德国 leica 公司
RM2135 石蜡切片机	德国 leica 公司

FS-202 脱色摇床	上海浦江分析仪器厂
EG1160 全自动石蜡包埋机	德国 leica 公司
WZ-11 型微型台式真空泵	绍兴卫星医疗设备制造有限公司
94-2 定时恒温磁力搅拌器	上海浦东跃欣科学仪器厂
FA2004 型上皿电子天平	上海精科天平
BX 系统显微镜	日本 olyunpus 公司
DP70 数码摄影装置	日本 olyunpus 公司
OLYMPUS 显微镜	日本 olyunpus 公司
Image-pro plus	美国 Media cybernetics 公司
7194 型计算机	美国 IBM 公司
Reichert -Jung	德国 Reichert-Jung 公司
SG-3046 型可调高速电动匀浆机	宁波新芝生物科技股份有限公司
0.1-1000ul 移液器	Dragon Medical Limited
Forma -86 度超低温冰箱	美国 Thermo Electronic Corpration

（二）主要实验试剂

Epon812 树脂	上海博奥生物科技有限公司
磷酸氢二钠（$Na_2HPO_4 \cdot 12H_2O$）	国药集团化学试剂有限公司
四氧锇酸（OsO_4）	中国医药集团上海化学试剂公司
磷酸二氢钠（$NaH_2PO_4 \cdot 2H_2O$）	国药集团化学试剂有限公司
氯化钠（$NaCl$）	上海试皿赫维化工有限公司
戊巴比妥钠（$C_{11}H_{17}H_2NaO_3$）	中国医药集团上海化学试剂公司
多聚甲醛（CH_2O）n（30.03）n	国药集团化学试剂有限公司
DAB（$C_{29}H_{36}O_{10}$）	武汉博士德生物工程有限公司
戊二醛（$C_5H_8O_2$）	上海试剂三厂
无水乙醇（C_2H_6O）	上海化学试剂有限公司
肝素钠	上海博奥生物科技有限公司
碱性复红	中国医药集团上海化学试剂公司
二甲苯（C_8H_{10}）	上海化学试剂有限公司
切片石蜡	上海三精工贸有限公司
苦味酸（$C_6H_3N_3O_7$）	广东台山奥侨化工厂
硫酸铬钾［$KCr(SO_4)_2 \cdot 12H_2O$］	中国医药集团上海化学试剂公司

苏木精（$C_{16}H_{14}O_6$）	中国医药集团上海化学试剂公司
中性树胶	中国医药集团上海化学试剂公司
伊红（$C_{20}H_6Br_4Na_2O_5$）	上海试剂三厂
钾明矾〔$KAl(SO_4)_2 \cdot 12H_2O$〕	上海振兴化工一厂

七、技术路线

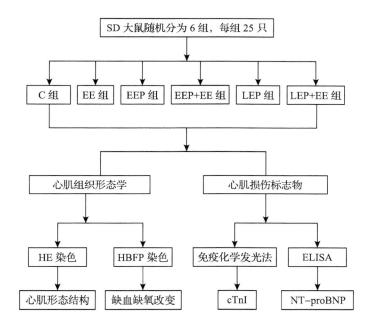

八、石蜡切片的制备

（一）脱水是指脱去组织内的水分，即借某些溶液置换组织内水分的过程。脱水时从低浓度乙醇开始，然后依次递增乙醇浓度。一般情况下，75% 乙醇 24h，85% 乙醇 10h，95% 乙醇 I 2h，95% 乙醇 II 2h，无水乙醇 I 1h，无水乙醇 II 1h。

（二）组织块中的乙醇被媒介溶质（即透明剂）取代，因其折光率接近组织蛋白的折光率，光线可以透过，使组织块呈现不同程度的透明状，故称之为组织的透明。一般经过 2～3 次，具体步骤和时间如下：二甲苯 I 1h，二甲苯 II 1.5h。

（三）浸蜡是指组织块经透明后，在融化的石蜡内浸渍的过程。一般步骤为：石蜡 I（40～45℃）90min，石蜡 II（48～50℃）90min，石蜡 III（50～60℃）60min。

（四）包埋是指组织块经过浸蜡后，用包埋剂（石蜡、火棉胶、树脂等）将组织块包起来的过程。

（五）常规石蜡切片，将蜡块置于切片机上进行切片，切片厚度为 6μm，并留相邻切片作阴性对照。用涂有明胶的载玻片进行捞片后，放入 37℃烤箱内烘烤 24h，待用。

九、心肌组织 HE 染色

（一）切片常规脱蜡至水，浸入二甲苯Ⅰ、二甲苯Ⅱ和二甲苯Ⅲ中分别进行 10min、10min 和 5min 的脱蜡，然后分别浸入无水乙醇Ⅰ、无水乙醇Ⅱ、95% 乙醇Ⅰ、95% 乙醇Ⅱ、80% 乙醇和 70% 乙醇进行 3～5min 的脱水，自来水冲洗 5min，然后用双蒸水进一步冲洗 2min。

（二）将切片置于苏木精溶液中，进行染色约 5min，并用流水缓缓冲洗 5min。

（三）将切片置于 1% 的盐酸乙醇中，进行分化 4～5s，流水及蒸馏水冲洗约 5min。

（四）用 0.5% 的伊红乙醇进行细胞质染色约 2min，自来水缓缓冲洗 5min。

（五）染色完成后再将切片置于 80% 乙醇、90% 乙醇、95% 乙醇Ⅰ、95% 乙醇Ⅱ、无水乙醇Ⅰ和无水乙醇Ⅱ中进行 3min 的梯度脱水，入二甲苯Ⅰ、二甲苯Ⅱ、二甲苯Ⅲ透明 3～5min。

（六）中性树胶封片，待树胶凝固后在 Olympus 显微镜下观察切片并采集图像。

十、心肌组织 HBFP 染色

（一）切片常规脱蜡至水，浸入二甲苯Ⅰ和二甲苯Ⅱ中分别进行 10min 的脱蜡，然后分别浸入无水乙醇Ⅰ、无水乙醇Ⅱ、95% 乙醇、90% 乙醇、80% 乙醇各 3～5min 脱水，自来水冲洗 2min。

（二）将切片置于苏木精溶液中进行染色约 5min，并用流水缓缓冲洗 5min。

（三）将切片置于 1% 的盐酸乙醇中，进行分化 4～5s，流水及蒸馏水冲洗约 5min。

（四）将切片浸入 0.1% 的碱性复红蒸馏水液中特异性缺血、缺氧复染 3min，用蒸馏水冲洗残留的碱性复红蒸馏水液 10s。

（五）将切片浸入纯丙酮 5～10min，最后入 0.1% 的苦味酸纯丙酮液中进行细胞质染色 15～22s。

（六）将切片分别浸入二甲苯Ⅰ、二甲苯Ⅱ、二甲苯Ⅲ中，透明约 3～5min。

（七）中性树胶封固，待树胶凝固后在 Olympus 显微镜下观察切片并采集图像。

十一、心肌组织缺血、缺氧图像分析

随机选取各组 5 张心肌组织 HBFP 染色切片，放大倍数为 10×40。在每张 HBFP 染色切片上，随机选取光镜下的 5 个视野，在每组获得的 25 个视野中，进行计算机图像分析，以测定每个视野中心肌组织缺血、缺氧的面积和积分光密度值，在每张切片中，取 5 个视野的均值，在每组 HBFP 染色切片中，各个指标取 5 张切片的平均值。

十二、心肌肌钙蛋白 I 的测定

建模结束后，将大鼠麻醉并固定在解剖台上，取下腔静脉血 5ml，并于室温静置 30min 左右，以析出血清，析出的血清再进行离心，以检测 cTnI 含量。所用方法：免疫化学发光法，原理：免疫学基本原理，仪器：Beckmen Coulter 公司生产的 Access 2 immunoassay system。

十三、大鼠血清 NT-proBNP 的检测

大鼠血清 NT-proBNP 的含量用酶联免疫吸附法（Elisa）检测：将试剂盒置于室温下，并摇匀所用实验试剂。选取离心管 5 只，把标准品原液进行稀释，取稀释好的标准品应用液加到酶标板上。分别设定空白对照孔和待测样品孔，前者不加任何样品，后者加样品稀释液和待测样品。按 1：30 的比例，稀释浓缩洗涤液与医用双蒸水，混匀后待用。小心解除封板膜，加洗涤液洗涤 5 次。除空白孔外，每孔内加 50μl 酶标试剂。小心解除封板膜，加洗涤液再洗涤 5 次。每孔加显色剂 A 和 B，轻匀，避光进行反应。加终止剂，终止反应。于 450nm 处测定 OD 值，根据制备生成的标准曲线，计算样本的含量。

十四、统计学处理

本实验中所有数据均采用平均数 ± 标准差（$x \pm s$）的形式表示，并采用

SPSS13.0 统计软件进行数据处理，采用单因素方差分析（ANOVA）进行组与组之间的比较，以 $P < 0.05$ 表示为差异具有显著性。

第二节　实验结果

一、大鼠心肌 HE 染色变化

大鼠心肌经常规 HE 染色结果如图 2-1 所示。C 组大鼠心肌纤维着色均匀，结构清晰，肌纤维呈短柱状，分支相互连接，呈网状，细胞质呈红色，细胞核呈蓝黑色，位于细胞中央（图 2-1A）。EE 组大鼠心肌纤维出现了明显的形态结构的变化，心肌纤维着色不均匀，结构不清晰，细胞境界模糊不清，有明显的心肌纤维弯曲或断裂现象（图 2-1B）；EEP 组大鼠心肌纤维组织形态结构正常，细胞质着色呈均匀红色，细胞境界清楚，肌纤维结构清晰，细胞核呈圆形，分布于心肌纤维的中央（图 2-1C）。LEP 组大鼠心肌纤维结构和 EEP 组相类似（图 2-1D）。EEP+EE 组大鼠着色呈均匀红色，肌纤维结构清晰，仅见心肌纤维出现轻度的肿胀（图 2-1E）。LEP+EE 组大鼠着色均匀，结构清晰，仅见心肌纤维出现轻度的肿胀（图 2-1F）。

二、大鼠心肌 HBFP 染色及计算机图像分析

（一）心肌缺血、缺氧染色结果

大鼠心肌 HBFP 染色结果如图 2-2 所示。C 组大鼠心肌纤维着色均匀，细胞浆呈黄色，结构清晰，细胞境界清楚，细胞核呈卵圆形，位于心肌细胞中央（图 2-2A）。EE 组大鼠心肌纤维出现了明显的形态结构的变化，心肌纤维着色不均匀，结构不清晰，细胞境界模糊不清，有明显的心肌纤维断裂现象，细胞浆内有大量的片状艳红色缺血、缺氧改变（图 2-2B）。EEP 组大鼠心肌纤维结构正常，细胞浆呈黄色，着色均匀，未见明显缺血、缺氧改变（图 2-2C）。EEP+EE 组大鼠着色均匀，结构清晰，只有部分心肌纤维出现轻度的肿胀，细胞浆内有部分点状红色缺血、缺氧改变（图 2-2D）。LEP 组大鼠心肌纤维结构正常，细胞浆呈黄色，着色均匀，未见红色缺血、缺氧改变（图 2-2E）。LEP+EE 组大鼠心肌艳红色染色较明显，心肌红染着色较深，且均匀分布（图 2-2F）。

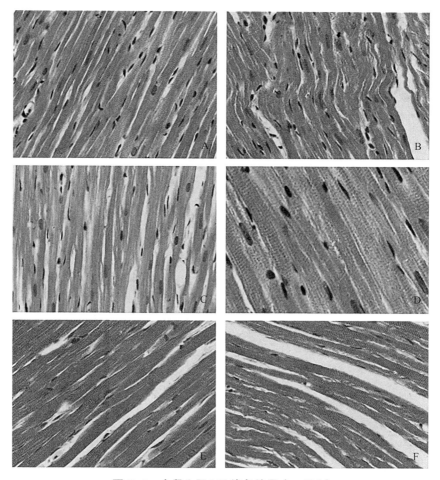

图 2-1　大鼠心肌 HE 染色结果（×400）

Fig 2-1　Results of Hematoxylin-eosin staining in Rats Myocardium（×400）

图版说明

图 A　C 组大鼠心肌纤维着色均匀，肌纤维结构清晰，呈短柱状，且分支相互连接，呈网状，细胞质呈红色，细胞核呈蓝黑色，分布于细胞中央

图 B　EE 组大鼠心肌纤维出现了明显的形态结构的变化，心肌纤维着色不均匀，结构不清晰，细胞境界模糊不清，有明显的心肌纤维弯曲或断裂现象

图 C　EEP 组大鼠心肌纤维组织形态结构正常，细胞质着色呈均匀红色，细胞境界清楚，肌纤维结构清晰，细胞核呈圆形，分布于心肌纤维的中央

图 D　LEP 组大鼠心肌纤维结构正常，着色均匀，结构清晰，细胞境界清楚，细胞质呈红色，细胞核呈圆形，位于心肌纤维中央

图 E　EEP+EE 组大鼠着色均匀，结构清晰，只有部分心肌纤维出现轻度的肿胀

图 F　LEP+EE 组大鼠着色均匀，结构清晰，只有部分心肌纤维出现轻度的肿胀

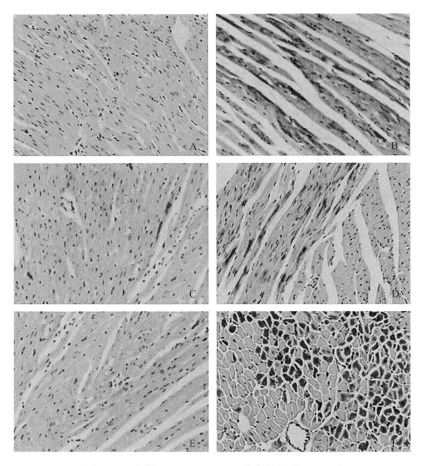

图 2-2　大鼠心肌组织 HBFP 染色结果（×400）

Fig 2-2　Results of HBFP staining in Rats Myocardium（×400）

图版说明

图 A　C 组大鼠心肌纤维着色均匀，细胞浆呈黄色，结构清晰，细胞境界清楚，细胞核呈卵圆形，位于心肌细胞中央

图 B　EE 组大鼠心肌纤维出现了明显的形态结构的变化，心肌纤维着色不均匀，结构不清晰，细胞境界模糊不清，有明显的心肌纤维断裂现象，细胞浆内有大量的片状艳红色缺血、缺氧改变

图 C　EEP 组大鼠心肌纤维结构正常，细胞浆呈黄色，着色均匀，未见明显缺血、缺氧改变

图 D　EEP+EE 组大鼠着色均匀，结构清晰，只有部分心肌纤维出现轻度的肿胀，细胞浆内有部分点状红色缺血、缺氧改变

图 E　LEP 组大鼠心肌纤维结构正常，细胞浆呈黄色，着色均匀，未见红色缺血、缺氧改变

图 F　LEP+EE 组大鼠心肌艳红色染色较明显，心肌红染着色较深，且均匀分布

（二）心肌组织缺血、缺氧图像分析

HBFP 染色大鼠心肌组织缺血、缺氧面积和积分光密度（integrated optical density，IOD）见表 2-2，图 2-3 和图 2-4。与 EE 组相比，EEP 组大鼠心肌缺血、缺氧面积和 IOD 降低，且具有显著性差异（$P<0.05$），EEP+EE 组大鼠心肌缺血、缺氧面积和 IOD 降低，且具有显著性差异（$P<0.05$），LEP+EE 组大鼠心肌组织缺血、缺氧面积和 IOD 升高，且差异具有显著性（$P<0.05$）。

表 2-2　大鼠心肌组织缺血、缺氧图像分析结果

Table 2-2　Results of HBFP Staining Image Analysis in Rats Myocardium

组别	视野数	缺血、缺氧面积（μm^2）	积分光密度值
C 组	25	0	0
EE 组	25	55.26 ± 6.91*	14092.39 ± 1761.04*
EEP 组	25	11.27 ± 4.52	2873.89 ± 1152.01
EEP+EE 组	25	33.77 ± 6.24#	8610.24 ± 1590.70#
LEP 组	25	0	0
LEP+EE 组	25	69.09 ± 14.79#	17617.76 ± 3770.28#

注：* 与 C 组比较，# 与 EE 组比较 $P<0.05$

Note：*compared with C group，# compared with EE group $P<0.05$

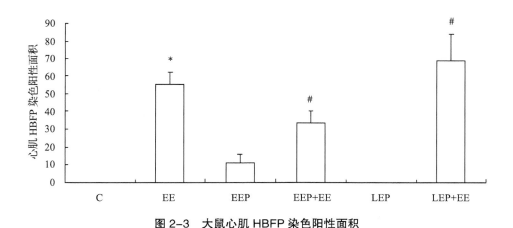

图 2-3　大鼠心肌 HBFP 染色阳性面积

Fig 2-3　Positive Area of HBFP Staining in Rats Myocardium

注：* 与 C 组相比；# 与 EE 组比较 $P<0.05$

Note：*compared with C group；# compared with EE group $P<0.05$

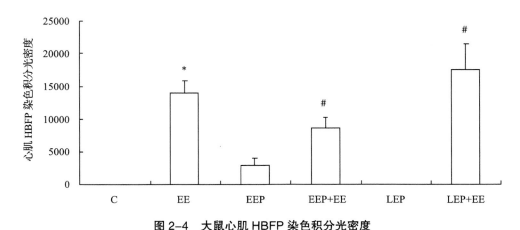

图 2-4　大鼠心肌 HBFP 染色积分光密度

Fig 2-4　IOD Value of HBFP Staining in Rats Myocardium

注：* 与 C 组相比；# 与 EE 组比较 $P < 0.05$

Note：*compared with C group；# compared with EE group $P < 0.05$

三、大鼠血清心肌肌钙蛋白 I 的含量变化

大鼠血清 cTnI 的含量如表 2-3 和图 2-5 所示，与 C 组相比，EEP 组和 LEP 组大鼠血清 cTnI 的含量无明显变化（$P > 0.05$），EE 组大鼠血清 cTnI 的含量升高，且差异具有显著性（$P < 0.05$）。与 EE 组相比，EEP+EE 组和 LEP+EE 组大鼠血清 cTnI 的含量降低，且差异具有显著性（$P < 0.05$）。

表 2-3　大鼠心肌血清 cTnI 含量的变化

Table 2-3　Changes of Serum cTnI in Rats Myocardium

组别	样本量	血清 cTnI 的含量（μg/L）
C 组	20	0.02 ± 0.01
EE 组	18	3.87 ± 5.04*
EEP 组	20	0.13 ± 0.09
EEP+EE 组	20	1.09 ± 0.83#
LEP 组	20	0.02 ± 0.01
LEP+EE 组	19	0.83 ± 0.63#

注：* 与 C 组比较；# 与 EE 组比较 $P < 0.05$

Note：*compared with C group；# compared with EE group $P < 0.05$

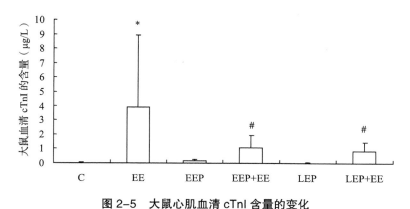

图 2-5　大鼠心肌血清 cTnI 含量的变化

Fig 2-5　Changes of Serum cTnI in Rats Myocardium

注：* 与 C 组比较；# 与 EE 组比较 $P<0.05$

Note：*compared with C group；# compared with EE group $P<0.05$

四、大鼠血清心肌 NT-proBNP 含量变化

大鼠血清心肌 NT-proBNP 含量变化如表 2-4 和图 2-6 所示。与 C 组相比，EEP 组血清 NT-proBNP 的含量无明显的变化，而 EE 组血清 NT-proBNP 的含量升高，且具有显著性差异（$P<0.05$），LEP 组血清 NT-proBNP 含量下降，且具有显著性差异（$P<0.05$）。与 EE 组相比，EEP+EE 组血清 NT-proBNP 含量降低，具有显著性差异（$P<0.05$）。LEP+EE 组血清 NT-proBNP 含量无明显变化。

表 2-4　大鼠心肌血清 NT-proBNP 含量的变化

Table 2-4　Changes of Serum NT-proBNP in Rats Myocardium

组别	n	血清 NT-proBNP 含量（µg/L）
C 组	11	47.13 ± 4.80
EE 组	11	50.72 ± 3.44*
EEP 组	11	45.49 ± 3.26
EEP+EE 组	11	45.81 ± 2.87#
LEP 组	11	42.21 ± 3.65*
LEP+EE 组	11	51.41 ± 3.97

注：* 与 C 组比较；# 与 EE 组比较 $P<0.05$

Note：* compared with C group；# compared with EE group $P<0.05$

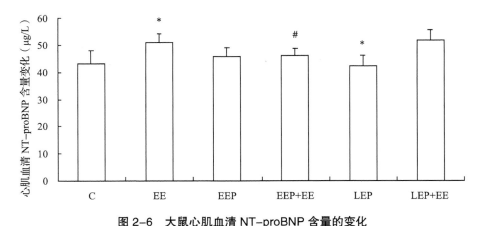

图 2-6　大鼠心肌血清 NT-proBNP 含量的变化

Fig 2-6　Changes of Serum NT-proBNP in Rats Myocardium

注：* 与 C 组比较；# 与 EE 组比较 $P < 0.05$

Note：*compared with C group；#compared with EE group $P < 0.05$

第三节　分析与讨论

一、力竭运动与运动性心肌损伤

运动训练作为施加给机体的一种外在刺激，对心脏形态、结构以及机能的影响具有双重性。研究认为，有氧运动或中低强度运动作为规律适宜强度的运动刺激，能够对心脏形态、机能等产生良好的影响[9]，而相反的是，力竭性运动或长期过度运动训练作为超负荷刺激，对心脏形态、结构以及机能具有消极的影响，能够引起心脏形态结构和功能的损伤，使心脏由生理性向病理性转变。

Kadaja 等[10]以大鼠为研究对象，让其在电动跑台上进行为期 6w 的力竭运动，建立长期力竭运动模型，以观察心肌细胞能量代谢的变化。研究发现，6w 力竭运动后，大鼠的运动能力下降，体重减轻，肌肉分解作用增强，并表现出过度训练的症状。电镜下观察到心肌细胞结构发生紊乱性蜕变，心肌细胞发生肿胀，肌原纤维弯曲，相邻肌原纤维的间隙增大，出现过氧化物酶体。同时线粒体肿胀变形呈空泡化，氧化磷酸化作用减弱，细胞色素 C 的含量下降。King 等[11]探讨了力竭运动对大鼠心肌超微结构的影响，研究发现，在大鼠进行力竭运动之后，可见大鼠心肌细胞线粒体发生了肿胀变形的变化，同时，线粒体的嵴发生了结构性紊乱和降解，导致了大鼠运动性心肌损伤。Lucena 等[12]以大鼠为研究对象，让其进行游泳运动建立了力竭运动模型。研究发现，力竭游泳运动后，大鼠心肌肌丝组织结构发生弯曲变形，肌节破坏无序，方向紊乱，Z线模糊不清。线粒体肿胀，嵴结构紊乱，内外膜的间隙变小，细胞核异染色质现象增多，表明力竭运动使大鼠产生了运动性心肌损伤。胡亚哲[13]等以成年雄性 SD 大鼠为研究对象，让大鼠负重5%进行力竭游泳运动，以建立力竭运动模型，研究发现，力竭运动导致大鼠产生运动性心肌损伤。大鼠心肌细胞线粒体可见明显肿胀现象，并且线粒体的嵴紊乱、融合，甚至消失。有些线粒体双层膜结构不清，细胞核出现不规则变形，核膜明显内陷，导致核周间隙增宽、增大，核浆呈不均匀状，并出现染色质明显边集的情况。王福文等[14]以 wistar 大鼠为研究对象，通过反复力竭性游泳运动建立力竭运动模型。研究了力竭游泳运动后大鼠心肌组织形态学的改变。研究发现，光镜下可见大鼠心肌细胞发生了不同程度的损伤。反复力竭性运动后，大鼠心肌细胞出现如下症状：不规整断裂，以淋巴细胞浸润为主点状炎症坏死灶，此坏死灶随时间的延长逐渐增大，并且心肌细胞出现溶解坏死及淀粉样变性的变化。表明力竭运动后，大鼠心肌发生运动性心肌损伤。刘子泉等[15]以 SD 大鼠为研究对象，让其进行游泳运动建立了力竭运动模型。研究发现，力竭运动后，大鼠心肌细胞发生如下变化：首先是细胞境界模糊不清，胞浆出现空泡状或网状现象；其次伴有心肌纤维断裂，心肌组织间质明显渗出，心肌间质水肿，毛细血管扩张，部分细胞凋亡现象；最后是血管内皮细胞出现明显损伤，心肌纤维排列稀疏，线粒体轻微肿大、嵴断裂等现象。以上研究表明，力竭运动可使心肌发生缺血、缺氧变化，引起运动性心肌损伤，导致心肌组织结构发生损伤，使心肌发生病理性转变。

　　力竭运动除了引起大鼠心肌形态组织结构的变化外，还导致了心肌细胞损伤标志物的释放。心肌细胞损伤的蛋白标志物按诊断作用分为两类：第一类为早期标志物，即发病 6h 之内血液中升高的物质，包括 C- 反应蛋白（CRP）、肌红蛋白（Mb）、肌酸磷酸激酶同工酶（CK-MB）等。第二类为确定标志物，是发病后 6～9h 在血液中出现并持续数天的心肌特异性标志物，现在公认的是肌钙蛋白（troponin，Tn）。肌钙蛋白是与心肌和骨骼肌收缩有关的一种调节蛋白，它调节肌肉的收缩和舒张。肌钙蛋白是横纹肌的结构蛋白，存在于肌原纤维的血丝中，和原肌球蛋白一起通过调节 Ca^{2+} 对横纹肌肌动蛋白 ATP 酶的活性来调节肌动蛋白和肌球蛋白的相互作用。肌钙蛋白由肌钙蛋白 I（troponin I TnI）、肌钙蛋白 C（troponin C，TnC）和肌钙蛋白 T（troponin T TnT）三个亚单位组成，每个亚单位又分为三个亚型，快骨骼肌亚型、慢骨骼肌亚型和心肌亚型。其中 cTnI 和 cTnT 对心肌损伤有敏感性高、特异性强、持续时间长等优点。临床研究发现，在升高倍数和持续时间上，cTnT 优于 cTnI，但 cTnT 与骨骼肌会发生交叉反应。严重骨骼肌受损的患者 cTnT 可出现假阳性反应，且肾衰竭和多发性肌炎的患者 cTnT 也会升高。但 cTnI 在血液中浓度升高时，对于心肌损伤具有高度的特异性，除心肌损伤外，包括骨骼肌损伤等其他疾病均不会出现 cTnI 升高现象。所以 cTnI 是心肌特异的抗原，具有优越的心肌特异性，所以 cTnI 特异性远远高于其他心肌标志物[16]。cTnI 为心肌细胞所特有的损伤标志物，不但含量丰富（其浓度为 CK-MB 的 13 倍之多），而且敏感性强（对微小的心肌损伤和"微心肌梗死"的检出率较 CK-MB 更敏感[17]），是一种高度特异的心肌损伤血清标志物[18]，并具有以下优点：诊断阈值明确、诊断窗口期宽及检测快速等。心肌细胞胞质游离 cTnI 只占 4.1%，大部分 cTnI 与 cTnT 及 cTnC 亚单位结合在一起以复合体的形式存在。在正常生理情况下，心肌细胞未受损伤，cTnI 不能进入血管和淋巴管，所以，在血清中没有检测到 cTnI 的含量。当心肌细胞因缺血、缺氧而发生变性和坏死时，游离于胞质内的 cTnI 很快透过受损细胞膜进入细胞间质，随之进入血液，血清水平于 3～5h 内升高；而结合的 cTnI 由于分子量相对较大，透出胞膜进入血液的时间延长。研究表明，cTnI 释放量与心肌损伤的程度呈正相关，因此，血清 cTnI 浓度的高低，就代表了心肌损伤程度的大小，现在，cTnI 是检测心肌损伤的最敏感、最可靠的指标[19]。

血清氨基末端前体脑钠肽（N-terminal pro-brain natriuretic peptide，NT-proBNP）是一种多肽类心脏激素，由 32 个氨基酸组成，NT-proBNP 是脑钠肽（brain natriuretic peptide，BNP）激素原分裂后的 N- 端片段，主要在心肌细胞受到容量负荷和压力负荷升高时由左心室分泌。因此，血清 NT-proBNP 的水平高低，可以反应出心室肌 BNP 分泌程度的大小，进而反映出心室肌功能的一些变化特点。但与 BNP 相比，NT-proBNP 是一非活性的氨基酸片段，在心力衰竭时，血浆 NT-proBNP 具有以下特点：血浆浓度高（比 BNP 高 2～10 倍）、易检测、半衰期长（60～120min），所以，NT-proBNP 的检测能更准确地反映新合成的 BNP 含量水平。研究表明，在对心力衰竭的诊断和预测方面，NT-proBNP 具有重要的应用价值[20][21]。同时血浆 NT-proBNP 水平也能较好地反映心肌缺血、缺氧损伤的程度。王福文等[14]以 wistar 大鼠为研究对象，通过反复力竭性游泳运动建立力竭动物模型。研究了力竭性游泳运动后大鼠心肌血清 cTnI 含量的动态改变。研究发现，力竭运动后大鼠心肌血清 cTnI 含量显著性升高，并且出现两个周期性变化。其中运动后 6h 和 48h 分别达到高峰，在运动后 12h 和 24h，血清 cTnI 的含量有降低趋势，但仍维持在较高的水平。在运动后 96 h，血清 cTnI 基本恢复运动前的含量水平，说明力竭运动不但可以导致血清 cTnI 浓度的升高，并且，该变化具有时间周期性的变化。这表明力竭运动后大鼠心肌发生运动性心肌损伤。Vitiello 等[22]以大鼠为研究对象，让其在电动跑台上进行 4h 的剧烈运动，以建立力竭动物模型。研究发现，长时间持续剧烈运动后，力竭运动引起了大鼠左心室发展压和心肌内在收缩舒张功能的降低短暂性左心室功能障碍，同时发现，大鼠血清 cTnI 的含量水平升高。Legaz–Arrese 等[23]研究了不同强度运动对马拉松运动员心肌损伤标志物的影响。结果发现，大强度力竭运动引起了心肌血清 cTnI 和 NT–proBNP 的含量水平显著性升高。而较低强度运动没有引起血清 cTnI 含量水平的升高。以上研究表明，力竭运动可使心肌发生缺血、缺氧变化，引起运动性心肌损伤，导致心肌损伤标志物释放增加。

综上所述，力竭运动后大鼠心肌形态结构和心肌损伤标志物含量发生变化，表明力竭运动后大鼠心肌发生了心肌缺血、缺氧损伤。以上研究提示，力竭运动造成了大鼠运动性心肌缺血、缺氧损伤，引起了大鼠形态结构改变和收缩功能破坏。

力竭运动后大鼠心肌形态结构和收缩功能的变化，表明力竭运动后大鼠心肌发生了缺血心肌损伤，力竭运动导致了大鼠运动性心肌损伤。本研究的结果和以上研究结果相一致。本研究中以 SD 大鼠为研究对象，采用大强度力竭跑台运动建立大鼠运动性心肌损伤模型，跑台坡度为 0°，从 15m/min 的速度开始运动，在 10min 内，递增速度到 30m/min，然后，保持 30m/min 的速度不变，一直运动到大鼠力竭。研究发现，大鼠运动性心肌损伤后，其心肌组织发生了明显的形态结构变化，心肌纤维着色不均匀、结构不清晰，细胞境界模糊不清，缺血、缺氧面积和积分光密度值明显升高，有明显的心肌纤维断裂或弯曲的现象；同时发现，大鼠心肌损伤的标志物血清 cTnI 和 NT–proBNP 的水平显著性升高。以上研究表明，本实验大强度力竭跑台运动后造成了大鼠心肌缺血、缺氧损伤，引起了大鼠形态结构改变和收缩功能的下降。提示本实验力竭运动致大鼠运动性心肌损伤模型成功建立。

二、力竭运动致运动性心肌损伤机制

从形态学上看，力竭运动所致心肌损伤主要是内膜下心肌组织缺血、缺氧损伤，内膜下心肌组织的结构特征、供血状况及收缩特点决定了该部位易发生缺血、缺氧损伤。内膜下心肌组织内血管的特点是：分布较少、吻合较少、口径较粗，导致内膜下心肌的灌注压比较低。从心肌组织内压力梯度看，在心肌收缩期间，在心外膜到心内膜之间，存在一个递增的组织压力梯度。从心肌纤维的收缩张力来看，在内膜下，心肌纤维的肌节最长时刻出现在舒张期，而最短时刻出现在收缩期，表明在内膜下的心肌肌节在收缩期间产生更大的张力，消耗更多的氧和能量。内膜下心肌组织形态结构的特点和组织内压力梯度的条件，决定了内膜下心肌组织依赖于舒张期的血液灌注；而内膜下心肌纤维的肌节的特点，导致了心肌在收缩期间消耗的能量较大，同时，也导致内膜下心肌组织具有对缺血、缺氧的较高的敏感性。在生理状况下，心肌组织通过一些代偿机制，内膜下心肌组织缺血、缺氧的现象不会发生。而在力竭运动期间，在运动强度过大，或者在运动时间过长的情况下，心脏受到的代谢影响较剧烈，导致心肌的收缩力增强，同时，引起内膜下心肌组织消耗大量的氧和能量物质。此外，在力竭运动期间，由于心率较快，引起心舒张期的缩短，依赖于舒张期灌注的内膜下心肌，使得内膜下心肌组织血液灌注的时间缩短。这样，内膜下心肌组织发生缺血、缺氧[16]。

从分子生物学方面看，力竭运动所致运动性心肌缺血、缺氧损伤机制主要有如下几个观点，一氧化氮 NO 作为一种生物效应物质，在正常生理情况下，能稳定其器官血流量，致使血管具有自身调节的功能，能够引起全身平均动脉血压的降低，是血压的主要调节因子。NO 调节血压的可能机制是：通过提高细胞内鸟苷酸环化酶的活性，促进磷酸鸟苷的环化作用，从而形成环一磷酸鸟苷，继而激活依赖于环一磷酸鸟苷的蛋白激酶的活性，加强了这些激酶对心肌 cTnI 的磷酸化作用，同时，肌钙蛋白 C 对 Ca^{2+} 的结合力下降，引起肌细胞膜上 K^+ 通道活性的降低，从而导致血管舒张。研究表明，NO 的释放引起了心脏以及骨骼肌中动脉血管的舒张，从而增加了循环血流量，满足了新陈代谢的需求[24]。在运动期间，NO 除了具有能够促进血液运输以适应新陈代谢需求的作用外，也能够通过抑制炎症细胞和血小板结合在血管表面而发挥抗动脉粥样硬化的作用[25]。而且也有研究表明，NO 作为心肌保护效应信号转导途径中重要的信号分子，介导了减轻 I/R 损伤的心肌保护效应[26]。以上研究提示，NO 具有舒张血管、调节血管张力、改善冠脉屏障功能的作用，而内皮素（endothelin，ET）是迄今为止所知最强的缩血管物质，其作用时间持久，不受 α 受体、5-HT 受体阻断剂及 H1 受体的拮抗，可被异丙肾上腺素、降钙素基因相关肽及心钠素等激素所抑制。ET 是能够促进血管收缩和促血管平滑肌增殖的活性多肽，NO 和 ET 之间存在着负反馈调节，二者之间的动态平衡对调节血管张力和组织结构重塑有着重要的影响。王福文等[27]研究表明，一次性力竭运动可导致血清和心肌 NO 的含量下降，而 ET 的含量增多。表明力竭运动引起了 NO 和 ET 之间的动态平衡失调，导致了运动过程中冠状动脉出现持续收缩，从而诱发了心肌出现运动性缺血、缺氧损伤。刘子泉等[15]以 SD 大鼠为研究对象，让其进行游泳运动建立了力竭动物模型。研究发现，力竭运动损伤组大鼠 NO 含量明显下降。

氧自由基也能造成机体损伤，在正常状态下，氧自由基的产生和清除处于一个相对稳定的动态平衡，一旦该平衡失调，氧自由基就会对机体造成损伤。王福文等[27]建立了一次性力竭性游泳运动模型，研究表明，力竭运动后，大鼠血清和心肌中丙二醛（malonic dialdehyde，MDA）含量水平发生明显的升高现象，而超氧化物歧化酶（superoxide dismutase，SOD）的活性明显下降。提示力竭运动作为一种外在刺激因素，破坏了氧自由基的产生和清除之间相对稳定的动态平衡，使氧自由基的生成增多和心肌抗氧化能力的下降，引起心肌组织生物膜功能异常，造成心肌运动性缺血、缺氧损伤。Skitter 等[28]建立了力竭动物模型，研究表明，力竭运动后 MDA 的含量显著性升高。刘子泉等[15]以 SD 大鼠为研究对象，让其进行游泳运动建立了力竭动物模型。研究发现，力竭损伤组大鼠乳酸脱氢酶（lactate dehydrogenase，LDH）活性水平、MDA 含量明显升高，SOD 活性水平明显下降。

在心肌细胞损伤过程中，Ca^{2+} 起到了非常重要的作用，心肌细胞 Ca^{2+} 超载是心肌 I/R 损伤发生的主要机理。心肌细胞缺血时，一方面 ATP 含量下降，抑制细胞膜上的钠泵和钙泵活性；另一方面引起细胞内 H^+ 中毒，激活 Na^+/H^+ 交换及 Na^+/Ca^{2+} 交换，同时 H^+ 中毒抑制了肌浆网 Ca^{2+}-ATP 酶活性，降低了肌浆网摄取 Ca^{2+} 能力，细胞内 Ca^{2+} 摄取减少，长时间后会发生 Ca^{2+} 超载。刘铁民[29]等报道认为，过度训练状态下的大鼠线粒体内 Ca^{2+} 显著性增加，从而引起细胞损伤。其机制可能是由于过度训练或一次力竭性运动作为外在刺激，引起了氧自由基生成的增加，生成的氧自由基又进一步经过脂质过氧化反应，其产物能够导致心肌细胞膜结构 Ca^{2+} 通道蛋白空间结构的变化，引起 Ca^{2+} 内流数量的增加，同时，引起内质网 Ca^{2+} 通道蛋白功能性巯基结构发生变化，从内质网内释放大量的 Ca^{2+}；Ca^{2+} 内流和释放数量的增加诱发了调控细胞凋亡的各种信号传导途径的开放，引起心肌细胞凋亡数量增多，从而导致心肌细胞的损伤。

血液流变性的改变是心脏动力和组织供氧的一个决定因素。尤其是红细胞的变形性和凝聚性的改变，直接影响了心脏动力和组织供氧。有研究认为，长期大强度运动训练可导致血液红细胞的流变性异常。研究表明，力竭运动后，血液的黏度显著性升高、红细胞的聚集性明显增加[27]。这表明力竭运动可以通过增加血液黏度和红细胞的聚集性的途径来形成血栓，同时增加了机体内毛细血管的灌注阻力，引起机体内微循环发生障碍及血液流变性的降低和心脏供氧的减少，导致心肌缺血、缺氧损伤。

总之，力竭运动引起了心肌形态结构改变，并引起机体内一氧化氮水平的显著性下降，内皮素含量显著性升高，心肌细胞 Ca^{2+} 超载，血液黏度和红细胞的聚集性明显增加，氧自由基显著性增多，从而导致了运动性心肌缺血、缺氧损伤的发生。

三、运动预适应诱导减轻力竭致运动性心肌损伤保护效应

短期运动和长期运动都可诱导减轻 I/R 损伤心肌预适应保护效应。Quindry 等[30]研究发现，短期运动能使 I/R 损伤后室性心律失常明显减轻，对抗心律失常产生保护效应。Brown 等[31]研究发现，短期运动显著减少了 SD 大鼠的心肌梗死面积，对 I/R 损伤产生保护效应。Brown 等[32][33]研究发现，长期运动诱导产生了减少大鼠心肌 I/R 损伤心肌梗死面积的保护效应。彭峰林等[34]研究结果表明，长期运动能提高心肌 I/R 损伤后的抗氧化能力，对 I/R 损伤产生保护效应。运动不但诱导了减轻 I/R 损伤心肌保护效应，还能诱导减轻力竭运动所致心肌运动性心肌损伤保护效应。张钧等[35]用 SD 大鼠为研究对象，进行了持续 8w 的运动训练，以建立长期运动动物模型，并在最后一次训练后 48h 让大鼠做力竭运动。研究发现，长期运动明显降低了力竭运动引起的大鼠心肌脂质过氧化水平，减少了脂褐素的产生，提高了心肌超氧化物酶的活性。以上研究表明，运动诱导了减轻力竭运动所致的大鼠急性运动性心肌损伤的保护效应。运动除了诱导减轻力竭运动所致心肌损伤的心肌保护效应外，还能诱导减轻力

竭运动所致对其他脏器的保护效应。文质君等[36]以 8w 龄昆明种小鼠为研究对象，让其进行 5w 的无负重游泳训练以建立长期运动模型。运动模型建立后，再让小鼠进行力竭运动。研究发现，运动诱导了力竭运动小鼠血浆、心脏、脑和骨骼肌中的脂质过氧化终产物 MDA 含量的显著性下降，而谷胱甘肽过氧化物酶（Gsh-px）活性显著性升高。研究表明运动诱导了减轻力竭运动所致的活性氧自由基引发的脂质过氧化损伤。李倩等[37]以 SD 大鼠为研究对象，进行了 3w 的耐力游泳训练以建立动物模型。运动训练后，大鼠再进行负重 4% 的力竭游泳训练。研究结果发现，运动后再进行力竭运动的时间明显长于单纯的力竭运动组，且大鼠外周血淋巴细胞凋亡率较单纯的力竭运动组下降。结果表明运动诱导了减轻力竭运动所致血淋巴细胞凋亡的保护效应。

作为运动的一种特殊形式，EP 也诱导减轻 I/R 损伤心肌预适应保护效应。翟庆峰等[1]的实验证实，EP 能够促进心功能的恢复，对 I/R 损伤产生晚期保护效应。Domenech 等[7]的结果表明：EP 使得 I/R 损伤后的心肌梗死面积明显减少，对 I/R 损伤分别产生早期和晚期保护效应。Babai 等[38]的结果发现，EP 可以使 I/R 损伤引发的室性心律失常明显减轻，对 I/R 损伤产生晚期保护效应。Maybaum 和 Tomai 等[39][40]以冠脉疾病的患者为研究对象，让其进行 2 次 10min 的热身训练建立 EP 模型后，冠脉疾病的患者进行跑台运动实验。研究发现，冠脉疾病的患者出现心率 – 压力乘积降低，心电图 ST 段下 1.5mm 时间和心绞痛的发作时间推迟等症状明显改善的现象。我们课题组[4]研究发现，EP 可以诱导产生减轻异丙肾上腺素（isoproterenol，ISO）导致的心肌损伤，对 ISO 所致心肌损伤产生晚期保护效应。

研究已证实，EP 诱导了减轻 I/R 损伤心肌保护效应，但是，EP 作为一种内源性预适应方式，是否能够诱导减轻力竭运动所致运动性心肌损伤的保护效应，其机制又是什么？目前尚无清楚研究。

本研究在前期力竭运动致大鼠运动性心肌损伤模型建立的基础上，以 SD 大鼠为研究对象，采用一次大强度间歇跑台运动建立一次运动预适应动物模型，其中，运动速度为 28～30m/min，跑台坡度为 0°，训练模式为：进行 10min 运动后，休息 10min，重复运动，共计 4 次。采用大强度力竭跑台运动建立大鼠运动性心肌损伤模型，坡度为 0°。以 15m/min 的速度开始运动，在 10min 内，速度递增到 30m/min，然后，保持 30m/min 的速度不变，一直运动到大鼠力竭。并且在运动预适应后再进行力竭运动。结果发现，从一般形态结构上观察，运动性心肌损伤大鼠出现了明显的形态结构的变化，心肌纤维着色不均匀，结构不清晰，细胞境界模糊不清，有明显的心肌纤维断裂现象，同时，细胞浆内可见大量的片状艳红色缺血、缺氧改变。和运动性心肌损伤大鼠相比，大鼠 EP后再进行力竭运动，可见大鼠心肌纤维着色均匀，结构清晰，只有部分心肌纤维出现轻度的肿胀，细胞浆内有部分点状红色缺血、缺氧改变，大鼠心肌缺血、缺氧面积明显减轻。从心肌损伤标志物方面看，运动性心肌损伤大鼠血清 cTnI和 NT-proBNP 的含量水平明显升高，而和运动性心肌损伤大鼠相比，大鼠 EP后再进行力竭运动，大鼠血清 cTnI 和 NT-proBNP 的含量水平明显降低。本研究结果表明，力竭运动后大鼠的心肌发生了运动性缺血、缺氧损伤，EP 诱导减轻了力竭运动所致运动性心肌缺血、缺氧损伤的保护效应。

第四节　研究结论

大强度力竭运动导致大鼠发生了运动性心肌损伤，运动预适应诱导了减轻力竭运动所致运动性心肌损伤保护效应。提示本研究中力竭运动所致运动性心肌损伤模型和运动预适应动物模型都已成功建立，为下面的实验研究打下了基础。

参考文献

［1］翟庆峰，刘洪涛，王天辉. 运动预适应对大鼠心肌相对缺血再灌注损伤的延迟保护作用［J］. 中华劳动卫生职业病杂志，2005，23（1）：38-41.

［2］Domenech R，Macho P，Schwarze H，et al. Exercise induces early and late myocardial preconditioning in dogs［J］. Cardiovasc Res. 2002，55（3）：561-566.

［3］Kavazis AN. Exercise preconditioning of the myocardium［J］. Sports Med. 2009，39（11）：923-935.

［4］Shen YJ，Pan SS，Zhuang T，et al. Exercise preconditioning initiates late cardioprotection against isoproterenol-induced myocardial injury in rats independent of protein kinase C［J］. J Physiol Sci. 2011，61（1）：13-21.

［5］Brown DA，Chicco AJ，Jew KN，et al. Cardioprotection afforded by chronic exercise is mediated by the sarcolemmal，and not the mitochondrial，isoform of the KATP channel in the rat［J］. J Physiol. 2005，569（Pt 3）：913-924.

［6］Chicco AJ，Johnson MS，Armstrong CJ，et al. Sex-specific and exercise-acquired cardioprotection is abolished by sarcolemmal KATP channel blockade in the rat heart［J］. Am J Physiol Heart Circ Physiol. 2007，292（5）：H2432-H2437.

［7］Domenech R，Macho P，Schwarze H，et al. Exercise induces early and late myocardial preconditioning in dogs［J］. Cardiovasc Res. 2002，55（3）：561-566.

［8］Yamashita N，Hoshida S，Otsu K，et al. Exercise provides direct biphasic cardioprotection via manganese superoxide manganese dismutase activation［J］. J Exp Med，1999，189（11）：1699-1706.

［9］Thompson. Historical concepts of the athletes' heart［J］. Medicine and science in sports and exercise［J］，2004，36（3）：363-370.

［10］Kadaja L，Eimre M，Paju K，et，al. Impaired oxidative phosphorylation in overtrained rat myocardium. Exp Clin Cardiol. 2010，15（4）：e116-127.

［11］King DW，Gollnick PD. Ultrastructure of rat heart and liver after exhaustive exercise［J］. Am J Physiol 1970，218：1150-1155.

［12］Lucena MC，Paniagua R. Structural changes in the rat myocardium after exhaustive exercise［J］. Acta Cardiol. 1984，39（1）：41-54.

［13］胡亚哲，程邦昌，王和平，等. 运动性心脏肥大心肌细胞超微结构改变及意义［J］. 中华心血管病杂志，2005，33（10）：936-939.

［14］王福文，胡志力，赵敬国. 反复力竭性运动后大鼠血清 cTnI 和心肌组织形态学的改变［J］. 心脏杂志，2011，23：（2）.

［15］刘子泉，陈昀赟，王天辉，刘洪涛，等. 力竭运动致大鼠心肌损伤及 S100A4 蛋白

表达变化 ［J］.中国公共卫生 2011, 27（5）: 584-586

［16］常芸, 运动心脏的理论与实践［M］.人民体育出版社 .2008, 103.

［17］杨帆, 赖沙毅, 王红. 血肌钙蛋白 I 阳性的非 ST 段抬高急性冠脉综合征患者特征
［J］. 心脏杂志, 2009, 21（4）: F002.

［18］Miller WL, Garratt KN, Burritt MF, et al. Baseline troponin level: key to
understanding the importance of post-PCI troponin elevations［J］. Eur Heart J, 2006,
27（9）: 1061-1069.

［19］Braunwald E, Antman EM, Beasley JW, et al. guideline update for the management
of patients with unstable an-gina and non-ST-segment elevation myocardial infarction—
summary article: a report of the American College of Cardiology/American Heart
Association task force on practice guidelines. J Am Coll Cardiol, 2002, 40（7）:
1366-1374.

［20］Dicstein K. Natriuretic pepticdes in detection of heart failure［J］. Lancet, 1997, 28:
14.

［21］Maisel A. B-type natriuretic peptide levels: apotential novel "hite count" for congestive
heart failure［J］.J Cardiac Fail, 2001, 7: 183.

［22］Vitiello D, Boissiere J, Doucende G, et al. {beta}-adrenergic receptors desensitization
is not involved in exercise-induced cardiac fatigue: NADPH oxidase-induced oxidative
stress as a new trigger. J Appl Physiol. 2011, ［Epub ahead of print］.

［23］Legaz-Arrese A, George K, Carranza-García LE, et al. The impact of exercise intensity
on the release of cardiac biomarkers in marathon runners［J］. Eur J Appl Physiol. 2011,
［Epub ahead of print］

［24］Kingwell BA. Nitric oxide as a metabolic regulator during exercise: effects of training in
health and disease［J］. Clin Exp Pharmacol Physiol 2000, 27: 239-250.

［25］Ma XL, Weyrich AS, Lefer DJ, et al. Diminished basal nitric oxide release after
myocardial ischemia and reperfusion promotes neutrophil adherence to coronary
endothelium［J］.Circ Res 1993, 72: 403-412.

［26］Lefer AM. Attenuation of myocardial ischemia-reperfusion injury with nitric oxide
replacement therapy［J］. Ann Thorac Surg 1995, 60: 847-851.

［27］王福文, 胡志力, 李杰.力竭性运动致运动性心肌损伤的产生机制［J］.中国临床
康复, 2005, 9（8）, 144-146.

［28］Sıktar E, Ekinci D, Sıktar E, et al. Protective role of l-carnitine supplementation
against exhaustive exercise induced oxidative stress in rats［J］. Eur J Pharmacol. 2011,
668（3）: 407-13.

［29］刘铁民, 张玉泉, 孙玉堂, 等.过度训练状态下大鼠心肌细胞病理性变化的研究
［J］.四川体育科学, 2002（3）: 14-16.

［30］Quindry JC, Schreiber L, Hosick P, et al. Mitochondrial KATP channel inhibition blunts arrhythmia protection in ischemic exercised hearts ［J］. Am J Physiol Heart Circ Physiol. 2010, 299（1）: H175–183.

［31］Brown DA, Lynch JM, Armstrong CJ, et al. Susceptibility of the heart to ischaemia-reperfusion injury and exercise-induced cardioprotection are sex-dependent in the rat［J］. J Physiol. 2005, 564（Pt 2）: 619–630.

［32］Brown DA, Chicco AJ, Jew KN, et al. Cardioprotection afforded by chronic exercise is mediated by the sarcolemmal, and not the mitochondrial, isoform of the KATP channel in the rat［J］. J Physiol. 2005, 569（Pt 3）: 913–924.

［33］Brown DA, Jew KN, Sparagna GC, et al. Exercise training preserves coronary flow and reduces infarct size after ischemia-reperfusion in rat heart［J］. J Appl Physiol. 2003, 95（6）: 2510–2518.

［34］彭峰林, 陈建文, 任琦, 等. 间歇运动训练对心脏缺血再灌注损伤大鼠心肌抗氧化酶的影响［J］. 中国运动医学杂志, 2008, 27（1）: 97–99.

［35］张钧, 郭勇力, 黄叔怀. 运动训练对大鼠大脑心肌脂褐素含量及自由基代谢的影响［J］. 山东体育学院学报, 1998, 14（4）: 49–52.

［36］文质君, 陈筱春. 游泳训练对小鼠抗氧化能力的影响［J］. 湛江师范学院报, 2002, 23（3）: 42–44.

［37］李靖, 李皓, 张蕴琨. 耐力训练对力竭运动诱导的大鼠淋巴细胞凋亡的影响［J］. 中国运动医学杂志, 2005, 24（2）: 160–164.

［38］Babai L, Szigeti Z, Parratt JR, et al. Delayed cardioprotective effects of exercise in dogs are amino guanidine sensitive: possible involvement of nitric oxide［J］. Clin Sci（Lond）. 2002, 102（4）: 435–445.

［39］［Maybaum S. Improvement in ischemic parameters during repeated exercise testing: a possible model for myocardial preconditioning［J］. Am J Cardiol, 1996, 78（6）: 1087–1091.

［40］Tomai F. Mechanisms of the warm-up phenomenon［J］. Eur Heart J, 1996, 17（7）: 1022–1027.

第三章

心肌 K_{ATP} 通道 Kir6.2 和 SUR2A 在运动预适应中表达变化研究

K_{ATP} 通道属于配体门控的电压非依赖性内向整流 K^+ 通道。实验表明，在心肌细胞等多种细胞中存在此通道。K_{ATP} 通道是一种普遍表达的蛋白质，这种蛋白质具有能被细胞内 ATP 含量所抑制的特殊特征。这些通道特征使得细胞内的能量状态和细胞膜电位变化直接联系。K_{ATP} 通道具有结合细胞能量代谢和生物电活动，并调节胰岛素分泌，调节心肌及脑缺血、缺氧预适应的功能。心肌 K_{ATP} 通道的开放可能对包括缺血和缺氧在内的各种各样的应激提供心肌保护效应。心肌 K_{ATP} 通道主要通过减少 Ca^{2+} 超载、减轻缺血心肌的能量消耗和减少氧自由基的生成等机制介导心肌预适应保护效应。

关于 K_{ATP} 通道与 IP 的研究表明，K_{ATP} 参与介导了 IP 诱导的心肌保护效应。研究发现，在缺血、缺氧期间，K_{ATP} 通道会开放，IP 可能会促进 K_{ATP} 通道的开放[1]。另有研究表明，长期或短期运动训练诱导了减轻 I/R 损伤心肌梗死面积的保护效应，并且 K_{ATP} 通道介导了运动诱导的心肌保护效应，同时，心肌 K_{ATP} 通道 Kir6.2 和 SUR2A 的表达升高。EP 作为一种特殊的运动形式，也诱导了心肌预适应保护效应。但是，在 EP 心肌保护效应中，心肌 K_{ATP} 通道 Kir6.2 和 SUR2A 如何表达变化？目前尚不清楚。

本实验拟用一次大强度间歇跑台运动建立 EP 动物模型，大强度力竭跑台运动建立大鼠运动性心肌损伤模型，用原位杂交方法观察大鼠心肌 K_{ATP} 通道 Kir6.2 mRNA 和 SUR2A mRNA 的分布，用实时荧光定量 PCR 方法检测心肌 K_{ATP} 通道 Kir6.2 mRNA 和 SUR2A mRNA 的变化，用免疫荧光组织化学方法观察心肌 K_{ATP} 通道 Kir6.2 和 SUR2A 蛋白表达分布变化，采用免疫印迹方法检测心肌 K_{ATP} 通道 Kir6.2 和 SUR2A 蛋白的变化。探讨心肌 K_{ATP} 通道 Kir6.2 mRNA 和 SUR2A mRNA 及 Kir6.2 和 SUR2A 蛋白水平在 EP 诱导的减轻力竭运动致大鼠运动性心肌损伤保护效应中的变化，为揭示心肌 K_{ATP} 通道介导 EP 诱导的心肌保护效应的机制提供更新的理论基础和更翔实的实验依据。

第一节　实验材料与研究方法

一、实验对象

根据实验设计，共选用健康雄性 Sprague-Dawley 大鼠 150 只，体重约 $256 \pm 13g$。将大鼠常规分笼饲养，每笼 5 只，大鼠自由饮食、饮水。均以标准啮齿类动物饲料饲养，当日晨给大鼠添加饲料和饮水，并于晚间和次日晨检查大鼠的饮食、饮水情况。同时清理大鼠粪便和尿液。室温设为 $20 \sim 22℃$，相对湿度控制在 $45\% \sim 50\%$，每天光照时间为 12h。

二、适应性跑台训练和实验分组

所有大鼠进行适应性跑台训练，具体安排方案：持续时间为 5d，每天运动 $10 \sim 20min$，跑台坡度为 $0°$，运动速度为 15m/min。适应性跑台训练后休息 1d，剔除不能适应跑台训练的大鼠，随后将剩余大鼠按体重分层，参照随机数字表分为 6 组，分组情况如下：

（一）对照组（control group，C 组，n=25）：进行适应性训练后，不再安排任何运动训练，并于 30min 后，腹腔注射水合氯醛并取材。

（二）力竭运动组（exhaustive exercise group，EE 组，n=25）：适应性跑台训练后，大鼠运动至力竭，以建立运动性心肌损伤模型，其速度为 30m/min。并于 30min 后，腹腔注射水合氯醛并取材。

（三）早期运动预适应组（early exercise preconditioning group，EEP 组，n=25）：适应性跑台训练后，大鼠于坡度为 $0°$ 的跑台上进行运动 10min 后休息 10min，共重复 4 次的间歇运动，以建立 EP 动物模型。其速度为 $28 \sim 30$m/min。并于运动 30min 后，腹腔注射水合氯醛并取材。

（四）早期运动预适应 + 力竭运动组（early exercise preconditioning+ exhaustive exercise group，EEP+EE 组，n=25）：适应性跑台训练后，在上述 EP 动物模型建立结束后 30min，大鼠再以 30m/min 的速度运动至力竭，致大鼠

运动性心肌损伤。并于 30min 后，腹腔注射水合氯醛并取材。

（五）晚期运动预适应组（late exercise preconditioning group，LEP 组，n=25）：适应性跑台训练后，大鼠于坡度为 0°的跑台上进行运动 10min 后休息 10min，共重复 4 次的间歇运动，以建立 EP 动物模型。其速度为 28~30m/min。并于运动 24h 后，腹腔注射水合氯醛并取材。

（六）晚期运动预适应 + 力竭运动组（late exercise preconditioning+exhaustive exercise group，LEP+EE 组，n=25）：适应性跑台训练后，在上述 EP 模型建立结束后 24h，大鼠再以 30m/min 的速度运动至力竭，致大鼠运动性心肌损伤，并于 30min 后，腹腔注射水合氯醛并取材（见表 3-1）。

表 3-1　实验流程

Table 3-1　experimental process

组别	实验流程
C 组	常规饲养，适应性训练后麻醉取材
EE 组	适应性训练后，运动至力竭，麻醉取材
EEP 组	适应性训练后，大鼠进行一次运动预适应，运动结束后即刻麻醉取材
EEP+EE 组	适应性训练后，建立 EP 模型，模型建立后 30min，再进行力竭运动致心肌损伤，麻醉取材
LEP 组	适应性训练后，大鼠进行一次运动预适应，运动结束后 24h，麻醉取材
LEP+EE 组	适应性训练后，建立 EP 模型，模型建立后 24h，再进行力竭运动致心肌损伤，麻醉取材

三、运动预适应动物模型的建立

在我们课题组前期研究建立 EP 动物模型的基础上，采用一次大强度间歇跑台运动建立 EP 动物模型，其中速度为 28~30m/min，跑台坡度为 0°，大鼠进行 10min 运动，休息 10min，共重复 4 次。大鼠进行间歇跑台运动前，先进行时间为 5min，初始速度为 15m/min 的递增速度的热身训练。

四、运动性心肌损伤模型的建立

大鼠运动性心肌损伤模型的建立采用了大强度力竭跑台运动模式，其中，跑台的坡度为 0°，大鼠开始的运动速度为 15m/min，然后将大鼠的运动速度递增至 30m/min，并维持 30m/min 的速度不变，直到大鼠运动性力竭。大鼠力竭的现象是：离开跑台停止运动后，大鼠全身毛发凌乱、神情呆滞、四肢瘫软以致腹部着地，将大鼠呈仰卧姿势置于解剖台后，大鼠翻正反射暂时消失。力竭运动 30min 后，进行麻醉取材。

五、样本采集

在建模结束后 30min 和 24h 之内，将各组大鼠称其重量，并以 10% 的水合氯醛（400mg/Kg）进行腹腔麻醉，把大鼠呈仰卧位固定于解剖台之上，用解剖刀打开腹腔，用取血管取 5ml 下腔静脉血，静置 15～30min 后进行 15min 的离心（3000r/min，室温），再取血清置于 -20℃冰箱保存待测。取血后迅速打开胸腔，暴露出心脏。一部分心脏经预先冷却的灭菌生理盐水清洗后，置于液氮中速冻，-80℃冰箱保存。另一部分心脏行原位灌注操作，从大鼠心脏的心尖处插入灌注针头直至左心室，并缓慢注射 2ml 的 1% 的肝素，然后快速滴注 0.85% 的生理盐水 250～300ml，并用解剖剪剪断下腔静脉，待发现右心房流出液没有血色后，再换用 4% 的多聚甲醛（0.01M，pH7.4PBS）300ml，快速的滴完，整个灌注过程的时间约为 30min。取出大鼠心脏，置于 4% 的多聚甲醛中后固定 24h，用 PBS（0.01M，pH7.4）洗涤并休整组织块。

六、实验仪器及试剂

（一）主要实验仪器

洁净工作台	上海博迅实业有限公司医疗设备厂
101-S 型电热鼓风干燥箱	上海浦东跃欣科学仪器厂
DK-8D 型电热恒温水槽	上海森信实验仪器有限公司
DSPT-202 型动物跑台	中国杭州段式制造
7900 Realtime PCR 仪	美国 ABI 公司
Gene Amp PCR System 9700	美国 ABI 公司
DYY-8 型稳压稳流电泳仪	上海琪特分析仪器有限公司
全自动免疫化学发光测定系统	美国 Beckman Coulter 公司
H6-1 微型电泳槽	上海精益有机玻璃制品仪器厂
RM2135 石蜡切片机	德国 leica 公司
EG1160 全自动石蜡包埋机	德国 leica 公司
HI1220 烤片机	德国 leica 公司

WZ-11 型微型台式真空泵	绍兴卫星医疗设备制造有限公司
FA2004 型上皿电子天平	上海精科天平
94-2 定时恒温磁力搅拌器	上海浦东跃欣科学仪器厂
OLYMPUS 显微镜	日本 olympus 公司
0.1-1000ul 移液器	Dragon Medical Limited
BX 系统显微镜	日本 olympus 公司
FS-202 脱色摇床	上海浦江分析仪器厂
7194 型计算机	美国 IBM 公司
HI1210 捞片机	德国 leica 公司
DP70 数码摄影装置	日本 olympus 公司
隔水式电热恒温培养箱	上海浦东跃欣科学仪器厂
Image-pro plus	美国 Media cybernetics 公司
Forma-86 度超低温冰箱	美国 Thermo Electronic Corpration
Reichert-Jung	德国 Reichert-Jung 公司
SG-3046 型可调高速电动匀浆机	宁波新芝生物科技股份有限公司
1810D 型自动双重纯水蒸馏器	上海申生科技有限公司
TG628A 型分析天平	上海精密科学仪器有限公司
RM2135 轮转切片机	德国 leica 公司
Matrox Meteor-II 图像采集卡	加拿大 Matrox 公司
匀浆器	上海康华生化仪器厂
磁力搅拌器	太仓华美生化仪器厂
低温离心机	上海安亭科学医学仪器厂
FS-202 脱色摇床	上海浦江分析仪器厂
酶标仪	美国 Thermo 公司
扫描仪	上海天能仪器有限公司
电泳、转移装置	美国 BIO-RAD 公司
电泳仪	北京六一仪器厂
反应容器	上海康成生物有限公司

（二）主要实验试剂

TRIZOL 试剂	美国 Invitrogen 公司
磷酸二氢钠（$NaH_2PO_4 \cdot 2H2O$）	国药集团化学试剂有限公司

氯仿（$CHCl_3$）	上海化学试剂有限公司
磷酸氢二钠（$Na_2HPO_4 \cdot 12H_2O$）	国药集团化学试剂有限公司
异丙醇	上海化学试剂有限公司
戊巴比妥钠（$C_{11}H_{17}N_2NaO_3$）	中国医药集团上海化学试剂公司
100% 乙醇	上海化学试剂有限公司
二抗及 ABC 药盒	华美生物工程公司
无 RNA 酶的糖原	美国 Invitrogen 公司
氯化钠（NaCl）	上海试皿赫维化工有限公司
EDTA	华美生物工程公司
Taq 聚合酶	美国 Promega 公司
MOPS	华美生物工程公司
多聚甲醛（CH_2O）n（30.03）n	国药集团化学试剂有限公司
乙酸钠	上海化学试剂有限公司
兔源 Kir6.2 多克隆抗体	以色列 Alomone 公司
甲醛	上海化学试剂有限公司
无水乙醇（C_2H_6O）	上海化学试剂有限公司
甲醛上样染液	美国 Ambion 公司
二甲苯（C_8H_{10}）	上海化学试剂有限公司
Gold View 染料	上海赛百胜基因技术有限公司
中性树胶	中国医药集团上海化学试剂公司
琼脂糖	生工生物工程（上海）股份有限公司
切片石蜡	上海三精工贸有限公司
RNA 酶抑制剂	美国 Epicentre 公司
RT 缓冲液	美国 Invitrogen 公司
dNTP	芬兰 HyTest 有限公司
Oligo（dT）18	生工生物工程（上海）股份有限公司
PCR 缓冲液	美国 Promega 公司
100 bp DNA Ladder	天根生化科技（北京）有限公司
Sybergreen	美国 Invitrogen 公司
苏木精（$C_{16}H_{14}O_6$）	中国医药集团上海化学试剂公司
伊红（$C_{20}H_6Br_4Na_2O_5$）	上海试剂三厂

苦味酸（$C_6H_3N_3O_7$）	广东台山奥侨化工厂
硫酸铬钾［$KCr(SO_4)_2 \cdot 12H_2O$］	中国医药集团上海化学试剂公司
碱性复红	中国医药集团上海化学试剂公司
钾明矾呈［$KAl(SO_4)_2 \cdot 12H_2O$］	上海振兴化工一厂
肝素钠	上海博奥生物科技有限公司
戊二醛（$C_5H_8O_2$）	上海试剂三厂
四氧锇酸（OsO_4）	中国医药集团上海化学试剂公司
Epon812 树脂	上海博奥生物科技有限公司
DAB（$C_{29}H_{36}O_{10}$）	武汉博士德生物工程有限公司
SUR2A 抗体	Santa Cruz 公司
细胞及组织总蛋白抽提试剂盒	上海康城生物有限公司
生物素的标记的蛋白分子量标准	上海康城生物有限公司
BCA 蛋白质定量试剂盒	上海康城生物有限公司
Tris 碱	中国医药集团上海化学试剂公司
KC™ 化学发光试剂盒	上海康城生物有限公司
显影液	冠龙照相器材有限公司
定影液	冠龙照相器材有限公司
免疫荧光试剂盒	武汉博士德生物工程有限公司

七、技术路线

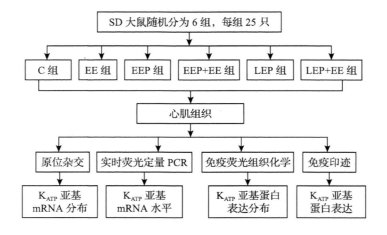

八、原位杂交法

（一）探针制备

从 PubMed 的 Nucleotide 基因数据库中获得大鼠心肌 K_{ATP} 通道 Kir6.2 和 SUR2A 靶基因序列，由武汉博士德生物工程有限公司根据该靶基因序列合成探针，并用地高辛标记。针对大鼠心肌 K_{ATP} 通道 Kir6.2 靶基因的 mRNA 探针序列的三个中间片段为：

5′–AGGTA CCGTA CTCGG GAGAG GAGGG CCCGC TTCGT–3′；

5′–TTCGC CATGG TCTGG TGGCT CATCG CCCTT GCCCA–3′；

5′–TGCAT CTTCA TGAAA ACGGC ACAGG CCCAT CGGCG–3′。

针对大鼠心肌 K_{ATP} 通道 SUR2A 靶基因的 mRNA 探针序列的三个中间片段为：

5′–TTCTG TGGTA CAAC ATCTC CTCCT ACAAC ATCTA–3′；

5′–CAAAT TCATC ACAAC ACATG GCTTC ATTTT CCTGG–3′；

5′–CGGGT CCGAA GATAT GTTTT CTTCA TGAAT CCTCA–3′。

（二）准备工作

在该实验中，对所用到的容器、器具等物品均进行泡酸、冲净和烘烤（120～200℃烤箱，8h）。对于溶液配制所需的双蒸水用 DEPC 水处理后，高压。实验操作过程中，须佩戴口罩、手套，实验操作在洁净工作台和水浴中进行。

（三）溶液的配制

1. 3% 柠檬酸：100ml 蒸馏水中加柠檬酸 3g，Ph=2.0 左右。

2. $2 \times SSC$：1000ml 蒸馏水中加氯化钠 17.6g，柠檬酸三钠 8.8g。

3. $0.5 \times SSC$：300ml 蒸馏水中加 100ml $2 \times SSC$ 即可。

4. $0.2 \times SSC$：270ml 蒸馏水中加 30ml $2 \times SSC$ 即可。

5. 20% 甘油：20ml 甘油加 80ml 蒸馏水即可。

6. 原位杂交用 PBS：1000ml 蒸馏水中加氯化钠 30g，$Na_2HPO \cdot 4H_2O$ 6g，$NaH_2PO_4 \cdot H_2O$ 0.4g，Ph7.2～7.6。

（四）实验过程

用 leica 石蜡切片机进行切片，切片厚约 5μm，将切片裱于铬钒明胶预处理的载玻片上，置 37℃恒温箱内烘烤 24h 后，进行原位杂交实验，主要步骤如下：

1. 石蜡切片经二甲苯Ⅰ、Ⅱ、Ⅲ分别脱蜡 10min，100%、95%、80%、70% 常规梯度酒精分别 5min×2、3min×2、3min 和 3min 至水，蒸馏水充分洗涤后，用 PBS（0.01M，Ph=7.4。下同）漂洗 3min×3。

2. 石蜡切片置于 3% 的过氧化氢内室温静置 10min，PBS 漂洗 3min×3。

3. 用 3% 柠檬酸新鲜稀释的胃蛋白酶消化液（1ml 3% 的柠檬酸加两滴浓缩型胃蛋白酶，混匀），37℃消化 5~10min，PBS 漂洗 3min×3。蒸馏水漂洗 1 次。

4. 石蜡切片经蒸馏水漂洗后，按每张切片 20μl 滴加预杂交液，置于底部含有 20% 甘油的湿盒内，于 38~42℃恒温箱内孵育 2~4h，进行预杂交。吸取多余液体，不进行漂洗。

5. 每张阳性石蜡切片滴加含有地高辛标记的寡核苷酸探针的杂交液 20μl，阴性切片以等量 PBS 代替探针杂交液，将原位杂交专用盖玻片的保护膜解开后，盖在切片上，放置于底部含有甘油的湿盒内，于 38~42℃恒温箱内孵育 24h，进行杂交。

6. 揭去原位杂交专用盖玻片，进行杂交后的洗涤，将切片置于 37℃水温的 2×SSC 浸洗 5min×2；0.5×SSC 浸洗 5min×1；0.2×SSC 浸洗 5min×1。

7. 滴加血清封闭液，37℃恒温箱孵育 30min。甩去多余液体，不漂洗。滴加生物素化鼠抗地高辛于 37℃恒温箱内孵育 60min。

8. PBS 漂洗 5min×4，滴加 SABC，置于 37℃恒温箱内孵育 30min。PBS 漂洗 5min×3。

9. 滴加生物素化过氧化物酶于 37℃恒温箱内孵育 30min，PBS 漂洗 5min×4。

10. DAB 室温显色 10~30min，显微镜下观察并用蒸馏水终止反应。

11. 苏木精复染 5sec，盐酸酒精分化 3sec。

12. 石蜡切片置于 75%、85%、95%、100% 的梯度酒精以及二甲苯Ⅰ和Ⅱ中脱水透明，用中性树胶进行封片。Olmpus 光学显微镜下观察，摄片。

原位杂交结果用计算机图像分析系统采集照片并进行半定量分析。将各组心肌 K_{ATP} 通道 Kir6.2 和 SUR2A 亚基原位杂交切片随机选片 5 张，在同一放大倍数下（10×40），每张切片在光学显微镜下随机选 5 个视野，每组共测 25 个视野，测定心肌 K_{ATP} 通道 Kir6.2 和 SUR2A 原位杂交阳性反应面积和原位杂交平均积分光密度。

九、实时荧光定量 PCR 法

（一）总 RNA 的提取

用 Trizol 试剂提取心肌组织总 RNA，具体步骤如下：

1. 取大鼠心肌组织放置于离心管中，加入 Trizol 试剂，进行匀浆。

2. 吸取匀浆液到 1.5mlEP 管内，并加 0.2 ml 新开的氯仿，振荡。

3. 加氯仿的组织匀浆液孵育 2～3min 后，离心 15min 进行分离。

4. 加异丙醇到含有水相的离心管中，进行 RNA 沉淀。

5. 孵育—离心—加入乙醇，进行 RNA 清洗，振荡并离心。

6. 重新进行 RNA 沉淀的溶解，并置于 –70℃保存。

（二）RNA 质量检测

用变性琼脂糖凝胶电泳方法检测 RNA 的质量，主要步骤如下：

1. 制胶。

2. 灌制凝胶板。

3. 准备 RNA 样品。

4. 电泳。

5. 紫外透射光下观察并拍照。

（三）使用样品 RNA 进行 cDNA 合成

用样品 RNA 进行 cDNA 合成的操作方法如下：取样品 RNA：$1.5\mu g$，$0.5ug/\mu l$ Oligo（dT）18：$1\mu l$，dNTPs Mix（2.5mM）：$3.2\mu l$，加无 RNA 酶的 H_2O 至总体积 $13\mu l$，以配制退火混合物。混合液在 65℃水浴 5min，冰上放置 2min。混合液经短暂离心后，在离心管中依次加入如下反应液：5X First-Strand Buffer：$4\mu l$，RNase Ihibitor：$1\mu l$，0.1 MDTT：$1\mu l$，SuperScript Ⅲ RT：$1\mu l$ 等。混合后 37℃恒温 1min。取移液枪，轻轻吸打几次以混合均匀。50℃恒温孵育 60min。70℃恒温孵育 15min 以使酶失活。每加 $40\mu l$ 灭菌水与 $20\mu l$cDNA 混合均匀，置于冰浴中待用或置于 –20℃冰箱保存。

（四）合成的 cDNA 用于实时定量 PCR 扩增

1. 引物设计与合成，从 NCBI 的 nucleotide 中查出大鼠目的基因和内参照基因的 DNA 序列，利用引物设计软件 Primer5.0 设计专一性软件，联系上海康成生物技术有限公司设计上下游引物。在引物设计完成后先用普通的 PCR（设温度梯度）进行引物的特异性检测、最佳退火温度的摸索。选择条带单一明亮的引物和相应的退火温度进行以后的荧光定量 PCR。PCR 所用引物如下：

　　Kir6.2 引物稀释浓度为 25pmol/L；

　　上游　5′ TATGTCCCTGCCCAACGAT 3′；

　　下游　5′ AACAGCAATAGGCTCCCAACT 3′；

　　　　扩增片段长 158bp。

　　SUR2A 引物稀释浓度为 25pmol/L；

　　上游　5′ CTACCGTCGCCCACCAGA3′；

　　下游　5′ CAACACCCACGATGAACCTACA3′；

　　　　扩增片段长 146bp。

　　GAPDH 引物稀释浓度为 25pmol/L；

　　上游　5′ GGAAAGCTGTGGCGTGAT 3′；

　　下游　5′ AAGGTGGAAGAATGGGAGTT 3′；

　　　　扩增片段长 308bp。

　　2. PCR 反应，根据每个需要进行测量的基因和管家基因，选取一确定表达该基因的 cDNA 模板，来进行 PCR 反应：

dNTP（2.5mM each）	1.0μl
Sybergreen　I	终浓度 0.25×
10×PCR 缓冲液	1.0μl
10uM 的 PCR 特异引物 F	0.4μl
$MgCl_2$ 溶液	0.6μl
2×ROX Reference Dye	0.2μl
Taq 聚合酶	0.5units
cDNA	2.0μl
10uM 的 PCR 特异引物 R	0.4μl
加水至总体积为	10μl

轻轻弹动管底—混匀—离心—设置 PCR 反应。

　　3. Real-time PCR 反应，将所有 cDNA 样品和按 10 倍梯度稀释的标准品进行实时荧光定量 PCR 反应。

　　（1）反应体系配置如下：

dNTP（2.5mM each）	1.0μl

10uM 的 PCR 特异引物 F	0.4μl
10 × PCR 缓冲液	1.0μl
Sybergreen　I	终浓度 0.25 ×
MgCl₂ 溶液	0.6μl
Taq 聚合酶	0.5units
2 × ROX Reference Dye	0.2μl
10uM 的 PCR 特异引物 R	0.4μl
加水至总体积为	8 μl

轻弹管底将溶液混合，5000rpm 短暂离心。

（2）加样，将 8μl 混合液加到 384-PCR 板对应的每个孔中，再加入对应的 2μl cDNA。小心盖上盖子密封 PCR 板，并短暂离心混合，在设置 PCR 程序前将准备好的 PCR 板放在冰上。

（3）将上述 384-PCR 板置于 Real-time PCR 仪上进行 PCR 反应。GAPDH、Kir6.2 和 SUR2A 等各个指标分别按以下相同程序进行操作：95℃，3min；40 个 PCR 循环［95 ℃，15sec；59 ℃，20sec；72 ℃，20sec；82.5 ℃，20sec（收集荧光）］。为了建立 PCR 产物的溶解曲线，在扩增反应结束后，按照（95℃，15sec；59℃，20sec；72 ℃，20sec；99℃，15sec）的程序；并且，从 72℃开始，缓缓加热直至 99℃（仪器自动进行 -Ramp Rate 为 2%），建立 PCR 产物的溶解曲线。

（五）结果与计算

针对各个样品的目的基因以及管家基因，分别进行 Realtime PCR 反应。根据绘制的梯度稀释 DNA 标准曲线，在 ABI 7900 Realtime PCR 仪上进行定量 PCR 检测。实验结果用绝对定量的基因表达的拷贝数表示，并用 GAPDH 对实验结果进行校正。

十、免疫荧光组织化学方法

1. 石蜡切片经二甲苯和下行梯度酒精脱蜡至水（二甲苯Ⅰ，25min；二甲苯Ⅱ，25min；酒精 100%，90%，80%，70% 和 50% 各 5min）。

2. 用蒸馏水漂洗石蜡切片约 5min × 3，并用 0.01M PBST 漂洗 5min × 3。

3. 将血清滴加到切片上，进行血清封闭，室温 20～30min，甩去多余的水分。

4. 滴加 Kir6.2 或 SUR2A 一抗工作液（1∶1000），置湿盒内 37℃恒温箱孵育 1h。

5. 0.01M PBST 漂洗 5min×3。

6. 滴加 Kir6.2 或 SUR2A 二抗工作液（1∶600），置湿盒内 37℃恒温箱孵育 30min。

7. 0.01M PBST 漂洗 5min×3。

8. 滴加 Kir6.2 或 SUR2A 荧光素工作液（1∶100），室温条件下置于湿盒中避光孵育 30min，此时可在荧光显微镜下迅速观察是否着染，以确定终止时间。

9. 滴加 20～50μl DAPI 封片剂，盖上盖玻片，轻压紧，挤出气泡，用吸水纸吸走多余封片剂。

10. 避光放置 5min 左右，Leica 倒置荧光显微镜观察，采集图像并保存。

十一、免疫印迹法

（一）蛋白质抽提方法

用总蛋白抽提试剂盒（KangChen，KC-415）方法进行心肌组织蛋白的抽提，具体步骤如下：

1. 心肌组织称重，并切取小块心肌组织放置于抽提管中。

2. 配制蛋白质的抽提试剂。

3. 将预冷的蛋白质抽提试剂按照 1∶250 的比例加入抽提管中。

4. 用匀浆器将加入抽提试剂的抽提管进行低速匀浆。

5. 将心肌组织裂解液离心进行 15min 的离心，取上清液待用。

（二）BCA 蛋白定量方法

用 BCA 蛋白质定量试剂盒（KangChen，KC-430）进行心肌组织蛋白的定量，具体操作方法如下：

量取将 BCA 试剂 A，再量取 BCA 试剂 B，两者按适当比例混合（50∶1）配制 BCA 工作液（WR）。分别吸取 25μl 标准品和 2.5μl 待测样品到微孔板对应孔中，同时加入 22.5μl 的稀释液。在微孔板对应孔中，加入 200μl 的 WR，振荡混匀，孵育，待标准品和待测样品冷却到室温时。再进行 562nm 附近各对应孔吸收值的测量。将标准孔以及待测样品孔的吸收值减去空白孔的平均光吸收值。根据 BSA 标准蛋白 562nm 测量值和 BSA 的浓度来绘制标准曲线。最后，用标准曲线去定量检测待测样品的蛋白浓度。

（三）SDS-PAGE 电泳方法

1. 制备分离胶（pH 8.8）。

2. 制备积层胶（pH 6.8）。

3. 样品准备。

4. 加入电泳缓冲液，上样。

5. 电泳。

（四）蛋白转移方法

1. 备好蛋白转移装置夹板，用 1x 转移缓冲液稍微清洗凝胶。

2. 将吸水纸以及滤纸用 1x 转移缓冲液浸润，按固定顺序装配于转移装置夹板上。

3. 接通电流，在 200mA 恒流，4℃的条件下，转移 2h。

（五）膜的封闭和抗体孵育

1. 将转移后的膜置于室温进行封闭。

2. 在封闭后的膜上，加入 Kir6.2 一抗和 SUR2A 一抗（1∶3000），GAPDH 和 β-actin 一抗（1∶10000），待抗原抗体相互结合后，TBST 洗膜。

3. 加入 HRP 标记的二抗（1∶5000），二抗和一抗结合，加入 HRP 标记的抗生物素抗体，此抗体结合分子量标准，室温孵育膜并用 TBST 洗膜。

（六）结果检测

1. 配制反应液。

2. 在反应液中孵育膜。

3. 用 X 光片进行曝光。

4. 扫描图片、采用 ImageJ 分析软件、分析特异条带灰度值。

十二、统计学处理

实验中，所有结果数据用平均数 + 标准差（$\bar{x} \pm s$）表示，采用 SPSS13.0 软件进行统计处理，组间比较用单因素方差分析（ANOVA），以 $P < 0.05$ 表示差异具有显著性。

第二节 实验结果

一、大鼠心肌 K_{ATP} 通道亚基原位杂交实验观察

（一）大鼠心肌 Kir6.2 mRNA 原位杂交实验观察

大鼠心肌 Kir6.2 mRNA 原位杂交结果见图 3–1 所示。总体上看，各组大鼠心肌 Kir6.2 mRNA 原位杂交信号无明显变化。C 组心肌 Kir6.2 mRNA 原位杂交信号呈深棕褐色，于心肌细胞胞浆中颗粒状弥散分布（图 3–1A）。EE 组 Kir6.2 mRNA 原位杂交信号较 C 组有减弱趋势（图 3–1B）。EEP 组 Kir6.2 mRNA 原位杂交信号较 C 组有减弱趋势（图 3–1C）。EEP+EE 组 Kir6.2 mRNA 原位杂交信号较 EE 组有减弱趋势，但无明显变化（图 3–1D）。LEP 组 Kir6.2 mRNA 原位杂交信号较 C 组无明显变化（图 3–1E）。LEP+EE 组 Kir6.2 mRNA 原位杂交信号较 EE 组有减弱趋势（图 3–1F）。各组相邻切片对照实验结果均为阴性。

大鼠心肌 Kir6.2 mRNA 原位杂交阳性反应面积和积分光密度结果见表 3–2，图 3–2 和图 3–3。与 C 组相比，EEP 和 LEP 组 Kir6.2 mRNA 原位杂交阳性反应面积和积分光密度值虽有下降趋势，但无显著性差异（$P>0.05$）；EE 组 Kir6.2 mRNA 原位杂交阳性反应面积和积分光密度值无明显变化（$P>0.05$）。与 EE 组相比，EEP+EE 和 LEP+EE 组 Kir6.2 mRNA 原位杂交阳性反应面积和积分光密度值虽有下降趋势，但无显著性差异（$P>0.05$）。

表 3–2　大鼠心肌 Kir6.2 mRNA 原位杂交阳性反应面积和积分光密度

Table 3–2　Positive Area and IOD Value of Kir6.2 mRNA ISH in Rats Myocardium

组别	视野数	面积（μm^2）	积分光密度
C 组	25	69.37 ± 16.74	17689.91 ± 4269.02
EE 组	25	66.99 ± 18.14	17081.25 ± 4626.27
EEP 组	25	68.89 ± 12.05	17566.27 ± 3072.31
EEP+EE 组	25	63.93 ± 18.03	16303.39 ± 4597.53
LEP 组	25	68.69 ± 14.30	17514.70 ± 3646.63
LEP+EE 组	25	60.81 ± 14.74	15508.77 ± 4522.65

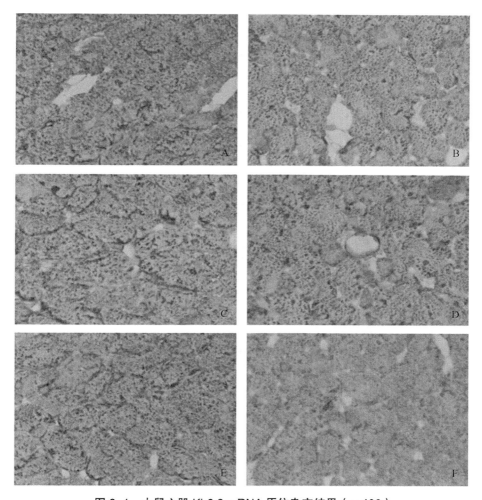

图 3-1　大鼠心肌 Kir6.2 mRNA 原位杂交结果（×400）

Fig 3-1　　Results of Kir6.2 mRNA ISH of Rats Myocardium（×400）

图版说明

图 A　对照组心肌 Kir6.2 mRNA 原位杂交信号呈深棕褐色，于心肌细胞胞浆中颗粒状弥散分布

图 B　力竭运动组 Kir6.2 mRNA 原位杂交信号较对照组有减弱趋势

图 C　早期运动预适应组 Kir6.2 mRNA 原位杂交信号较对照组有减弱趋势

图 D　早期运动预适应＋力竭运动组 Kir6.2 mRNA 原位杂交信号较力竭运动组有减弱趋势

图 E　晚期运动预适应组 Kir6.2 mRNA 原位杂交信号较对照组无明显变化

图 F　晚期运动预适应＋力竭运动组 Kir6.2 mRNA 原位杂交信号较力竭运动组有减弱趋势

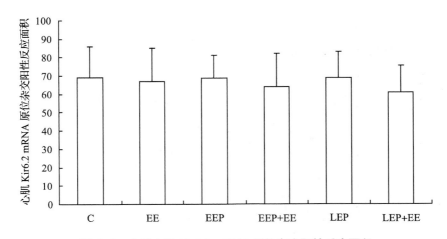

图 3-2　大鼠心肌 Kir6.2 mRNA 原位杂交阳性反应面积

Fig 3-2　Positive Area of Kir6.2 mRNA ISH in Rats Myocardium

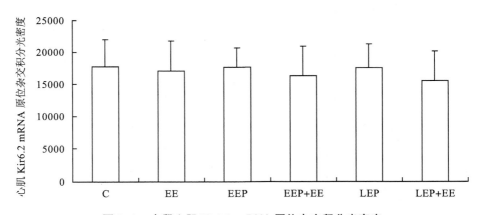

图 3-3　大鼠心肌 Kir6.2 mRNA 原位杂交积分光密度

Fig 3-3　IOD Value of Kir6.2 mRNA ISH in Rats Myocardium

（二）大鼠心肌 SUR2A mRNA 原位杂交实验观察

大鼠心肌 SUR2A mRNA 原位杂交结果见图 3-4 所示。C 组心肌 SUR2A mRNA 原位杂交信号呈深棕褐色，于心肌细胞胞浆中颗粒状弥散分布（图 3-4A）。EE 组 SUR2A mRNA 原位杂交信号较 C 组增强（图 3-4B）。EEP 组 SUR2A mRNA 原位杂交信号较 C 组有增强趋势，较 EE 组减弱（图 3-4C）。EEP+EE 组 SUR2A mRNA 原位杂交信号较 EE 组减弱（图 3-4D）。LEP 组 SUR2A mRNA 原位杂交信号较 C 组有增强趋势，较 EE 组减弱（图 3-4E）。LEP+EE 组 SUR2A mRNA 原位杂交信号较 EE 组有减弱趋势（图 3-4F）。各组相邻切片对照实验结果均为阴性。

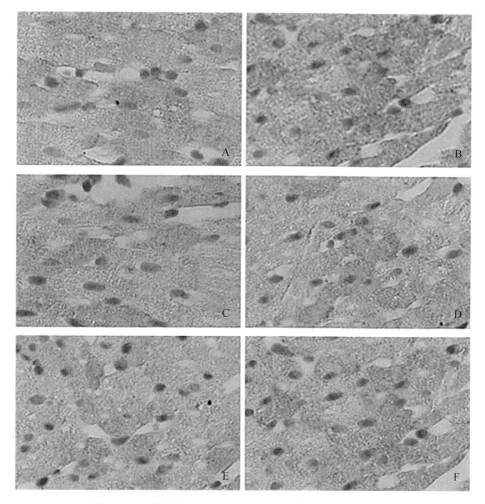

图 3-4 大鼠心肌 SUR2A mRNA 原位杂交结果 (×400)

Fig 3-4 Results of SUR2A mRNA ISH of Rats Myocardium (×400)

图版说明

图 A 对照组心肌 SUR2A mRNA 原位杂交信号呈深棕褐色，于心肌细胞胞浆中颗粒状弥散分布

图 B 力竭运动组 SUR2A mRNA 原位杂交信号较对照组增强

图 C 早期运动预适应组 SUR2A mRNA 原位杂交信号较对照组有增强趋势，较力竭运动组减弱

图 D 早期运动预适应 + 力竭运动组 SUR2A mRNA 原位杂交信号较力竭运动组减弱

图 E 晚期运动预适应组 SUR2A mRNA 原位杂交信号较对照组有增强趋势，较力竭运动组减弱

图 F 晚期运动预适应 + 力竭运动组 SUR2A mRNA 原位杂交信号较力竭运动组有减弱趋势

大鼠心肌 SUR2A mRNA 原位杂交阳性反应面积和积分光密度结果见表 3-3，图 3-5 和图 3-6。与 C 组相比，EEP 和 EE 组 SUR2A mRNA 原位杂交阳性反应面积和积分光密度值增强，且具有显著性差异（P<0.05）；LEP 组 SUR2A mRNA 原位杂交阳性反应面积和积分光密度值无显著性差异（P>0.05）。与 EE 组相比，EEP+EE 和 LEP+EE 组 SUR2A mRNA 原位杂交阳性反应面积和积分光密度值降低，且具有显著性差异（P<0.05）。

表 3-3　大鼠心肌 SUR2A mRNA 原位杂交阳性反应面积和积分光密度

Table 3-3　Positive Area and IOD Value of SUR2A mRNA ISH in Rats Myocardium

组别	视野数	面积（μm²）	积分光密度
C 组	25	180.79 ± 125.76	46100.21 ± 32069.65
EE 组	25	363.28 ± 177.29*	92637.03 ± 45209.71*
EEP 组	25	252.45 ± 140.88*	64374.37 ± 35925.33*
EEP+EE 组	25	162.20 ± 119.09#	41360.58 ± 30367.91#
LEP 组	25	192.00 ± 110.34	48959.95 ± 28135.54
LEP+EE 组	25	265.23 ± 137.75#	67634.75 ± 35125.25#

注：* 与 C 组相比；# 与 EE 组相比，P<0.05

Note：*compared with C group；# compared with EE group P<0.05

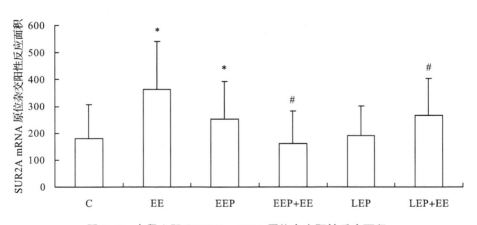

图 3-5　大鼠心肌 SUR2A mRNA 原位杂交阳性反应面积

Fig 3-5　Positive Area of SUR2A mRNA ISH in Rats Myocardium

注：* 与 C 组相比；# 与 EE 组相比，P<0.05

Note：*compared with C group；# compared with EE group P<0.05

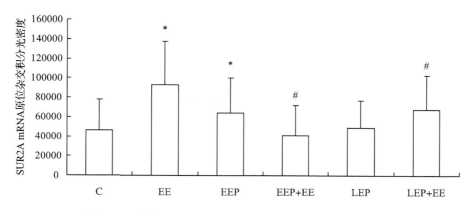

图 3-6 大鼠心肌 SUR2A mRNA 原位杂交积分光密度

Fig 3-6 IOD Value of SUR2A mRNA ISH in Rats Myocardium

注：* 与 C 组相比；# 与 EE 组相比，$P<0.05$

Note: *compared with C group; # compared with EE group $P<0.05$

二、大鼠心肌 K_{ATP} 通道亚基实时荧光定量 PCR 检测

（一）大鼠心肌 Kir6.2 实时荧光定量 PCR 检测

1. 扩增产物的溶解曲线

图 3-7、图 3-8 所示，Kir6.2 和 GPADH 的溶解曲线中没有出现杂峰，也没有出现主峰的异常增宽，表明 Kir6.2 和 GPADH 是扩增产物中唯一的扩增子，未出现污染、引物二聚体和非特异性扩增。

2. 扩增曲线和标准曲线

扩增结果显示，Kir6.2 基因和 GAPDH 基因的实时荧光定量 PCR 扩增曲线良好（图 3-9 和图 3-10），机器自动生成 Kir6.2 和 GAPDH 的循环阈值（Ct），并分别以 Kir6.2 和 GAPDH 的 Ct 值对相应的起始拷贝数绘制标准曲线图（图 3-11 和图 3-12）。标准曲线线性相关性良好，相关系数为 0.999。

3. 大鼠心肌 Kir6.2 mRNA 实时荧光定量 PCR 结果

表 3-4 和图 3-13 所示是大鼠心肌 Kir6.2 mRNA 实时荧光定量 PCR 结果。和 C 组相比，EEP 和 LEP 组 Kir6.2 mRNA 表达水平无明显变化，EE 组呈下降趋势，但无显著性差异（$P>0.05$）。和 EE 组相比，EEP+EE 和 LEP+EE 组 Kir6.2 mRNA 表达水平也呈下降趋势，但无显著性差异（$P>0.05$）。

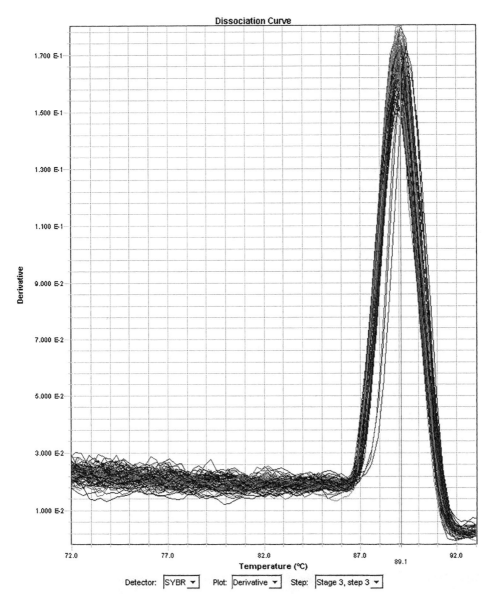

图 3-7　GAPDH 扩增产物的溶解曲线

Fig 3-7　Melt Curve of GAPDH Amplication Product

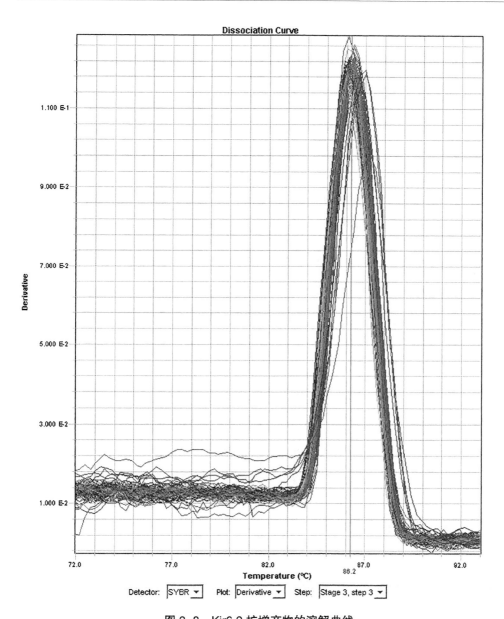

图 3-8 Kir6.2 扩增产物的溶解曲线

Fig 3-8 Melt Curve of Kir6.2 Amplication Product

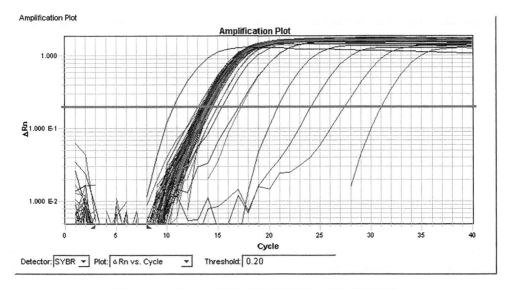

图 3-9　GAPDH mRNA 实时荧光定量 PCR 扩增曲线

Fig 3-9　Amplication Curve of GAPDH mRNA RT-PCR

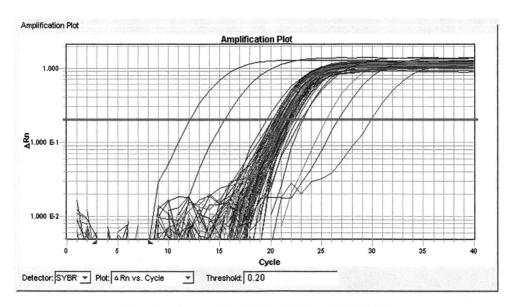

图 3-10　Kir6.2 mRNA 实时荧光定量 PCR 扩增曲线

Fig 3-10　Amplication Curve of Kir6.2 mRNA RT-PCR

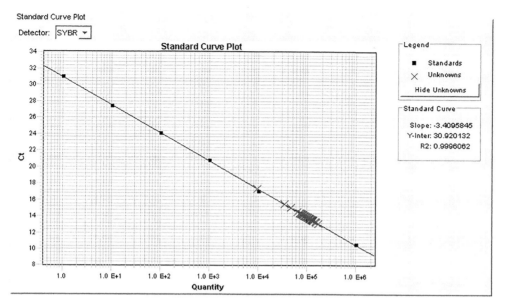

图 3-11 GAPDH 标准曲线

Fig 3-11 Standard Curve of GAPDH

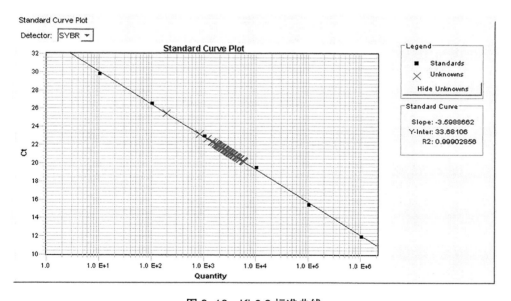

图 3-12 Kir6.2 标准曲线

Fig 3-12 Standard Curve of Kir6.2

表 3-4　大鼠心肌 Kir6.2 mRNA 实时荧光定量 PCR 结果

Table 3-4　Results of Kir6.2 mRNA Real-time Quantitative Fluorescence PCR in Rats Myocardium

组别	n	Kir6.2 mRNA 表达相对值（ ×10⁻³ ）
C 组	9	3.55 ± 1.04
EE 组	9	3.00 ± 0.47
EEP 组	9	3.51 ± 1.68
EEP+EE 组	9	2.66 ± 1.44
LEP 组	9	3.18 ± 0.53
LEP+EE 组	9	2.26 ± 0.42

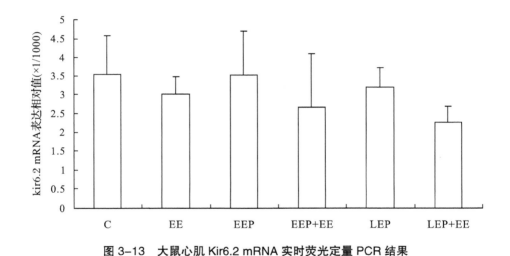

图 3-13　大鼠心肌 Kir6.2 mRNA 实时荧光定量 PCR 结果

Fig 3-13　Results of Kir6.2 mRNA Real-time Quantitative Fluorescence PCR in Rats Myocardium

（二）大鼠心肌 SUR2A 实时荧光定量 PCR 检测

1. 扩增产物的溶解曲线

图 3-14、图 3-15 所示，SUR2A 和 GPADH 的溶解曲线中没有出现杂峰，也没有出现主峰的异常增宽，表明 SUR2A 和 GPADH 是扩增产物中唯一的扩增子，未出现污染、引物二聚体和非特异性扩增。

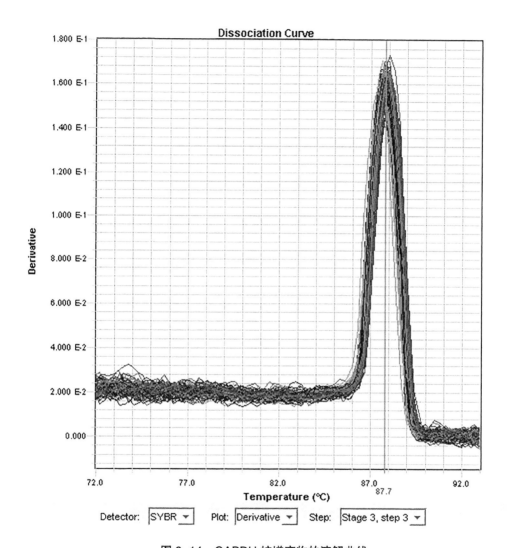

图 3-14　GAPDH 扩增产物的溶解曲线

Fig 3-14　Melt Curve of GAPDH Amplication Product

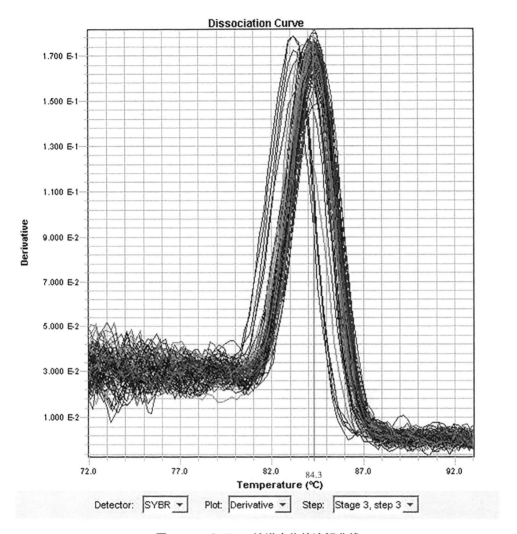

图 3-15 SUR2A 扩增产物的溶解曲线

Fig 3-15 Melt Curve of SUR2A Amplication Product

2. 扩增曲线和标准曲线

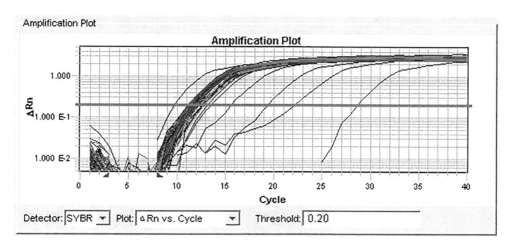

图 3-16　GAPDH mRNA 实时荧光定量 PCR 扩增曲线

Fig 3-16　Amplication Curve of GAPDH mRNA RT-PCR

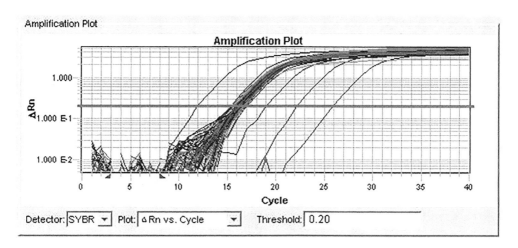

图 3-17　SUR2A mRNA 实时荧光定量 PCR 扩增曲线

Fig 3-17　Amplication Curve of SUR2A mRNA RT-PCR

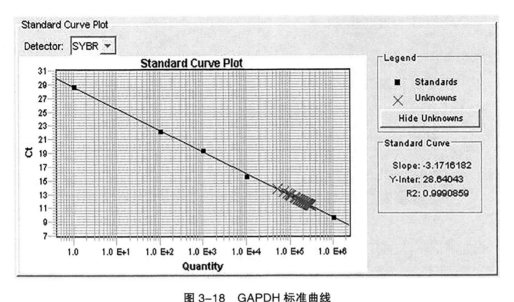

图 3-18　GAPDH 标准曲线

Fig 3-18　Standard Curve of GAPDH

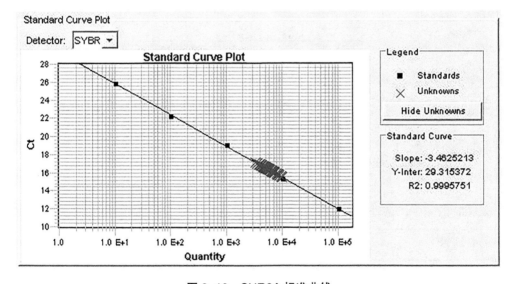

图 3-19　SUR2A 标准曲线

Fig 3-19　Standard Curve of SUR2A

3. 大鼠心肌 SUR2A mRNA 荧光定量 PCR 结果

表 3-5 和图 3-20 所示是大鼠心肌 SUR2A mRNA 实时荧光定量 PCR 结果。和 C 组相比，EEP 和 LEP 组 SUR2A mRNA 表达水平升高，但无显著性差异

（$P > 0.05$）。EE 组 SUR2A mRNA 表达水平升高，且具有显著性差异（$P < 0.05$）。和 EE 组相比，EEP 组和 LEP 组 SUR2A mRNA 表达水平下降，且具有显著性差异（$P < 0.05$）。EEP+EE 组 SUR2A mRNA 表达水平下降，且具有显著性差异（$P < 0.05$）。LEP+EE 组 SUR2A mRNA 表达水平也呈下降趋势，但无显著性差异（$P > 0.05$）。

表 3-5　大鼠心肌 SUR2A mRNA 实时荧光定量 PCR 结果

Table 3-5　Results of Kir6.2 mRNA Real-time Quantitative Fluorescence PCR in Rats Myocardium

组别	n	SUR2A mRNA 表达相对值（$\times 10^{-3}$）
C 组	9	2.72 ± 0.37
EE 组	8	$3.75 \pm 1.47^*$
EEP 组	8	2.87 ± 0.59
EEP+EE 组	9	$2.58 \pm 0.84\#$
LEP 组	7	2.78 ± 0.40
LEP+EE 组	8	2.98 ± 0.83

注：* 与 C 组相比；# 与 EE 组相比，$P < 0.05$

Note：*compared with C group；# compared with EE group $P < 0.05$

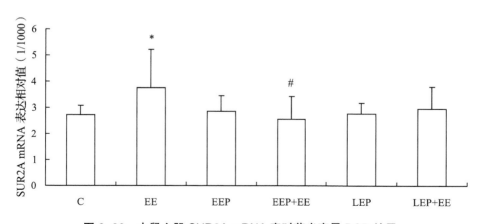

图 3-20　大鼠心肌 SUR2A mRNA 实时荧光定量 PCR 结果

Fig 3-20　Results of Kir6.2 mRNA Real-time Quantitative Fluorescence PCR in Rats Myocardium

注：* 与 C 组相比；# 与 EE 组相比，$P < 0.05$

Note：*compared with C group；#compared with EE group $P < 0.05$

三、大鼠心肌 K_{ATP} 通道亚基免疫荧光组织化学实验观察

（一）心肌 Kir6.2 免疫荧光组织化学实验观察

大鼠心肌 Kir6.2 免疫荧光染色结果见图 3-21 所示。C 组心肌 Kir6.2 免疫荧光染色呈亮绿色，在心肌纵切面上，Kir6.2 免疫荧光阳性产物呈规则的条纹状主要集中分布于心肌细胞表面（图 3-21A）。在心肌横切面上，Kir6.2 免疫荧光阳性产物呈点状分布于心肌细胞胞浆内（图 3-21B）。EE 组 Kir6.2 免疫阳性反应较 C 组增强（图 3-21C）。EEP 组 Kir6.2 免疫阳性反应较 C 组减弱（图 3-21D）。EEP+EE 组 Kir6.2 免疫阳性反应较 EE 组减弱（图 3-21E）。LEP 组 Kir6.2 免疫阳性反应较 C 组有减弱趋势（图 3-21F）。LEP+EE 组 Kir6.2 免疫阳性反应较 EE 组明显减弱（图 3-21G）。阴性对照心肌组织呈淡绿色，无明显免疫荧光阳性产物（图 3-21H）。

（二）心肌 SUR2A 免疫荧光组织化学实验观察

大鼠心肌 SUR2A 免疫荧光染色结果见图 3-22 所示。C 组心肌 SUR2A 免疫荧光染色呈亮红色，在心肌纵切面上，SUR2A 免疫荧光阳性产物呈规则的条纹状主要集中分布于心肌细胞表面（图 3-22A）。在心肌横切面上，SUR2A 免疫荧光阳性产物呈点状分布于心肌细胞胞浆内（图 3-22B）。EE 组 SUR2A 免疫阳性反应较 C 组增强（图 3-22C）。EEP 组 SUR2A 免疫阳性反应较 C 组无明显变化（图 3-22D）。EEP+EE 组 SUR2A 免疫阳性反应较 EE 组减弱（图 3-22E）。LEP 组 SUR2A 免疫阳性反应较 C 组减弱（图 3-22F）。LEP+EE 组 SUR2A 免疫阳性反应较 EE 组减弱（图 3-22G）。阴性对照心肌组织呈暗红色，无明显免疫荧光阳性产物（图 3-22H）。

四、大鼠心肌 K_{ATP} 通道亚基免疫印迹检测

（一）大鼠心肌 Kir6.2 免疫印迹检测

表 3-6 和图 3-23 所示为大鼠心肌 Kir6.2 免疫印迹结果。与 C 组相比，EEP 心肌 Kir6.2 蛋白表达水平降低，且具有显著性差异（$P<0.05$）。LEP 组心肌 Kir6.2 蛋白表达水平下降，但不具有显著性差异（$P>0.05$）。EE 组心肌 Kir6.2 蛋白表达水平上升，且具有显著性差异（$P<0.05$）。与 EE 组相比较，EEP+EE 和 LEP+EE 组心肌 Kir6.2 蛋白表达水平降低，且具有显著性差异（$P<0.05$）。

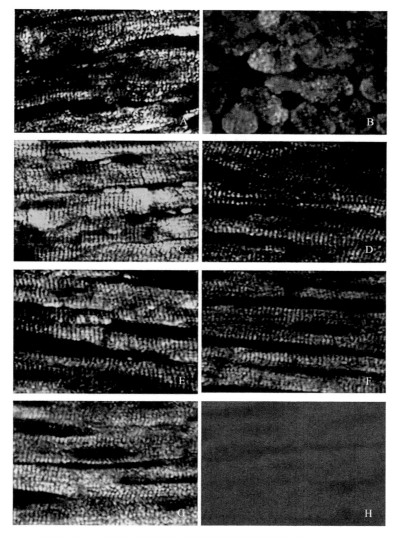

图 3-21　大鼠心肌 Kir6.2 免疫荧光组织化学结果（×400）

Fig 3-21　Results of Kir6.2 Immunofluoscesence in Rats Myocardium（×400）

图版说明

图 A　对照组心肌 Kir6.2 免疫荧光阳性产物呈规则的条纹状主要集中分布于心肌细胞表面

图 B　在心肌横切面上，Kir6.2 免疫荧光阳性产物呈点状分布于心肌细胞胞浆内

图 C　力竭运动组 Kir6.2 免疫阳性反应较对照组增强

图 D　早期运动预适应组 Kir6.2 免疫阳性反应较对照组减弱

图 E　早期运动预适应＋力竭运动组 Kir6.2 免疫阳性反应较力竭运动组减弱

图 F　晚期运动预适应组 Kir6.2 免疫阳性反应较对照组有减弱趋势

图 G　晚期运动预适应＋力竭运动组 Kir6.2 免疫阳性反应较力竭运动组明显减弱

图 H　阴性对照心肌组织呈淡绿色，无明显免疫荧光阳性产物

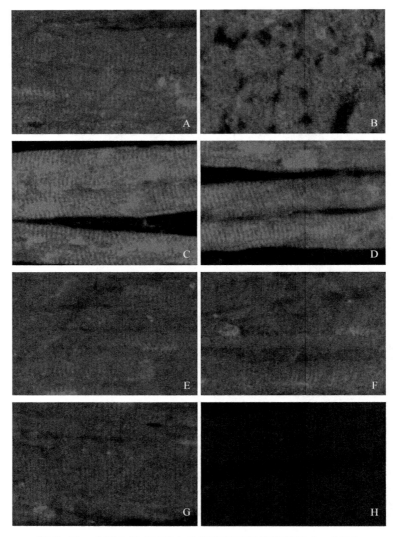

图 3-22　大鼠心肌 SUR2A 免疫荧光组织化学结果（×400）

Fig 3-22　Results of SUR2A Immunofluoscesence in Rats Myocardium（×400）

图版说明

图 A　对照组心肌 SUR2A 免疫荧光阳性产物呈规则的条纹状主要集中分布于心肌细胞表面

图 B　在心肌横切面上，SUR2A 免疫荧光阳性产物呈点状分布于心肌细胞胞浆内

图 C　力竭运动组 SUR2A 免疫阳性反应较对照组增强

图 D　早期运动预适应组 SUR2A 免疫阳性反应较对照组无明显变化

图 E　早期运动预适应 + 力竭运动组 SUR2A 免疫阳性反应较力竭运动组减弱

图 F　晚期运动预适应组 SUR2A 免疫阳性反应较对照组减弱

图 G　晚期运动预适应 + 力竭运动组 SUR2A 免疫阳性反应较力竭运动组减弱

图 H　阴性对照心肌组织呈暗红色，无明显免疫荧光阳性产物

表 3-6　大鼠心肌 Kir6.2 免疫印迹结果

Table 3-6　Results of Kir6.2 Western Blot in Rats Myocardium

组别	n	Kir6.2 蛋白表达相对值
C 组	9	0.28 ± 0.07
EE 组	8	0.56 ± 0.07*
EEP 组	8	0.14 ± 0.11*
EEP+EE 组	6	0.28 ± 0.22#
LEP 组	9	0.27 ± 0.15
LEP+EE 组	8	0.35 ± 0.09#

注：* 与 C 组相比，# 与 EE 组相比，$P<0.05$

Note：*compared with C group；#compared with EE group $P<0.05$

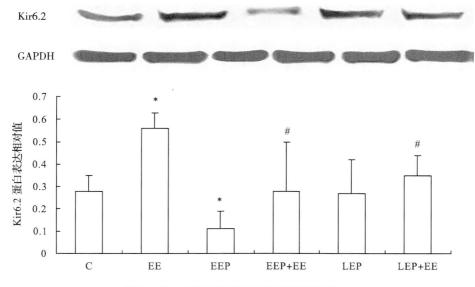

图 3-23　大鼠心肌 Kir6.2 免疫印迹结果

Fig 3-23　Results of Kir6.2 Western Blot in Rats Myocardium

注：* 与 C 组相比，# 与 EE 组相比，$P<0.05$

Note：*compared with C group；# compared with EE group $P<0.05$

（二）大鼠心肌 SUR2A 免疫印迹检测

表 3-7 和图 3-24 所示为大鼠心肌 SUR2A 免疫印迹结果。与 C 组相比，EE 组心肌 SUR2A 蛋白表达水平升高，且具有显著性差异（$P<0.05$）。EEP 组心肌

SUR2A 蛋白表达水平无明显变化（$P>0.05$）。LEP 组心肌 SUR2A 蛋白表达水平降低，且具有显著性差异（$P<0.05$）。与 EE 组相比较，EEP+EE 组和 LEP+EE 组心肌 SUR2A 蛋白表达水平降低，且具有显著性差异（$P<0.05$）。

表 3-7   大鼠心肌 SUR2A 免疫印迹结果

Table 3-7   Results of SUR2A Western Blot in Rats Myocardium

组别	n	SUR2A 蛋白表达相对值
C 组	8	0.15 ± 0.04
EE 组	9	0.22 ± 0.05*
EEP 组	9	0.19 ± 0.04
EEP+EE 组	8	0.13 ± 0.04#
LEP 组	8	0.10 ± 0.08*
LEP+EE 组	8	0.11 ± 0.06#

注：* 与 C 组相比，# 与 EE 组相比，$P<0.05$

Note：*compared with C group；#compared with EE group $P<0.05$

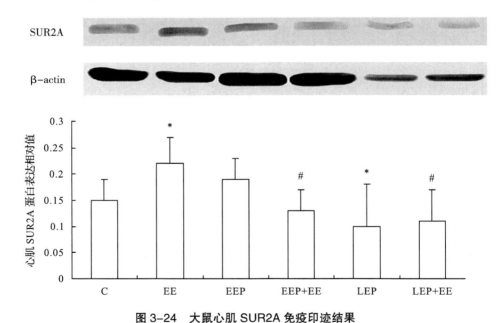

图 3-24   大鼠心肌 SUR2A 免疫印迹结果

Fig 3-24   Results of SUR2A Western Blot in Rats Myocardium

注：* 与 C 组相比，# 与 EE 组相比，$p<0.05$

Note：* compared with C group；# compared with EE group $P<0.05$

第三节　分析与讨论

一、运动预适应对大鼠心肌 K_{ATP} 通道 Kir6.2 表达的影响

（一）大鼠心肌 K_{ATP} 通道 Kir6.2 mRNA 表达的变化

心肌 K_{ATP} 通道作为预适应信号转导途径中重要的效应物质，介导了 EP 心肌保护效应，同时，EP 作为一种特殊运动方式在一定程度上影响了心肌 K_{ATP} 通道亚基 Kir6.2 的表达。RNA 原位核酸杂交又称 RNA 原位杂交组织化学或 RNA 原位杂交。利用该技术检测 K_{ATP} 通道 Kir6.2 mRNA 定位表达的研究并不多见。Choi 等[2] 利用原位杂交方法研究了缺氧预适应中 Kir6.2 mRNA 的定位表达，研究表明，Kir6.2 mRNA 主要集中分布于左、右心室肌细胞的胞浆中。我们前期研究表明[3]，EP 诱导了减轻力竭运动所致运动性心肌损伤的保护效应，但对此保护效应中心肌 K_{ATP} 通道 Kir6.2 mRNA 的定位表达尚未进行研究。本研究用原位杂交方法进一步探讨了 EP 诱导减轻力竭运动致运动性心肌损伤保护效应中心肌 K_{ATP} 通道 Kir6.2 mRNA 的定位表达。结果显示，心肌 Kir6.2 mRNA 原位杂交信号呈棕褐色，于心肌细胞胞浆中颗粒状分布。和对照组相比，早期运动预适应组和晚期运动预适应组 Kir6.2 mRNA 原位杂交信号没有明显变化，力竭运动组 Kir6.2 mRNA 原位杂交信号有减弱趋势。早期运动预适应后再进行力竭运动组 Kir6.2 mRNA 原位杂交信号较力竭运动组有减弱趋势。并且，晚期运动预适应后再进行力竭运动组 Kir6.2 mRNA 原位杂交信号较力竭运动组有减弱趋势。

大多研究认为，心肌缺血、缺氧时，心肌 K_{ATP} 通道 Kir6.2 mRNA 水平变化存在争议，研究结果不一。例如，陈灼焰等[4] 用实时荧光定量 PCR 技术研究 I/R 损伤大鼠心肌 K_{ATP} 通道 Kir6.2 mRNA 表达的变化。研究发现，Kir6.2 存在于正常心肌细胞膜上。并且大鼠心肌 I/R 损伤后 Kir6.2 mRNA 表达没有明显变化。Masaharu 等[5] 用实时荧光定量 PCR 技术研究表明，大鼠心肌缺血后 Kir6.2 mRNA 的表达没有明显变化，并认为组织肾素 – 血管紧张素系统参与了心肌缺氧、缺血时对心肌 K_{ATP} 通道表达的动态调控。Akaom 等[6] 用实时荧光定量 PCR 方法研究表明，在持续的心肌缺血灌注或不灌注情况下，kir6.1mRNA 的表达上调，而 Kir6.2 mRNA 水平没有发生明显的变化。并且，这些基因转

录和蛋白表达不但存在于心肌缺血区，在心肌非缺血区也有发现。Du 等[7] 用实时荧光定量 PCR 技术研究了转基因大鼠和野生型大鼠心肌缺血期间 Kir6.2 mRNA 的表达，研究发现，转基因大鼠 Kir6.2 mRNA 的表达没有发生明显变化。Melamed-Frank M 等[8] 用实时荧光定量 PCR 方法，对心肌 K_{ATP} 通道 Kir6.2 mRNA 在缺氧条件下的变化进行了研究。结果发现，缺氧引起 Kir6.2 mRNA 水平明显下降。以上研究提示，在心肌缺血、缺氧时，心肌 K_{ATP} 通道 Kir6.2 mRNA 水平变化结果不一。关于运动对心肌 K_{ATP} 通道亚基 Kir6.2 mRNA 表达影响的研究不多，Zingman 等[9] 用实时荧光定量 PCR 技术研究运动后大鼠心肌 K_{ATP} 通道 Kir6.2 mRNA 表达的变化。结果发现，短期运动后，Kir6.2 mRNA 的水平没有发生明显变化。以上表明，不同的刺激条件引起了心肌 K_{ATP} 通道 Kir6.2 mRNA 水平的不同变化。

我们前期研究表明[3]，EP 诱导了减轻力竭运动致运动性心肌损伤的保护效应，但对此保护效应中心肌 K_{ATP} 通道 Kir6.2 mRNA 表达变化的研究未见相关报道。本研究用实时荧光定量 PCR 方法，进一步研究了 EP 诱导的减轻力竭运动所致运动性心肌损伤保护效应中 K_{ATP} 通道 Kir6.2 mRNA 水平的变化。研究结果显示，和对照组相比，力竭运动组和 EP 组 Kir6.2 mRNA 的水平没有发生明显变化。和力竭运动组相比，EP 后力竭运动组 Kir6.2 mRNA 的水平也没有发生明显变化。并且各组 Kir6.2 mRNA 的水平变化和其原位杂交信号表达的强弱基本相吻合。本研究表明，心肌 K_{ATP} 通道 Kir6.2 mRNA 水平在 EP 诱导减轻力竭运动致运动性心肌损伤的心肌保护效应中没有发生明显变化，对 EP 诱导的该保护效应中心肌 K_{ATP} 通道 Kir6.2 mRNA 水平的变化研究尚需深入探讨。综上所述，心肌 K_{ATP} 通道 Kir6.2 mRNA 水平在缺血、缺氧、运动和 EP 等不同刺激条件下的变化趋势并不完全一致，提示心肌 K_{ATP} 通道 Kir6.2 mRNA 的表达在不同刺激条件的调控机制可能不一样。

（二）大鼠心肌 K_{ATP} 通道 Kir6.2 蛋白表达的变化

心肌 K_{ATP} 通道位于心肌细胞膜上，但其具体的定位表达尚未明确阐明。Korchev 等[10] 用离子传导扫描显微镜观察到，心肌 K_{ATP} 通道呈簇状分布于肌膜 Z 线横小管开口处。Morrissey 等[11] 用免疫荧光法检测了心肌 K_{ATP} 通道 Kir6.2 定位表达，结果表明，心肌 K_{ATP} 通道 Kir6.2 呈规则的条纹状分布于心肌细胞表面。Li 等[12] 免疫荧光法研究表明，心肌 K_{ATP} 通道 Kir6.2 呈规则的条纹状主要分布于心肌细胞横小管。在 EP 诱导的减轻力竭运动所致运动性心肌损伤保护效应中，心肌 K_{ATP} 通道 Kir6.2 又是如何表达？本研究用免疫荧光法对 K_{ATP} 通道 Kir6.2 在 EP 诱导的减轻力竭运动所致运动性心肌损伤保护效应中的表达进行了研究。结果发现，和 Morrissey 等[11] 的研究结果相一致，于心肌细胞纵切面上，心肌 Kir6.2 免疫阳性反应呈规则的条纹状分布于心肌细胞表面。同时，我们在心肌细胞横切面上发现，心肌 Kir6.2 免疫阳性反应呈亮绿色点状分布于心肌细胞胞浆内。并且和对照组相比，力竭运动组心肌 Kir6.2 免疫阳性反应明显增强，而 EP 组心肌 Kir6.2 免疫阳性反应明显减弱。因此，我们认为，心肌 K_{ATP} 通道可能位于心肌肌膜内陷而成的横小管内，并随横小管延伸到心肌细胞胞浆中。心肌 Z 线处横小管离子通道的主要功能是控制动作电位向心肌细胞内传导，提示心肌 K_{ATP} 通道具有调控心肌动作电位的重要功能。心肌 K_{ATP} 通道通过对心肌动作电位的调控等机制介导了心肌保护效应。

研究表明，在运动诱导的减轻 I/R 损伤心肌梗死面积保护效应中，心肌 K_{ATP} 通道 Kir6.2 蛋白水平明显增加。Brown 等[13] 用免疫印迹法研究发现，为期 5d 的运动显著减轻了大鼠 I/R 损伤心肌梗死面积，且大鼠心肌 K_{ATP} 通道 Kir6.2 蛋白水平明显增加。Zingman 等[9] 用免疫印迹法进一步证实了以上的观点，为期 5d 的持续运动引起了 K_{ATP} 通道 Kir6.2 蛋白水平明显增加。K_{ATP} 通道表达的增加减少了心率升高时心肌 APD 缩短的时间和心率增加而引起的心肌能量消耗。Brown 等[14] 用免疫印迹法研究了长期运动诱导的心肌保护中 K_{ATP} 通道 Kir6.2 蛋白变化。结果发现，长期运动显著减少了大鼠心肌 I/R 损伤的心肌梗死面积，并且长期运动后 K_{ATP} 通道 Kir6.2 蛋白水平有所升高。以上研究结果提示，心肌 K_{ATP} 通道可能通过 Kir6.2 蛋白水平的增加以引起 K_{ATP} 通道数量增加，从而参与运动诱导的减轻 I/R 损伤心肌梗死面积的保护效应。

EP 诱导了减轻力竭运动致大鼠运动性心肌损伤保护效应，但对此保护效应中心肌 K_{ATP} 通道 Kir6.2 蛋白表达变化的研究尚未涉及。本研究用免疫印迹法对心肌 K_{ATP} 通道 Kir6.2 蛋白水平在该保护效应中的变化进行了研究。结果发现，和对照组相比，早期运动预适应组 Kir6.2 蛋白水平明显降低，晚期运动预适应组 Kir6.2 蛋白水平未见明显变化，而力竭运动组 Kir6.2 蛋白水平明显增加。和力竭运动组相比，早期和晚期运动预适应后力竭运动组 Kir6.2 蛋白水平明显降低。并且，心肌 K_{ATP} 通道 Kir6.2 蛋白水平的变化和心肌 Kir6.2 免疫荧光反应结果基本相一致。以上研究结果表明，EP 未引起大鼠心肌细胞缺血、缺氧改变，细胞内 ATP 浓度仍维持在较高水平。而力竭运动导致心肌细胞缺血、缺氧增加, 细胞内 ATP 浓度降低, 心肌 K_{ATP} 通道通过 Kir6.2 蛋白水平增加从而引起该通道开放数量增加, 减少了细胞内 ATP 的消耗, 进一步抑制力竭运动所致的运动性心肌损伤。同时, EP 后再进行力竭运动引起 Kir6.2 蛋白水平明显下降, 表明 EP 诱导了减轻力竭运动致心肌缺血、缺氧损伤的心肌保护效应, 心肌 K_{ATP} 通道通过 Kir6.2 蛋白水平的下降介导了此保护效应。以上研究提示, Kir6.2 蛋白水平在 EP 心肌保护效应中明显下降。心肌 K_{ATP} 通道通过 Kir6.2 蛋白水平的下降介导了 EP 诱导的减轻力竭运动所致运动性心肌损伤保护效应。

综上所述, EP 是一种非损伤性预适应运动方式。在 EP 诱导的减轻力竭运动致运动性心肌损伤的保护效应中, 心肌 K_{ATP} 通道 Kir6.2 mRNA 水平未发生明显变化, 而心肌 K_{ATP} 通道 Kir6.2 蛋白水平明显降低, 提示心肌 K_{ATP} 通道通过 Kir6.2 蛋白水平的降低介导 EP 诱导心肌保护效应。

二、运动预适应对大鼠心肌 K_{ATP} 通道 SUR2A 表达的影响

(一) 大鼠心肌 K_{ATP} 通道 SUR2A mRNA 表达的变化

SUR2A 是 K_{ATP} 通道 ABC 结合蛋白的调控亚基, 能够对新陈代谢应激产生心肌耐受力。近期研究表明, SUR2A 表达的适度增加能够对包括 I/R 损伤和缺氧等不同类型的新陈代谢应激产生预适应心肌保护效应。利用原位杂交技术检测 SUR2A mRNA 定位表达的研究并不多见。Chutkow 等[15] 利用原位杂交方法研究了不同组织中 SUR2A mRNA 的定位表达, 结果发现, SUR2A mRNA 主要表达在心脏和骨骼肌的实质组织中, 而在其他组织中, SUR2A mRNA 主要表达在脉管结构。

我们前期的研究表明[3], EP 诱导了减轻力竭运动所致运动性心肌损伤的保护效应, 但对此保护效应中心肌 K_{ATP} 通道 SUR2A mRNA 的定位表达尚未进行研究。本研究用原位杂交方法, 进一步研究了 EP 诱导的减轻力竭运动所致运动性心肌损伤保护效应中 K_{ATP} 通道 SUR2A mRNA 的表达。研究发现, SUR2A mRNA 原位杂交信号呈棕褐色, 集中分布于心肌细胞胞浆中, 呈中等强度。和对照组相比, 早期运动预适应组和晚期运动预适应组 SUR2A mRNA 原位杂交信号没有明显变化, 力竭运动组 SUR2A mRNA 原位杂交信号增强。早期运动预适应后再进行力竭运动组 SUR2A mRNA 原位杂交信号较力竭运动组有减弱趋势。并且, 晚期运动预适应后再进行力竭运动组 SUR2A mRNA 原位杂交信号较力竭运动组也有减弱趋势。

　　有些研究利用实时荧光定量 PCR 技术检测了 SUR2A mRNA 在缺血、缺氧中的表达变化，但是研究结果并不一致。Akaom 等[6]研究表明，在持续的心肌缺血灌注或不灌注情况下，kir6.1 mRNA 的表达升高，而 SUR2A mRNA 水平没有明显的变化。并且，这些基因转录和蛋白表达不但存在心肌缺血区，在心肌非缺血区也有发现。Du 等[7]利用实时荧光定量 PCR 技术研究了利用巨细胞病毒启动子控制 SUR2A 而成的转基因大鼠和野生型大鼠心肌缺血期间 SUR2A mRNA 的表达，研究发现，和野生型大鼠相比，转基因大鼠 SUR2A mRNA 的表达明显升高，且转基因大鼠 I/R 损伤心肌梗死面积明显减少。表明 SUR2A 的超量表达引起了 sarcK$_{ATP}$ 通道开放的增加而介导了减少心肌 I/R 损伤的保护效应。Ranki 等[16]利用实时荧光定量 PCR 技术研究了 17β– 雌二醇调控下心肌 K$_{ATP}$ 通道 SUR2A mRNA 的表达，结果发现，用 17β– 雌二醇处理后，SUR2A mRNA 的表达明显增加，而其他亚基的表达未见明显变化。并且 SUR2A mRNA 的表达的明显增加引起了 K$_{ATP}$ 通道数量表达的增加。Crawford 等[17]的研究证实了以上的结论。他的研究发现，长期轻度缺氧引起了 K$_{ATP}$ 通道数量通过 SUR2A mRNA 表达的升高而增加，而没有引起其他亚基表达的变化。以上研究表明，在用雌激素处理以及在长期低氧的条件下，心肌 K$_{ATP}$ 通道数量表达的增加和 SUR2A mRNA 表达的单独增加以及心肌对 I/R 损伤耐受力的增强相互关联，从而增强了心肌对缺氧/复氧损伤以及 I/R 损伤的耐受力。以上提示，SUR2A 单独表达的升高就可以导致心肌 K$_{ATP}$ 通道数量表达升高以增强心肌对 I/R 损伤的耐受力。

　　关于运动对心肌 K$_{ATP}$ 通道 SUR2A mRNA 表达影响的研究不多，Zingman 等[9]运用实时荧光定量 PCR 技术研究运动后大鼠心肌 K$_{ATP}$ 通道 SUR2A mRNA 表达的变化。结果发现，运动后 SUR2A mRNA 的表达发生明显变化。我们进一步研究了 EP 诱导的减轻力竭运动所致运动性心肌损伤保护效应中 SUR2A mRNA 表达的变化。研究结果显示，和对照组相比，早期和晚期运动预适应组 SUR2A mRNA 的表达没有发生明显变化，力竭运动组 SUR2AmRNA 的表达升高。早期运动预适应后再进行力竭运动组 SUR2A mRNA 的表达和力竭运动组相比降低。可能的原因是力竭运动引起 SUR2A mRNA 表达的增加而导致心肌 K$_{ATP}$ 通道表达增加而介导减轻力竭运动所致运动性心肌损伤心肌保护效应。而运动预适应减轻了力竭运动所致急性运动性心肌损伤，使得运动预适应后再进行力竭运动大鼠的 SUR2A mRNA 表达明显降低。综上所述，在缺血、缺氧、运动和 EP 等不同刺激条件下，心肌 K_{ATP} 通道 SUR2A mRNA 水平发生了变化，SUR2A mRNA 的变化引起心肌 K_{ATP} 通道表达增加而介导了心肌保护效应。

（二）大鼠心肌 K_{ATP} 通道亚基 SUR2A 蛋白表达的变化

心肌 K_{ATP} 通道位于心肌细胞上，但其具体的定位表达尚未明确阐明。Korchev 等[10]用离子传导扫描显微镜观察到，心肌 K_{ATP} 通道呈簇状分布于肌膜 Z 线横小管开口处。Morrissey 等[11]用免疫荧光法检测了 SUR2A 定位表达，结果表明，和 Kir6.2 相类似，心肌 K_{ATP} 通道 SUR2A 呈规则的条纹状分布于心肌细胞表面，并且 SUR2A 和 Kir6.2 共同存在相间分布于心肌细胞表面。这与 SUR2A 和 Kir6.2 两个亚基共同组成一个杂聚肽通道复合物的生化功能以及药理学功能相符合。在 EP 诱导的减轻力竭运动所致运动性心肌损伤保护效应中，心肌 K_{ATP} 通道 SUR2A 亚基是如何表达？本研究进一步用免疫荧光组织化学方法对 SUR2A 的定位表达进行了研究。结果发现，和 Kir6.2 的分布相类似，于心肌细胞纵切面上，心肌 SUR2A 免疫阳性反应呈规则的条纹状分布于心肌细胞表面。同时，我们在心肌细胞横切面上发现，心肌 SUR2A 免疫阳性反应呈暗红色点状分布于心肌细胞胞浆内。与对照组相比较，力竭运动组心肌 SUR2A 免疫反应明显增强，早期运动预适应组心肌 SUR2A 免疫反应无明显变化，晚期运动预适应组心肌 SUR2A 免疫反应明显降低。与力竭运动组相比较，早期和晚期运动预适应组心肌 SUR2A 免疫反应明显降低。

研究表明，SUR2A 表达的适度增加能够对包括 I/R 损伤和缺氧等不同类型的新陈代谢应激产生预适应心肌保护效应。Du 等[7]利用免疫印迹技术研究了利用巨细胞病毒启动子控制 SUR2A 而成的转基因大鼠和野生型大鼠心肌缺血期间 SUR2A 蛋白的表达，研究发现，和野生型大鼠相比，转基因大鼠 SUR2A 蛋白的表达明显升高，且转基因大鼠 I/R 损伤心肌梗死面积明显减少。Budas 等[1]利用免疫印迹技术研究了缺氧 / 复氧诱导的减轻心肌梗死面积的预适应保护效应下心肌 K_{ATP} 通道 SUR2A 表达变化，研究发现，在持续缺氧开始时，缺氧 / 复氧引起了 SUR2A 蛋白表达的明显升高。以上研究表明，SUR2A 蛋白的超量表达引起了 K_{ATP} 通道开放的增加而介导了减少心肌 I/R 损伤的保护效应。关于运动对心肌 K_{ATP} 通道 SUR2A 表达变化也进行了一些研究。Brown 等[13]用 SD 大鼠建立了短期运动模型。结果发现，短期运动诱导了 I/R 损伤心肌梗死面积减少的心肌保护效应，并且此保护效应和大鼠心肌 K_{ATP} 通道 SUR2A 蛋白表达的升高密切相关。Zingman 等[18]用转基因大鼠建立了短期运动模型。结果表明，

短期运动引起了 K_{ATP} 通道 SUR2A 蛋白表达的明显增加和该通道表达的增加。K_{ATP} 通道表达的增加减少了心率升高时心肌 APD 缩短的时间和心率增加而引起的心肌能量消耗。以上结果表明，运动诱导的 I/R 损伤心肌梗死面积减少的可能机制是心肌 K_{ATP} 通道亚基 SUR2A 蛋白表达的升高。提示 K_{ATP} 通道的表达参与了运动诱导的心肌保护效应。

　　EP 诱导了减轻力竭运动致大鼠运动性心肌损伤保护效应，但对该保护效应中心肌 K_{ATP} 通道亚基 SUR2A 蛋白表达的研究尚未涉及。本研究用免疫印迹方法研究了 EP 诱导的减轻力竭运动所致急性运动性心肌损伤心肌梗死面积保护效应中心肌 K_{ATP} 通道 SUR2A 蛋白的表达。结果发现，和对照组相比，早期运动预适应组 SUR2A 蛋白变化不明显，力竭运动组心肌 SUR2A 蛋白变化明显增加，而晚期运动预适应组心肌 SUR2A 蛋白变化明显下降。和力竭运动组相比，早期和晚期运动预适应后力竭运动组力竭运动后心肌 SUR2A 蛋白变化明显下降。力竭运动后心肌 SUR2A 蛋白表达明显增加，这会引起心肌 K_{ATP} 通道开放数量增加，引起 K^+ 外流增加和心肌 APD 缩短。降低细胞内 Ca^{2+} 超载。K^+ 外流的增加抑制了 Ca^{2+} 内流，从而减少了细胞胞内 ATP 的消耗，减轻心肌损伤，改善心肌功能，从而进一步抑制力竭运动所致运动性心肌损伤。运动预适应后再进行力竭运动引起 SUR2A 蛋白水平明显下降，表明运动预适应诱导了减轻力竭运动致心肌缺血、缺氧损伤的保护效应，心肌 K_{ATP} 通道通过 SUR2A 蛋白水平的下降介导了此保护效应。以上研究提示，EP 作为一种预适应方式，引起 SUR2A 蛋白水平明显下降。心肌 K_{ATP} 通道通过 SUR2A 蛋白水平的下降介导了 EP 诱导的减轻力竭运动所致急性心肌损伤的保护效应。以上研究提示，在 EP 诱导的减轻力竭运动致运动性心肌损伤的保护效应中，心肌 K_{ATP} 通道 SUR2A mRNA 水平未发生明显变化，而心肌 K_{ATP} 通道 SUR2A 蛋白水平明显降低，提示心肌 K_{ATP} 通道通过 SUR2A 蛋白水平的降低介导 EP 心肌保护效应。

　　综上所述，在 EP 预适应心肌保护效应中，心肌 K_{ATP} 通道 Kir6.2 mRNA 没有发生明显变化，该通道 Kir6.2 和 SUR2A mRNA 及 SUR2A 蛋白表达的明显降低。心肌 K_{ATP} 通道通过 Kir6.2 和 SUR2A 蛋白表达的降低，介导了 EP 诱导的减轻力竭运动所致运动性心肌损伤的保护效应。

三、心肌 K_{ATP} 通道介导 EP 心肌保护效应的机制探讨

　　关于运动诱导的减轻 I/R 损伤心肌梗死面积的心肌保护效应的确切机制尚

不清楚。已有研究表明，短期运动和长期运动都能诱导心肌保护效应，并且发现，心肌 K_{ATP} 通道表达或开放的增加[13][14][9]。心肌 K_{ATP} 通道表达或开放的增加与运动诱导心肌保护效应之间的正相关表明了心肌 K_{ATP} 通道在运动诱导的心肌保护效应中起到了关键作用。虽然运动引起 K_{ATP} 通道开放增加而诱导心肌保护效应的确切机制尚未明确阐明，但是有几个可能的机制解释了 K_{ATP} 通道的开放介导的心肌保护效应。

运动诱导的心肌保护效应能够引起心肌细胞膜上 K_{ATP} 通道的开放[14]，该通道开放能引起心肌细胞膜的超级化，慢 Ca^{2+} 通道的关闭。同时该通道开放增加了 K^+ 外向流出，缩短了 APD，减少了平台期 Ca^{2+} 内流。另外，由于 K^+ 外流的增加，加快了静息膜电位的恢复速率，使胞浆内 Ca^{2+} 在相对低的静息膜电位下，很容易通过 Na^+–Ca^{2+} 交换系统排出[19]。Brown 等[14]研究认为，心肌 I/R 损伤后心肌细胞内 Ca^{2+} 的含量明显上升，而在 12w 的运动后再进行 I/R，发现心肌细胞内 Ca^{2+} 的含量未发生显著变化。上述这些机制能减轻心肌 Ca^{2+} 超载，心肌 Ca^{2+} 的降低，使缺血心肌收缩力减弱，在一定程度上减少了 ATP 消耗。另外，K_{ATP} 通道开放可以提高心肌对氧和能量物质的利用率，对能量物质的储备有一定意义[20]。从而阻止缺血、再灌注时胞内 Ca^{2+} 超载对心肌的损害作用。

在新陈代谢应激期间（如运动而缺血时），K_{ATP} 通道可以看作是能够调控维持细胞完整性的一系列心肌保护效应的细胞能量传感器。K_{ATP} 通道数量表达的增加可能有助于细胞更好的维持能量状态，提高细胞对低氧的耐受力。Alekseev. 等[21]研究表明，Kir6.2 基因敲除的大鼠不具有预适应介导的 I/R 损伤后心肌生物能量学的保护效应。而且，包括肌酸激酶、3–磷酸甘油醛脱氢酶和乳酸脱氢酶在内的几种酶和 K_{ATP} 通道的生理性结合在以前也有所研究。研究认为，增加的 K_{ATP} 通道 – 酶复合物可能会引起维持细胞能量状态敏感性的增加；同时也会通过肌酸激酶途径系统而改善细胞表面和线粒体之间的信息通讯联系[21]。运动后 K_{ATP} 通道蛋白表达的增加可能和缺血期间 ATP 水平的维持相联系，也可能和训练动物心脏内 K_{ATP} 通道开放时间的延长相联系。心肌细胞缺血期间，心肌细胞内外的离子平衡状态被打破，大量的氧自由基生成；同时，膜磷脂也缺失，心肌的氧供应和葡萄糖供应减少。在这一复杂的过程中，心肌细胞内 ATP 浓度的降低是一个关键的因素。研究表明，心肌 K_{ATP} 通道开放能减少缺血心肌中过氧化物的释放，使氧自由基对缺血心肌收缩力和冠状动脉血流量的抑制作用得以减轻，从而减轻再灌注期间氧自由基对心肌的损伤影响[22]。Jew 等[23]

研究认为，缺血期间心肌细胞膜兴奋性的降低可能会促进细胞内 ATP 水平含量的维持。Jew 等在随后的研究也认为，缺血期间随运动而造成的 K_{ATP} 通道蛋白表达的增加可能与更好的维持细胞内 ATP 的水平相互联系，同时，K_{ATP} 通道蛋白表达的增加也和训练大鼠心脏内 K_{ATP} 通道表达的时间过程的延长相联系[24]。研究表明，K_{ATP} 通道的开放可使心肌细胞内 ATP 浓度增加，这样就恢复了心肌细胞内正常的能量平衡状态，也就减轻了心肌的缺血性损伤，对细胞正常结构和功能的维持起到了重要的作用[25]。

心肌 K_{ATP} 通道是心肌能量消耗的重要的调控器。Zingman 等[9] 研究了在心率增加期间心肌 K_{ATP} 通道表达的增加和随后动作电位缩短的提高是否影响到心肌能量状态。研究发现，运动诱导的心肌 K_{ATP} 通道表达的增加限制了心率增加期间心肌氧耗量的增加。研究表明，心肌 K_{ATP} 通道能够调控心肌能量的利用，该通道表达的增加提高了在心率增加时的能量利用率。

在正常生理条件下，IMM 对代谢产物和离子是不可渗透的，但在再灌注时，MPTP 开放，致使 IMM 渗透性增强。MPTP 持续开放的后果是线粒体肿胀、线粒体蛋白的释放和氧化磷酸化的解偶联，进而会导致细胞的坏死。MPTP 由腺嘌呤核苷酸、亲环蛋白 D 和电压依赖离子通道构成。最近的研究表明，当亲环蛋白 D 基因融化时，心脏将对 I/R 损伤具有保护效应，这表明 MPTP 是 I/R 引起的心肌坏死过程中的一个重要组成部分[26]。Hausenloy 等[27] 的研究结果表明，持续缺血后的再灌注对调控 IP 诱导的心肌保护效应发挥了实质性的作用。而再灌注时心脏的 IP 诱导的心肌保护作用是通过对促生存激酶 AKT 和 ERK1/2 的磷酸化作用而实现的。同时，该研究也证实了 K_{ATP} 通道可能是促生存激酶路径转运系统的一部分，并且，这个促生存激酶转运系统能够减少 MPTP 的开放和凋亡的启动。Zingman 等[28] 研究认为：K_{ATP} 通道在缺血期间的开放可能会通过引起缩短心肌动作电位的 K^+ 的外流而提供细胞保护作用。从而导致了细胞动作电位复极的加快和抑制细胞内 Ca^{2+} 的负荷量。Ca^{2+} 超载能够诱导 MPTP 的开放，MPTP 的开放可引起细胞凋亡。而 K_{ATP} 通道蛋白表达的增加可能会抑制 Ca^{2+} 超载从而抑制细胞凋亡。

运动诱导 K_{ATP} 通道开放的增加而引起心肌细胞保护效应的具体机制非常复杂，并不只局限于上面所阐述的机制。运动期间，身体能量消耗要比基础状态下增加 $20\sim100$ 倍。为维持运动期间的机能，心血管系统运输所需的氧气和其他代谢物质的能力至关重要，但是，心血管系统的这种能力却受限于获得和维持足够心率和每搏输出量的能力。运动时心率的增加需要心肌 APD 的缩短，以调整心肌的不应期和平衡心肌收缩和舒张功能的增加以及能量物质的补充[29][30][31][32][33]。Alekseev 等[34]研究表明，机体心率增加时，心肌 APD 的缩短具有 K_{ATP} 通道组成部分的依赖性。Zingman 等[9]进行了研究，评估了运动引起的心率增加时心肌 APD 的缩短，研究结果表明，在机体心率增加时，运动诱导的心肌 K_{ATP} 通道表达的增加提高了心肌 APD 缩短的速率和幅度。研究提示运动诱导的心肌 K_{ATP} 通道表达的增加足以能够影响到心肌细胞膜兴奋性的调控。心率增加时心肌 APD 的缩短对心脏不应期的减少和舒张期的维持至关重要。心肌 APD 的缩短包括即刻变化和长时期变化两个时期，其机制尚不明确，可能包括平衡外在和内在离子电流的复杂变化[35][36]。近期，Alekseev 等[34]的研究表明，心率增加时心肌 APD 的缩短依赖于心肌 K_{ATP} 通道的开放。Wu 等[37]研究证实了以前的研究结论，并揭示了在心肌 APD 中动作电位的变化过程。在心率增加时心肌 APD 的即刻缩短和运动以及心肌 K_{ATP} 通道电流之间没有关联。接下来是 APD 的迅速反弹，可能与钙依赖的钙调蛋白的活化和钙离子内流的增加有关。心肌 K_{ATP} 通道依赖的 APD 的缩短发生在动作电位到达稳定时期前的 $1 \sim 2min$。并且和预期的一样，APD 的缩短主要出现在最高心率时，可能是由于 Ca^{2+} 和 Na^+ 的转运以及 $Na^+/K^+ATPase$ 和 $Ca^{2+}ATPase$ 激活的原因[34][38]。Zingman 等[9]研究认为，在正常生理和受刺激状态时，心肌 K_{ATP} 通道对维持心肌细胞兴奋性至关重要，并且该通道表达的增加提高和增强了机体对运动训练生理性适应的反应。以上研究表明，心肌 K_{ATP} 通道可能通过减少 Ca^{2+} 超载、增加细胞内 ATP 浓度的含量及促进心肌动作电位缩短等机制，介导了运动诱导的减轻心肌 I/R 损伤心肌梗死面积的心肌保护效应。

EP 诱导了减轻力竭运动所致大鼠运动性心肌损伤的保护效应，该保护效应和运动诱导的减轻心肌 I/R 损伤的心肌保护效应的机制是否完全相同？本研究用实时荧光定量 PCR 方法对心肌 K_{ATP} 通道 Kir6.2 mRNA 和 SUR2A mRNA 在 EP 诱导的减轻力竭运动所致大鼠运动性心肌损伤的保护效应中的表达变化进行了探讨，结果发现，无论在 EP 早期保护效应期间还是在 EP 晚期保护效应期间，心肌 K_{ATP} 通道 Kir6.2 mRNA 的表达没有发生明显变化，而 SUR2A mRNA 的表达发生了明显变化，在胞浆中呈颗粒状弥散分布。同时，本研究用免疫印迹方法对心肌 K_{ATP} 通道 Kir6.2 蛋白和 SUR2A 蛋白在 EP 诱导的减轻力竭运动所致大鼠运动性心肌损伤的保护效应中的表达变化进行了探讨，结果发现，在 EP 早期保护效应期间，心肌 K_{ATP} 通道 Kir6.2 蛋白水平明显下降。而在 EP 晚期保护效应期间，Kir6.2 蛋白水平未见明显变化。而对于 SUR2A 蛋白而言，在 EP 早期保护效应期间，SUR2A 蛋白水平未见明显变化。而在 EP 晚期保护效应期间，SUR2A 蛋白水平明显降低。Kir6.2 蛋白和 SUR2A 蛋白水平在 EP 心肌保护效应的不同时期的表达不同，表明 EP 对这两个亚基表达调控具有时间依赖性。但是，EP 对心肌 K_{ATP} 通道亚基表达变化的影响的最后结果是一致的。心肌 K_{ATP} 通道 Kir6.2 和 SUR2A 两个亚基在 EP 诱导的减轻力竭运动所致大鼠运动性心肌损伤的保护效应中表达的明显降低，表明 EP 作为一种非损伤性特殊的运动方式，未引起心肌缺血、缺氧，心肌细胞内 ATP 含量较高，受高浓度 ATP 的抑制，心肌 K_{ATP} 通道处于关闭状态。本研究还发现，力竭运动后，心肌 K_{ATP} 通道 Kir6.2 和 SUR2A 亚基的蛋白水平明显升高，可能是由于力竭运动作为一种大强度运动，导致大鼠心肌缺血、缺氧损伤，心肌细胞内由于缺血、缺氧而造成 ATP 含量降低，乳酸和腺苷等含量升高，ATP/ADP 的比率降低，引起心肌 K_{ATP} 通道的激活开放而介导减轻力竭运动致大鼠心肌损伤的保护效应。这一点，和运动诱导的减轻 I/R 损伤心肌梗死面积的保护效应中心肌 K_{ATP} 通道 Kir6.2 和 SUR2A 两个亚基的蛋白水平的变化相类似[9][13][14]。

以上研究提示，心肌 K_{ATP} 通道所介导的运动诱导的减轻 I/R 损伤心肌梗死面积的保护效应中 Kir6.2 和 SUR2A 两个亚基的蛋白变化的机制，可能和力竭运动所引起的 Kir6.2 和 SUR2A 两个亚基的蛋白变化的机制相类似。其具体机制尚需深入探讨。无论在 EP 早期保护效应期间还是在 EP 晚期保护效应期间，EP 后再进行力竭运动后心肌 K_{ATP} 通道 Kir6.2 和 SUR2A 亚基的蛋白水平较力竭运动组明显下降。表明心肌 K_{ATP} 通道通过 Kir6.2 和 SUR2A 亚基蛋白水平的下降，参与了减轻力竭运动致大鼠运动性心肌损伤的保护效应。

另外，心肌 K_{ATP} 通道在心肌细胞上高度表达，主要由 SUR2A 和 Kir6.2 组成[31]。近期的研究表明，K_{ATP} 通道蛋白复合物除了由 SUR2A 和 Kir6.2 组成外，还有一些其他的附属蛋白也参与构成了 K_{ATP} 通道。更加具体地说，有主要分布在非心肌组织中的 K_{ATP} 孔道形成亚基和一些调控细胞内 ATP 水平和糖酵解的酶。如腺苷酸激酶、肌酸激酶、肌肉型乳酸脱氢酶、三磷酸甘油醛脱氢酶、磷酸丙糖异构酶和丙酮酸激酶等都是 K_{ATP} 通道的完整组成部分[39][40][41][42][43][44]。附属蛋白对心肌 K_{ATP} 通道的调节和功能势必不可缺少的。心肌 K_{ATP} 通道的活性受细胞内 ATP 水平的调控，因此，心肌 K_{ATP} 通道的主要功能是偶联了细胞新陈代谢状态和细胞膜兴奋性[31]。在 EP 期间，引起 K_{ATP} 通道 Kir6.2 和 SUR2A 两个亚基的蛋白水平下降的机制尚不清楚。除了细胞内 ATP 的水平能够活化 K_{ATP} 通道外，研究还表明，细胞内 pH 值、细胞骨架以及细胞内其他核苷酸水平的改变都能刺激 K_{ATP} 通道的活化和开放[21]。因此，本研究结果提示，EP 未引起心肌缺血、缺氧，心肌细胞内 ATP 含量较高，心肌 K_{ATP} 通道结构较复杂，心肌 K_{ATP} 通道受细胞内 ATP/ADP 高比率的影响，没有发生通道活性及其开放的改变，但其具体机制尚需深入探讨。

第四节　研究结论

心肌 K_{ATP} 通道亚基 Kir6.2 mRNA 和 SUR2A mRNA 的水平在运动预适应诱导的减轻力竭运动致大鼠运动性心肌损伤保护效应中变化趋势并不完全一致，而该通道两亚基 Kir6.2 和 SUR2A 蛋白水平在运动预适应心肌保护效应中发生了明显变化，提示心肌 K_{ATP} 通道通过 Kir6.2 和 SUR2A 水平变化参与了运动预适应诱导的减轻力竭运动所致大鼠运动性心肌损伤保护效应。

参考文献

［1］Budas GR, Jovanovic S, Crawford RM, et al. Hypoxia-induced preconditioning in adult stimulated cardiomyocytes is mediated by the opening and trafficking of sarcolemmal KATP channels［J］. FASEB J 2004, 18（9）: 1046-1048.

［2］Choi SW, Ahn JS, Kim HK, et, al. Increased Expression of ATP-sensitive K Channels Improves the Right Ventricular Tolerance to Hypoxia in Rabbit Hearts［J］.Korean J Physiol Pharmacol. 2011, 15（4）: 189-194

［3］申毓军. 运动预适应对力竭运动大鼠心肌损伤保护效应中蛋白激酶 C 的作用及其机制［D］.上海体育学院博士论文，2011.

［4］陈灼焰. 大鼠心肌缺血再灌注损伤对 Kir6.1 和 Kir6.2 通道亚基表达的研究［J］. 中国分子心脏病学杂志，2005，25（5）: 78-83.

［5］Masaharu A, Takahiro S, Minoru H, et al. Angiotensin H type 1 receptor blockade abolishes specific KATP channel gene expression in rats with myocardial ischemia［J］. J Mol Cell Cardiol, 2000, 32（12）: 2239-2247.

［6］Akaom M, Otani H, Takano M, et al. Myocardial ischemia induces differential regulation of KTP channel gene expression in rat heart［J］. J ClinINvest 1997, 100: 3053-3059.

［7］Du Q, Jovanović S, Clelland A, et al. Overexpression of SUR2A generates a cardiac phenotype resistant to ischemia［J］. FASEB J. 2006, 20（8）: 1131-1141.

［8］Melamed-Frank M, Terzic A, Carrasco AJ, et al. Reciprocal regulation of expression of pore-forming KATP channel genes by hypoxia［J］. Mol Cell Biochem. 2001, 225（1-）: 145-150.

［9］Zingman LV, Zhu Z, Sierra A, Exercise-induced expression of cardiac ATP-sensitive potassium channels promotes action potential shortening and energy conservation［J］. J Mol Cell Cardiol. 2011. ［Epub ahead of print］

［10］Korchev YE, Negulyaev YA, Edwards CR, et al. Functional localization of single active ion channels on the surface of a living cell［J］. Nat Cell Biol 2000, 2: 616-619.

［11］Morrissey A, Rosner E, Lanning J, et al. Immunolocalization of KATP channel subunits in mouse and rat cardiac myocytes and the coronary vasculature［J］. BMC Physiol. 2005, 5（1）: 1.

［12］Li J, Kline CF, Hund TJ, Anderson ME, et al. Ankyrin-B regulates Kir6.2 membrane expression and function in heart［J］. J Biol Chem. 2010, 285（37）: 28723-30.

［13］Brown DA, Lynch JM, Armstrong CJ, et al. Susceptibility of the heart to ischaemia-reperfusion injury and exercise-induced cardioprotection are sex-dependent in the rat［J］. J Physiol. 2005, 564（Pt 2）: 619-630.

［14］Brown DA, Chicco AJ, Jew KN, et al. Cardioprotection afforded by chronic exercise is mediated by the sarcolemmal, and not the mitochondrial, isoform of the KATP channel in the rat ［J］. J Physiol. 2005, 569 (Pt 3): 913-924.

［15］Chutkow WA, Simon MC, Le Beau MM, et al. Cloning, tissue expression, and chromosomal localization of SUR2, the putative drug-binding subunit of cardiac, skeletal muscle, and vascular KATP channels. Diabetes ［J］. 1996, 45 (10): 1439-1445.

［16］Ranki HJ, Budas GR, Crawford RM, et al. 17 β -estradiol regulates expression of KATP channels in heart-derived H9c2 cells ［J］.J Am Coll Cardiol 2002, 40: 367-374.

［17］Crawford RM, Jovanovic'S, Budas GR, et al. Chronic mild hypoxia protects heart-derived H9c2 cells against acute hypoxia/reoxygenation by regulating expression of the SUR2A subunit of the ATP-sensitive K+ channels ［J］.J Biol Chem 2003, 278: 31444-31455.

［18］Zingman Lv, Zhu Z, Sierra A, et al. Exercise-induced expression of cardiac ATP-sensitive potassium channels promotes action potential shortening and energy conservation ［J］. J Mol Cell Cardiol. 2011, 51 (1): 72-81.

［19］Joyeux M, Godirr Ribuot D, Ribuot C. Resistance to myocaidiol infarction induceded by heat stress and the effect of ATP-sensitive potassium channel blockade in the isolated rat heart ［J］.Br J Phamacol, 1998, 123: 1085-1088.

［20］Grover GJ, Sleph PG. Protective effect of K (ATP) openers in ischemic rat hearts treated with a potassium cardiplegic solution ［J］. J Cardiovasc Phamacol, 1995, 26 (5): 698-706.

［21］Alekseev AE, Hodgson DM, Karger AB, et al. ATP-sensitive K+ channel channel/enzyme multimer: metabolic gating in the heart ［J］. J Mol Cell Cardiol 2005, 38, 895-905.

［22］Ggrover GJ. Protective effects of ATP sensitive potassium channel openers in models of myocardial ischemia ［J］. Cardiovasc Res, 1994, 28 (6): 778-782.

［23］Jew KN, Moore RL. Glibenclamide improves postischemic recovery of myocardial contractile function in trained and sedentary rats ［J］. J Appl Physiol 2001, 91: 1545-1554.

［24］Jew KN, Moore RL. Exercise training alters ananoxia-induced, glibenclamide-sensitive current in rat ventricular cardiocytes ［J］. J Appl Physiol 2002, 92, 1473-1479.

［25］Nakayama M, Fujita S, Kanaya N, et al. Blockade of ATP-sensitive K+ channe abolishes the anti-ischemic effects of isoflurane in dog heants ［J］. Acta Anaesthesiol Scand, 1997, 41 (4): 521-525.

［26］Nakagawa T, Shimizu S, Watanabe T, et al. Cyclophilin D-dependent mitochondrial permeability transition regulates some necrotic but not apoptotic cell death ［J］. Nature 2005, 434 (7033): 652-658.

［27］Hausenloy DJ, Yellon DM. New directions for protecting the heart against ischemia-reperfusion injury: targeting the Reperfusion Injury Salvage Kinase (RISK)pathway［J］. Cardiovasc Res 2004, 61, 448–460.

［28］Zingman LV, Hodgson DM, Bast PH, et al. Kir6.2 is required for adaptation to stress ［J］. Proc Natl Acad Sci USA 2002. 99: 13278–13283.

［29］Seino S, Miki T. Physiological and pathophysiological roles of ATP-sensitive K+ channels ［J］. Prog Biophys Mol Biol 2003, 81: 133–176.

［30］Flagg TP, Enkvetchakul D, Koster JC, et al. Muscle KATP channels: recent insights to energy sensing and myoprotection ［J］. Physiol Rev 2010, 90: 799–829.

［31］Zingman LV, Alekseev AE, Hodgson-Zingman DM, et al. ATP-sensitive potassium channels: metabolic sensing and cardioprotection ［J］. J Appl Physiol 2007; 103: 1888–1893.

［32］Moore RL. Myocardial KATP channels are critical to Ca2+ homeostasis in the metabolically stressed heart in vivo ［J］. Am J Physiol Heart Circ Physiol 2007, 292: H1 69 2–3.

［33］Eisner DA, Dibb KM, Trafford AW. The mechanism and significance of the slow changes of ventricular action potential duration following a change of heart rate ［J］. Exp Physiol 2009, 94: 520–528.

［34］Alekseev AE, Reyes S, Yamada S, et al. Sarcolemmal ATP-sensitive K(+) channels control energy expenditure determining body weight ［J］. Cell Metab 2010, 11: 58–69.

［35］Carmeliet E. Action potential duration, rate of stimulati on, and intracellular sodium ［J］. J Cardiovasc Electrophysi ol 2006, 17 (Suppl. 1): S2–7.

［36］Carmeliet E. Intracellular Ca (2+) concentration and rate adaptation of the cardiac action potential ［J］. Cell Calcium 2004, 35: 557–573

［37］Wu Y, Shintani A, Grueter C, et al. Suppression of dynamic Ca (2+) transient responses to pacing in ventricular myoc ytes from mice with genetic calmodulin kinase II inhibition ［J］. J Mol Cell Cardiol 2006, 40: 213–223.

［38］Yaniv Y, Juhaszova M, Nuss HB, et al. Matching ATP supply and demand in ma mmali an heart: in vivo, in vitro , an dinsilico perspectives ［J］. Ann NY Acad Sci 2010, 1188: 133–142.

［39］Cui Y, Giblin JP, Clapp LH, et al. A mechanism for ATP-sensitive potassium channel diversity: Functional coassembly of two pore-forming subunits ［J］. Proc Natl Acad Sci USA 2001, 98: 729–734.

［40］Carrasco AJ, Dzeja PP, Alekseev AE, et al. Adenylate kinase phosphotransfer communicates cellular energetic signals to ATP-sensitive potassium channels ［J］. Proc Natl Acad Sci U S A 2001, 98: 7623–7628.

［41］Crawford RM, Ranki HJ, Botting CH, et al. Creatine kinase is physically associated with the cardiac ATP-sensitive K+channel in vivo ［J］. FASEB J2002, 16: 102–104.

[42] Crawford RM, Budas GR, Jovanovic′S, et al. M–LDH serves as a sarcolemmal K（ATP） channel subunit essential for cell protection against ischemia [J] . EMBO J 2002, 21: 3936–3948.

[43] Jovanovic′S, Du Q, Crawford RM, et al. Glyceraldehyde 3–phosphate dehydrogenase serves as an accessory protein of the cardiac sarcolemmal K（ATP）channe [J] l. EMBO Rep2005, 6: 848–852.

[44] Dhar–Chowdhury P, Harrell MD, Han SY, et al. The glycolytic enzymes, glyceraldehyde–3–phosphate dehydrogenase, triose–phosphate isomerase, and pyruvate kinase are components of the K（ATP）channel macromolecular complex and regulate its function [J] . J Biol Chem 2005, 281: 38464–38470.

第四章

蛋白激酶 C 对运动预适应中心肌 K$_{ATP}$ 通道 Kir6.2 和 SUR2A 表达变化的影响

    K$_{ATP}$ 通道是由 Kir6.x 亚基（kir6.1 或 Kir6.2）和 ABC 结合蛋白家族成员 SUR 亚家族亚基组成的异源型多聚体。Kir6.x 亚基形成 K$_{ATP}$ 通道的中心孔道，SUR 亚基是 K$_{ATP}$ 通道的调节亚单位。心肌 K$_{ATP}$ 通道主要由 Kir6.2 和 SUR2A 两个亚基组成[1]，该通道是受细胞内 ATP 浓度调控的一种内向整流钾通道，被认为是心肌缺血、缺氧、I/R 损伤以及 IP 中的终末效应通道。心肌 K$_{ATP}$ 通道主要是将心肌细胞能量代谢和心肌细胞生物电活动偶联起来，从而行使一系列心肌调节和心肌保护功能。研究表明，心肌 K$_{ATP}$ 通道介导了 IP 诱导的减轻心肌 I/R 损伤的保护效应[2]，且 Kir6.2 和 SUR2A 亚基在该通道介导的心肌保护效应中发挥了重要作用[3]。也有研究表明[4][5]，心肌 K$_{ATP}$ 通道介导了运动诱导的减轻心肌 I/R 损伤的保护效应，且该通道 Kir6.2 和 SUR2A 亚基是介导运动诱导的心肌保护效应中不可或缺的关键因素。在运动诱导的心肌保护效应信号转导途径中，心肌 K$_{ATP}$ 通道和蛋白激酶 C（protein kinase C，PKC）是两个重要的环节。也有研究表明，PKC 对心肌 K$_{ATP}$ 通道的表达调控具有不同的影响，既能促进该通道表达[6]，也能抑制该通道表达[7]。

    我们前期的研究表明，EP 诱导了减轻力竭运动所致大鼠运动性心肌损伤的保护效应[8]。但是，在 EP 诱导的减轻力竭运动致运动性心肌损伤的保护效应中，PKC 对心肌 K$_{ATP}$ 通道的表达调控有何影响？其机制如何？尚待深入研究。因此，本实验在我们前期研究建模的基础上，用原位杂交方法观察大鼠心肌 K$_{ATP}$ 通道亚基 Kir6.2 mRNA 和 SUR2A mRNA 的分布变化，用实时荧光定量 PCR 方法检测心肌 K$_{ATP}$ 通道亚基 Kir6.2 mRNA 和 SUR2A mRNA 的变化，用免疫荧光组织化学方法观察心肌 K_{ATP} 通道亚基 Kir6.2 和 SUR2A 蛋白表达分布变化，采用免疫印迹方法检测心肌 K_{ATP} 通道亚基 Kir6.2 和 SUR2A 蛋白的变化。同时使用 PKC 抑制剂白屈菜赤碱（chelerythrine chloride，CHE），探讨在 EP 心肌保护效应中 PKC 对心肌 K_{ATP} 通道 Kir6.2 和 SUR2A 表达调控的影响，为 EP 心肌保护效应的研究提供更新的理论和实验依据。

第一节　实验材料与研究方法

一、实验对象

选用健康雄性 Sprague-Dawley 大鼠 250 只，体重约 256 ± 13g。将大鼠常规分笼饲养，每笼 5 只，大鼠自由饮食、饮水。均以标准啮齿类动物饲料饲养，当日晨给大鼠添加饲料和饮水，并于晚间和次日晨检查大鼠的饮食、饮水情况。同时清理大鼠粪便和尿液。室温设置为 20～22℃，相对湿度控制在 45%～50%，每天的光照时间为 12h。

二、实验分组和适应性训练

所有大鼠连续进行 5d 的适应性跑台训练，时间为 10～20min，坡度为 0°，速度为 15m/min。适应性跑台训练后休息 1d，剔除不能适应跑台训练的大鼠，随后将剩余大鼠按体重分层，参照随机数字表分为 10 组，分组情况如下：

（一）对照组（control group，C 组，n=25）：适应性跑台训练后，不再进行任何跑台运动训练，30min 后，腹腔注射水合氯醛并取材。

（二）力竭运动组（exhaustive exercise group，EE 组，n=25）：适应性跑台训练后，大鼠运动至力竭，以建立运动性心肌损伤模型，其速度为 30m/min。并于运动 30min 后腹腔注射水合氯醛并取材。

（三）早期运动预适应组（early exercise preconditioning group，EEP 组，n=25）：适应性跑台训练后，大鼠于坡度为 0° 的跑台上进行运动 10min 后休息 10min，共重复 4 次的间歇运动，以建立 EP 动物模型。其速度为 28～30m/min。并于运动后 30min 麻醉取材。

（四）PKC 抑制剂 + 早期运动预适应组（chelerythrine+early exercise preconditioning group，CHE+EEP 组，n=25）：大鼠进行适应性训练后，建

立 EP 动物模型，模型建立之前，进行腹腔注射 CHE（5mg/kg），在运动结束后 30min，腹腔注射水合氯醛并取材。

（五）早期运动预适应 + 力竭运动组（early exercise preconditioning + exhaustive exercise group，EEP+EE 组，n=25）：适应性跑台训练后，在上述 EP 动物模型建立结束后 30min，大鼠再以 30m/min 的速度运动至力竭，致大鼠运动性心肌损伤。30min 后，腹腔注射水合氯醛并取材。

（六）PKC 抑制剂 + 早期运动预适应 + 力竭运动组（chelerythrine+early exercise preconditioning+exhaustive exercise group，CHE+EEP+EE 组，n=25）：适应性跑台训练后，EP 动物模型方案同 3，运动前腹腔注射 CHE（5mg/kg），EP 动物模型建立结束后 30min，以 30m/min 的速度运动至力竭，致大鼠运动性心肌损伤，并于 30min 后，腹腔注射水合氯醛并取材。

（七）晚期运动预适应组（late exercise preconditioning group，LEP 组，n=25）：适应性跑台训练后，大鼠于坡度为 0° 的跑台上进行运动 10min 后休息 10min，共重复 4 次的间歇运动，以建立 EP 动物模型。其速度为 28～30m/min，并于运动后 24h，腹腔注射水合氯醛并取材。

（八）PKC 抑制剂 + 晚期运动预适应（chelerythrine+late exercise preconditioning group，CHE+LEP 组，n=25）：大鼠在适应性跑台训练后，建立 EP 动物模型，并且，在运动前，腹腔注射 CHE（5mg/kg），在运动结束后 24h，腹腔注射水合氯醛并取材。

（九）晚期运动预适应 + 力竭运动组（late exercise preconditioning+ exhaustive exercise group，LEP+EE 组，n=25）：适应性跑台训练后，在上述 EP 模型建立结束后 24h，大鼠再以 30m/min 的速度运动至力竭，致大鼠运动性心肌损伤，并于 30min 后，腹腔注射水合氯醛并取材。

（十）PKC 抑制剂 + 晚期运动预适应 + 力竭运动组（chelerythrine+late exercise preconditioning+ exhaustive exercise group，CHE+LEP+EE 组，n=25）：大鼠在适应性跑台训练后，建立 EP 动物模型，并且，在运动前，腹腔注射 CHE（5mg/kg），在运动结束后 24h，大鼠以 30m/min 的速度进行运动，直到大鼠力竭，30min 后，腹腔注射水合氯醛并取材。

三、运动预适应动物模型的建立

在我们课题组前期研究建立 EP 动物模型的基础上，采用一次大强度间歇跑台运动建立 EP 动物模型，其中速度为 28~30m/min，跑台坡度为 0°，大鼠进行 10min 运动，休息 10min，共重复 4 次。大鼠进行间歇跑台运动前，先进行时间为 5min，初始速度为 15m/min 的递增速度的热身训练。

四、运动性心肌损伤模型的建立

大鼠运动性心肌损伤模型的建立采用了大强度力竭跑台运动模式，其中，跑台的坡度为 0°，大鼠开始的运动速度为 15m/min，然后将大鼠的运动速度递增至 30m/min，并维持 30m/min 的速度不变，直到大鼠运动性力竭。大鼠力竭的现象是：离开跑台停止运动后，大鼠全身毛发凌乱、神情呆滞、四肢瘫软以致腹部着地，将大鼠呈仰卧姿势置于解剖台后，大鼠翻正反射暂时消失。力竭运动 30min 后，进行麻醉取材。

五、样本采集

在建模结束后 30min 和 24h 之内，将各组大鼠称其重量，并以 10% 的水合氯醛（400mg/Kg）进行腹腔麻醉，把大鼠呈仰卧位固定于解剖台之上，用解剖刀打开腹腔，用取血管取 5ml 下腔静脉血，静置 15~30min 后进行 15min 的离心（3000r/min，室温），再取血清置于 −20℃冰箱保存待测。取血后迅速打开胸腔，暴露出心脏。一部分心脏经预先冷却的灭菌生理盐水清洗后，置于液氮中速冻，−80℃冰箱保存。另一部分心脏行原位灌注操作，从大鼠心脏的心尖处插入灌注针头直至左心室，并缓慢注射 2ml 的 1% 的肝素，然后快速滴注 0.85% 的生理盐水 250~300ml，并用解剖剪剪断下腔静脉，待发现右心房流出液没有血色后，再换用 4% 的多聚甲醛（0.01M，pH7.4PBS）300ml，快速的滴完，整个灌注过程的时间约为 30min。取出大鼠心脏，置于 4% 的多聚甲醛中后固定 24h，用 PBS（0.01M，pH7.4）洗涤并休整组织块。

六、实验仪器及试剂

（一）主要实验仪器

洁净工作台	上海博迅实业有限公司医疗设备厂
101-S 型电热鼓风干燥箱	上海浦东跃欣科学仪器厂
DK-8D 型电热恒温水槽	上海森信实验仪器有限公司
DSPT-202 型动物跑台	中国杭州段式制造

7900 Realtime PCR 仪	美国 ABI 公司
Gene Amp PCR System 9700	美国 ABI 公司
DYY-8 型稳压稳流电泳仪	上海琪特分析仪器有限公司
全自动免疫化学发光测定系统	美国 Beckman Coulter 公司
H6-1 微型电泳槽	上海精益有机玻璃制品仪器厂
RM2135 石蜡切片机	德国 leica 公司
EG1160 全自动石蜡包埋机	德国 leica 公司
HI1220 烤片机	德国 leica 公司
WZ-11 型微型台式真空泵	绍兴卫星医疗设备制造有限公司
FA2004 型上皿电子天平	上海精科天平
94-2 定时恒温磁力搅拌器	上海浦东跃欣科学仪器厂
OLYMPUS 显微镜	日本 olympus 公司
0.1-1000ul 移液器	Dragon Medical Limited
BX 系统显微镜	日本 olympus 公司
FS-202 脱色摇床	上海浦江分析仪器厂
7194 型计算机	美国 IBM 公司
HI1210 捞片机	德国 leica 公司
DP70 数码摄影装置	日本 olympus 公司
隔水式电热恒温培养箱	上海浦东跃欣科学仪器厂
Image-pro plus	美国 Media cybernetics 公司
Forma-86 度超低温冰箱	美国 Thermo Electronic Corpration
Reichert-Jung	德国 Reichert-Jung 公司
SG-3046 型可调高速电动匀浆机	宁波新芝生物科技股份有限公司
1810D 型自动双重纯水蒸馏器	上海申生科技有限公司
TG628A 型分析天平	上海精密科学仪器有限公司
RM2135 轮转切片机	德国 leica 公司
Matrox Meteor-II图像采集卡	加拿大 Matrox 公司
匀浆器	上海康华生化仪器厂
磁力搅拌器	太仓华美生化仪器厂
低温离心机	上海安亭科学医学仪器厂
脱色摇床	上海浦江分析仪器厂

酶标仪	美国 Thermo 公司
扫描仪	上海天能仪器有限公司
电泳、转移装置	美国 BIO-RAD 公司
电泳仪	北京六一仪器厂
反应容器	上海康成生物有限公司

（二）主要实验试剂

TRIZOL 试剂	美国 Invitrogen 公司
磷酸二氢钠（$NaH_2PO_4 \cdot 2H2O$）	国药集团化学试剂有限公司
氯仿（$CHCl_3$）	上海化学试剂有限公司
磷酸氢二钠（$Na_2HPO_4 \cdot 12H_2O$）	国药集团化学试剂有限公司
异丙醇	上海化学试剂有限公司
戊巴比妥钠（$C_{11}H_{17}O_3N_2Na$）	中国医药集团上海化学试剂公司
100% 乙醇	上海化学试剂有限公司
二抗及 ABC 药盒	华美生物工程公司
无 RNA 酶的糖原	美国 Invitrogen 公司
氯化钠（NaCl）	上海试皿赫维化工有限公司
EDTA	华美生物工程公司
Taq 聚合酶	美国 Promega 公司
MOPS	华美生物工程公司
多聚甲醛（CH_2O）n（30.03）n	国药集团化学试剂有限公司
乙酸钠	上海化学试剂有限公司
兔源 Kir6.2 多克隆抗体	以色列 Alomone 公司
甲醛	上海化学试剂有限公司
无水乙醇（C_2H_6O）	上海化学试剂有限公司
甲醛上样染液	美国 Ambion 公司
二甲苯（C_8H_{10}）	上海化学试剂有限公司
Gold View 染料	上海赛百胜基因技术有限公司
中性树胶	中国医药集团上海化学试剂公司
琼脂糖	上海生工生物工程有限公司
切片石蜡	上海三精工贸有限公司
RNA 酶抑制剂	美国 Epicentre 公司

RT 缓冲液	美国 Invitrogen 公司
dNTP	芬兰 HyTest 有限公司
Oligo（dT）18	上海生工生物工程有限公司
PCR 缓冲液	美国 Promega 公司
100 bp DNA Ladder	天根生化科技（北京）有限公司
Sybergreen	美国 Invitrogen 公司
苏木精（$C_{16}H_{14}O_6$）	中国医药集团上海化学试剂公司
伊红（$C_{20}H_6Br_4Na_2O_5$）	上海试剂三厂
苦味酸（$C_6H_3N_3O_7$）	广东台山奥侨化工厂
硫酸铬钾［$KCr(SO_4)_2 \cdot 12H_2O$］	中国医药集团上海化学试剂有限公司
碱性复红	中国医药集团上海化学试剂有限公司
钾明矾［$KAl(SO_4)_2 \cdot 12H_2O$］	上海振兴化工一厂
肝素钠	上海博奥生物科技有限公司
戊二醛（C_5H_8O）	上海试剂三厂
四氧锇酸（OsO_4）	中国医药集团上海化学试剂有限公司
Epon812 树脂	上海博奥生物科技有限公司
DAB（$C_{29}H_{36}O_{10}$）	武汉博士德生物工程有限公司
SUR2A 抗体	Santa Cruz 公司
细胞及组织总蛋白抽提试剂盒	上海康城生物有限公司
生物素的标记的蛋白分子量标准	上海康城生物有限公司
BCA 蛋白质定量试剂盒	上海康城生物有限公司
Tris 碱	中国医药集团上海化学试剂有限公司
KC™ 化学发光试剂盒	上海康城生物有限公司
显影液	冠龙照相器材有限公司
定影液	冠龙照相器材有限公司
免疫荧光试剂盒	武汉博士德生物工程有限公司

七、技术路线

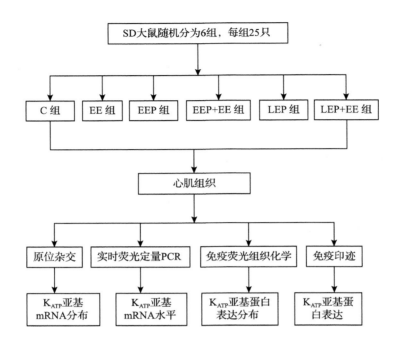

八、原位杂交法

（一）探针制备

从 PubMed 的 Nucleotide 基因数据库中获得大鼠心肌 K_{ATP} 通道 Kir6.2 和 SUR2A 靶基因序列，由武汉博士德生物工程有限公司根据该靶基因序列合成探针，并用地高辛标记。针对大鼠心肌 K_{ATP} 通道 Kir6.2 靶基因的 mRNA 探针序列的三个中间片段为：

5′-AGGTA CCGTA CTCGG GAGAG GAGGG CCCGC TTCGT-3′；

5′-TTCGC CATGG TCTGG TGGCT CATCG CCCTT GCCCA-3′；

5′-TGCAT CTTCA TGAAA ACGGC ACAGG CCCAT CGGCG-3′。

针对大鼠心肌 K_{ATP} 通道 SUR2A 靶基因的 mRNA 探针序列的三个中间片段为：

5′-TTCTG TGGTA ACAAC ATCTC CTCCT ACAAC ATCTA-3′；

5′-CAAAT TCATC ACAAC ACATG GCTTC ATTTT CCTGG-3′；

5′-CGGGT CCGAA GATAT GTTTT CTTCA TGAAT CCTCA-3′。

（二）准备工作

在该实验中，对所用到的容器、器具等物品均进行泡酸、冲净和烘烤（120～200℃烤箱，8h）。对于溶液配制所需的双蒸水用 DEPC 水处理后，高压。实验操作过程中，须佩戴口罩、手套，实验操作在洁净工作台和水浴中进行。

（三）溶液的配制

1. 3% 柠檬酸：100ml 蒸馏水中加柠檬酸 3g，Ph=2.0 左右。

2. $2 \times SSC$：1000ml 蒸馏水中加氯化钠 17.6g，柠檬酸三钠 8.8g。

3. $0.5 \times SSC$：300ml 蒸馏水中加 100ml $2 \times SSC$ 即可。

4. $0.2 \times SSC$：270ml 蒸馏水中加 30ml $2 \times SSC$ 即可。

5. 20% 甘油：20ml 甘油加 80ml 蒸馏水即可。

6. 原位杂交用 PBS：1000ml 蒸馏水中加氯化钠 30g，$Na_2HPO \cdot 4H_2O$ 6g，$NaH_2PO_4 \cdot H_2O$ 0.4g，Ph7.2～7.6。

（四）实验过程

用 leica 石蜡切片机进行切片，切片厚约 5μm，将切片裱于铬钒明胶预处理的载玻片上，置 37℃恒温箱内烘烤 24h 后，进行原位杂交实验，主要步骤如下：

1. 石蜡切片经二甲苯Ⅰ、Ⅱ、Ⅲ分别脱蜡 10min，100%、95%、80%、70% 常规梯度酒精分别 5min×2、3min×2、3min 和 3min 至水，蒸馏水充分洗涤后，用 PBS（0.01M，Ph=7.4。下同）漂洗 3min×3。

2. 石蜡切片置于 3% 的过氧化氢内室温静置 10min，PBS 漂洗 3min×3。

3. 用 3% 柠檬酸新鲜稀释的胃蛋白酶消化液（1ml 3% 的柠檬酸加两滴浓缩型胃蛋白酶，混匀），37℃消化 5～10min，PBS 漂洗 3min×3。蒸馏水漂洗 1 次。

4. 石蜡切片经蒸馏水漂洗后，按每张切片 20μl 滴加预杂交液，置于底部含有 20% 甘油的湿盒内，于 38～42℃恒温箱内孵育 2～4h，进行预杂交。吸取多余液体，不进行漂洗。

5. 每张阳性石蜡切片滴加含有地高辛标记的寡核苷酸探针的杂交液 20μl，阴性切片以等量 PBS 代替探针杂交液，将原位杂交专用盖玻片的保护膜解开后，盖在切片上，放置于底部含有甘油的湿盒内，于 38～42℃恒温箱内孵育 24h，进行杂交。

6. 揭去原位杂交专用盖玻片，进行杂交后的洗涤，将切片置于 37℃水温的 $2 \times SSC$ 浸洗 5min×2；$0.5 \times SSC$ 浸洗 5min×1；$0.2 \times SSC$ 浸洗 5min×1。

7. 滴加血清封闭液，37℃恒温箱孵育 30min。甩去多余液体，不漂洗。滴加生物素化鼠抗地高辛于 37℃恒温箱内孵育 60min。

8. PBS 漂洗 5min×4，滴加 SABC，置于 37℃恒温箱内孵育 30min。PBS 漂洗 5min×3。

9. 滴加生物素化过氧化物酶于 37℃恒温箱内孵育 30min，PBS 漂洗 5min×4。

10. DAB 室温显色 10～30min，显微镜下观察并用蒸馏水终止反应。

11. 苏木精复染 5sec，盐酸酒精分化 3sec。

12. 石蜡切片置于 75%-85%-95%-100% 的梯度酒精以及二甲苯Ⅰ和Ⅱ中脱水透明，用中性树胶进行封片。Olmpus 光学显微镜下观察，摄片。

原位杂交结果用计算机图像分析系统采集照片并进行半定量分析。将各组心肌 K_{ATP} 通道 Kir6.2 和 SUR2A 亚基原位杂交切片随机选片 5 张，在同一放大倍数下（10×40），每张切片在光学显微镜下随机选择 5 个视野，每组共测 25 个视野，测定心肌 K_{ATP} 通道 Kir6.2 和 SUR2A 原位杂交阳性反应面积和原位杂交平均积分光密度。

九、实时荧光定量 PCR 法

（一）总 RNA 的提取

用 Trizol 试剂提取心肌组织总 RNA，具体步骤如下：

1. 取大鼠心肌组织放置于离心管中，加入 Trizol 试剂，进行匀浆。

2. 吸取匀浆液到 1.5mlEP 管内，并加 0.2 ml 新开的氯仿，振荡。

3. 加氯仿的组织匀浆液孵育 2～3min 后，离心 15min 进行分离。

4. 加异丙醇到含有水相的离心管中，进行 RNA 沉淀。

5. 孵育—离心—加入乙醇，进行 RNA 清洗，振荡并离心。

6. 重新进行 RNA 沉淀的溶解，并置于 -70℃保存。

（二）RNA 质量检测

用变性琼脂糖凝胶电泳方法检测 RNA 的质量，主要步骤如下：

1. 制胶。

2. 灌制凝胶板。

3. 准备 RNA 样品。

4. 电泳。

5. 紫外透射光下观察并拍照。

（三）使用样品 RNA 进行 cDNA 合成

用样品 RNA 进行 cDNA 合成的操作方法如下：取样品 RNA：1.5μg，0.5ug/μl Oligo（dT）18：1μl，dNTPs Mix（2.5mM）：3.2μl，加无 RNA 酶的 H_2O 至总体积 13 μl，以配制退火混合物。混合液在 65℃水浴 5min，冰上放置 2min。混合液经短暂离心后，在离心管中依次加入如下反应液：5X First-Strand Buffer：4 μl，RNase Ihibitor：1μl，0.1 MDTT：1μl，SuperScript Ⅲ RT：1μl 等。混合后 37℃恒温 1min。取移液枪，轻轻吸打几次以混合均匀。50℃恒温孵育 60min。70℃ 恒温孵育 15min 以使酶失活。 每加 40μl 灭菌水与 20μlcDNA 混合均匀，置于冰浴中待用或置于 −20℃冰箱保存。

（四）合成的 cDNA 用于实时定量 PCR 扩增

1. 引物设计与合成，从 NCBI 的 nucleotide 中查出大鼠目的基因和内参照基因的 DNA 序列，利用引物设计软件 Primer5.0 设计专一性软件，联系上海康成生物技术有限公司设计上下游引物。在引物设计完成后先用普通的 PCR（设温度梯度）进行引物的特异性检测、最佳退火温度的摸索。选择条带单一明亮的引物和相应的退火温度进行以后的荧光定量 PCR。PCR 所用引物如下：

Kir6.2 引物稀释浓度为 25pmol/L

上游　5′ TATGTCCCTGCCCAACGAT 3′

下游　5′ AACAGCAATAGGCTCCCAACT 3′

　　扩增片段长 158bp。

SUR2A 引物稀释浓度为 25pmol/L

上游　5′ CTACCGTCGCCCACCAGA3′

下游　5′ CAACACCCACGATGAACCTACA3′

　　扩增片段长 146bp。

GAPDH 引物稀释浓度为 25pmol/L

上游　5′ GGAAAGCTGTGGCGTGAT 3′

下游　5′ AAGGTGGAAGAATGGGAGTT 3′

　　扩增片段长 308bp。

2. PCR 反应，根据每个需要进行测量的基因和管家基因，选取一确定表达该基因的 cDNA 模板，来进行 PCR 反应：

123

dNTP（2.5mM each）	1.0μl
Sybergreen I	终浓度 0.25×
10 × PCR 缓冲液	1.0μl
10uM 的 PCR 特异引物 F	0.4μl
MgCl$_2$ 溶液	0.6μl
2×ROX Reference Dye	0.2μl
Taq 聚合酶	0.5units
cDNA	2.0μl
10uM 的 PCR 特异引物 R	0.4μl
加水至总体积为	10μl

轻轻弹动管底 – 混匀 – 离心 – 设置 PCR 反应。

3. Real-time PCR 反应，将所有 cDNA 样品和按 10 倍梯度稀释的标准品进行适时荧光定量 PCR 反应。

（1）反应体系配置如下：

dNTP（2.5mM each）	1.0μl
10uM 的 PCR 特异引物 F	0.4μl
10 × PCR 缓冲液	1.0μl
Sybergreen I	终浓度 0.25×
MgCl$_2$ 溶液	0.6μl
Taq 聚合酶	0.5units
2×ROX Reference Dye	0.2μl
10uM 的 PCR 特异引物 R	0.4μl
加水至总体积为	8 μl

轻弹管底将溶液混合，5000 rpm 短暂离心。

（2）加样，将 8μl 混合液加到 384-PCR 板对应的每个孔中，再加入对应的 2μl cDNA。小心盖上盖子密封 PCR 板，并短暂离心混合，在设置 PCR 程序前将准备好的 PCR 板放在冰上。

（3）将上述 384-PCR 板置于 Real-time PCR 仪上进行 PCR 反应。GAPDH、Kir6.2 和 SUR2A 等各个指标分别按以下相同程序进行操作：95℃，3min；40 个 PCR 循环〔95℃，15sec；59℃，20sec；72℃，20sec；82.5℃，20sec（收集荧光）〕。为了建立 PCR 产物的溶解曲线，在扩增反应结束后，按照（95℃，

15sec；59℃，20sec；72℃，20sec；99℃，15sec）的程序；并且，从 72℃ 开始，缓缓加热直至 99℃（仪器自动进行 –Ramp Rate 为 2%），建立 PCR 产物的溶解曲线。

（五）结果与计算

针对各个样品的目的基因以及管家基因，分别进行 Realtime PCR 反应。根据绘制的梯度稀释 DNA 标准曲线，在 ABI 7900 Realtime PCR 仪上进行定量 PCR 检测。实验结果用绝对定量的基因表达的拷贝数表示，并用 GAPDH 对实验结果进行校正。

十、免疫荧光组织化学方法

1. 石蜡切片经二甲苯和下行梯度酒精脱蜡至水（二甲苯Ⅰ，25min；二甲苯Ⅱ，25min；酒精 100%，90%，80%，70% 和 50% 各 5min）。

2. 用蒸馏水漂洗石蜡切片约 5min×3，并用 0.01M PBST 漂洗 5min×3。

3. 将血清滴加到切片上，进行血清封闭，室温 20～30min，甩去多余的水分。

4. 滴加 Kir6.2 或 SUR2A 一抗工作液（1：1000），置湿盒内 37℃恒温箱孵育 1h。

5. 0.01M PBST 漂洗 5min×3。

6. 滴加 Kir6.2 或 SUR2A 二抗工作液（1：600），置湿盒内 37℃恒温箱孵育 30min。

7. 0.01M PBST 漂洗 5min×3。

8. 滴加 Kir6.2 或 SUR2A 荧光素工作液（1：100），室温条件下置于湿盒中避光孵育 30min，此时可在荧光显微镜下迅速观察是否着染，以确定终止时间。

9. 滴加 20～50μl DAPI 封片剂，盖上盖玻片，轻压紧，挤出气泡，用吸水纸吸走多余封片剂。

10. 避光放置 5min 左右，Leica 倒置荧光显微镜观察，采集图像并保存。

十一、免疫印迹法

（一）蛋白质抽提方法

用总蛋白抽提试剂盒（KangChen，KC–415）方法进行心肌组织蛋白的抽提，具体步骤如下：

1. 心肌组织称重，并切取小块心肌组织放置于抽提管中。

2. 配制蛋白质的抽提试剂。

3. 将预冷的蛋白质抽提试剂按照 1∶250 的比例加入抽提管中。

4. 用匀浆器将加入抽提试剂的抽提管进行低速匀浆。

5. 将心肌组织裂解液离心进行 15min 的离心，取上清液待用。

（二）BCA 蛋白定量方法

用 BCA 蛋白质定量试剂盒（KangChen，KC-430）进行心肌组织蛋白的定量，具体操作方法如下：

量取将 BCA 试剂 A，再量取 BCA 试剂 B，两者按适当比例混合（50∶1）配制 BCA 工作液（WR）。分别吸取 25μl 标准品和 2.5μl 待测样品到微孔板对应孔中，同时加入 22.5μl 的稀释液。在微孔板对应孔中，加入 200 μl 的 WR，振荡混匀，孵育，待标准品和待测样品冷却到室温时。再进行 562nm 附近各对应孔吸收值的测量。将标准孔以及待测样品孔的吸收值减去空白孔的平均光吸收值。根据 BSA 标准蛋白 562nm 测量值和 BSA 的浓度来绘制标准曲线。最后，用标准曲线去定量检测待测样品的蛋白浓度。

（三）SDS-PAGE 电泳方法

1. 制备分离胶（pH 8.8）。

2. 制备积层胶（pH 6.8）。

3. 样品准备。

4. 加入电泳缓冲液，上样。

5. 电泳。

（四）蛋白转移方法

1. 备好蛋白转移装置夹板，用 1x 转移缓冲液稍微清洗凝胶。

2. 将吸水纸以及滤纸用 1x 转移缓冲液浸润，按固定顺序装配于转移装置夹板上。

3. 接通电流，在 200mA 恒流，4℃的条件下，转移 2h。

（五）膜的封闭和抗体孵育

1. 将转移后的膜置于室温进行封闭。

2. 在封闭后的膜上，加入 Kir6.2 一抗和 SUR2A 一抗（1∶3000），GAPDH 和 β-actin 一抗（1∶10000），待抗原抗体相互结合后，TBST 洗膜。

3. 加入 HRP 标记的二抗（1∶5000），二抗和一抗结合，加入 HRP 标记的抗生物素抗体，此抗体结合分子量标准，室温孵育膜并用 TBST 洗膜。

十二、统计学处理

实验中，所有结果数据用平均数 + 标准差（$\bar{x} \pm s$）表示，采用 SPSS13.0 软件进行统计处理，组间比较用单因素方差分析（ANOVA），以 $P<0.05$ 表示差异具有显著性。

第二节　实验结果

一、大鼠心肌 K_{ATP} 通道亚基原位杂交实验观察

（一）大鼠心肌 Kir6.2 mRNA 原位杂交实验观察

大鼠心肌 Kir6.2 mRNA 原位杂交结果如图 4-1 所示。C 组心肌 Kir6.2 mRNA 原位杂交信号呈深棕褐色，于心肌细胞胞浆中颗粒状弥散分布（图 4-1A）。EE 组 Kir6.2 mRNA 原位杂交信号较 C 组有减弱趋势（图 4-1B）。EEP 组 Kir6.2 mRNA 原位杂交信号较 C 组有减弱趋势（图 4-1C）。CHE+EEP 组 Kir6.2 mRNA 原位杂交信号较 EEP 组减弱（图 4-1D）。EEP+EE 组 Kir6.2 mRNA 原位杂交信号较 EE 组有减弱趋势（图 4-1E）。CHE+EEP+EE 组 Kir6.2 mRNA 原位杂交信号较 EEP+EE 组有减弱趋势（图 4-1F）。LEP 组 Kir6.2 mRNA 原位杂交信号较 C 组无明显变化（图 4-1G）。CHE+LEP 组 Kir6.2 mRNA 原位杂交信号较 LEP 组有减弱趋势（图 4-1H）。LEP+EE 组 Kir6.2 mRNA 原位杂交信号较 EE 组有减弱趋势（图 4-1I）。CHE+LEP+EE 组 Kir6.2 mRNA 原位杂交信号较 LEP+EE 组增强（图 4-1J）。各组相邻切片对照实验结果均为阴性。

大鼠心肌 Kir6.2 mRNA 原位杂交阳性反应面积和积分光密度结果见表 4-1，图 4-2 和图 4-3。与 EEP 组相比，CHE+EEP 组 Kir6.2 mRNA 原位杂交阳性反应面积和积分光密度值有下降趋势。与 EEP+EE 组相比，CHE+EEP+EE 组 Kir6.2 mRNA 原位杂交阳性反应面积和积分光密度值有下降趋势。与 LEP 组相比，CHE+LEP 组 Kir6.2 mRNA 原位杂交阳性反应面积和积分光密度值有下降趋势。与 LEP+EE 组相比，CHE+LEP+EE 组 Kir6.2 mRNA 原位杂交阳性反应面积和积分光密度值有增强趋势。

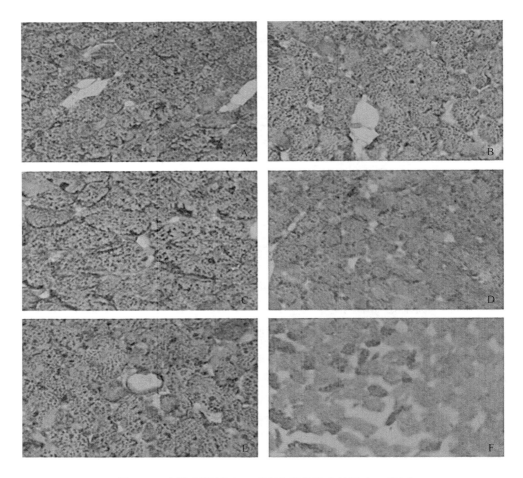

图 4-1 大鼠心肌 Kir6.2 mRNA 原位杂交结果（×400）

Fig 4-1 Results of Kir6.2 mRNA ISH in Rats Myocardium（×400）

图版说明

图 A 对照组心肌 Kir6.2 mRNA 原位杂交信号呈深棕褐色，于心肌细胞胞浆中颗粒状弥散分布。

图 B 力竭运动组 Kir6.2 mRNA 原位杂交信号较对照组有减弱趋势。

图 C 早期运动预适应组 Kir6.2 mRNA 原位杂交信号较对照组有减弱趋势。

图 D 注射 CHE 后，早期运动预适应组 Kir6.2 mRNA 原位杂交信号较早期运动预适应组减弱。

图 E 早期运动预适应＋力竭运动组 Kir6.2 mRNA 原位杂交信号较力竭运动组有减弱趋势。

图 F 注射 CHE 后，早期运动预适应＋力竭运动组 Kir6.2 mRNA 原位杂交信号较早期运动预适应＋力竭运动组有减弱趋势。

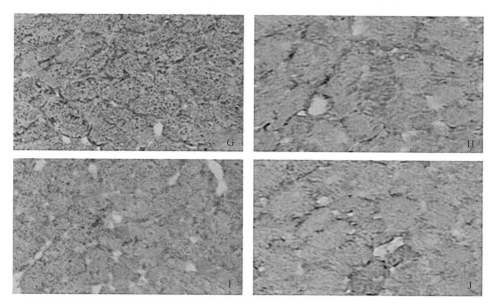

图 4-1（续）　大鼠心肌 Kir6.2 mRNA 原位杂交结果（×400）

Fig 4-1（continue）　Results of Kir6.2 mRNA ISH in Rats Myocardium（×400）

图版说明

图 G　晚期运动预适应组 Kir6.2 mRNA 原位杂交信号较对照组无明显变化。

图 H　注射 CHE 后，晚期运动预适应组 Kir6.2 mRNA 原位杂交信号较晚期运动预适应组有减弱趋势。

图 I　晚期运动预适应＋力竭运动组 Kir6.2 mRNA 原位杂交信号较力竭运动组有减弱趋势。

图 J　注射 CHE 后，晚期运动预适应＋力竭运动组 Kir6.2 mRNA 原位杂交信号较晚期运动预适应＋力竭运动组增强。

表 4-1　大鼠心肌 Kir6.2 mRNA 原位杂交阳性反应面积和积分光密度

Table 4-1　Positive Area and IOD Value of Kir6.2 mRNA ISH in Rats Myocardium

组别	视野数	面积（μm^2）	积分光密度
C 组	25	69.37 ± 16.74	17689.91 ± 4269.02
EE 组	25	66.99 ± 18.14	17081.25 ± 4626.27
EEP 组	25	68.89 ± 12.05	17566.27 ± 3072.31
CHE+EEP 组	25	63.53 ± 17.77	16200.66 ± 4275.81
EEP+EE 组	25	63.93 ± 18.03	16303.39 ± 4597.53
CHE+EEP+EE 组	25	57.19 ± 13.25	14582.33 ± 3379.33
LEP 组	25	68.69 ± 14.30	17514.70 ± 3646.63
CHE+LEP 组	25	64.66 ± 15.27	16489.51 ± 3894.09
LEP+EE 组	25	60.81 ± 14.74	15508.77 ± 4522.65
CHE+LEP+EE 组	25	69.29 ± 14.77	17668.18 ± 3766.31

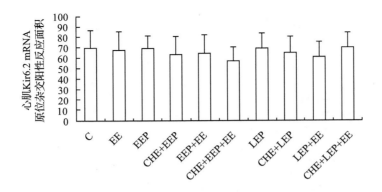

图 4-2　大鼠心肌 Kir6.2 mRNA 原位杂交阳性反应面积

Fig 4-2　Positive Area of Kir6.2 mRNA ISH in Rats Myocardium

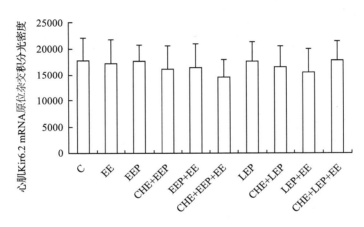

图 4-3　大鼠心肌 Kir6.2 mRNA 原位杂交积分光密度

Fig 4-3　IOD Value of Kir6.2 mRNA ISH in Rats Myocardium

（二）大鼠心肌 SUR2A mRNA 原位杂交实验观察

大鼠心肌 SUR2A mRNA 原位杂交结果见图 4-4 所示。C 组心肌 SUR2A mRNA 原位杂交信号呈深棕褐色，于心肌细胞胞浆中颗粒状弥散分布（图 4-4A）。EE 组 SUR2A mRNA 原位杂交信号较 C 组有增强趋势（图 4-4B）。EEP 组 SUR2A mRNA 原位杂交信号较 C 组有增强趋势（图 4-4C）。CHE+EEP 组 SUR2A mRNA 原位杂交信号较 EEP 组无明显变化（图 4-4D）。EEP+EE 组 SUR2A mRNA 原位杂交信号较 EE 组有减弱趋势（图 4-4E）。CHE+EEP+EE 组 SUR2A mRNA 原位杂交信号较 EEP+EE 组增强（图 4-4F）。LEP 组 SUR2A mRNA 原位杂交信号较 EE 组无明显变化（图 4-4G）。CHE+LEP 组 SUR2A

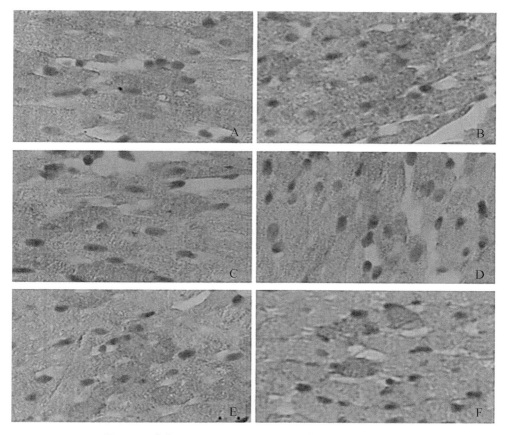

图 4-4　大鼠心肌 SUR2AmRNA 原位杂交结果（×400）

Fig 4-4　Results of SUR2A mRNA ISH in Rats Myocardium（×400）

图版说明

图 A　对照组心肌 SUR2AmRNA 原位杂交信号呈深棕褐色，于心肌细胞胞浆中颗粒状弥散分布。

图 B　力竭运动组 SUR2A mRNA 原位杂交信号较对照组有增强趋势。

图 C　早期运动预适应组 SUR2AmRNA 原位杂交信号较对照组有增强趋势。

图 D　注射 CHE 后，早期运动预适应组 SUR2AmRNA 原位杂交信号较早期运动预适应组无明显变化。

图 E　早期运动预适应 + 力竭运动组 SUR2A mRNA 原位杂交信号较力竭运动组有减弱趋势。

图 F　注射 CHE 后，早期运动预适应 + 力竭运动组 SUR2A mRNA 原位杂交信号较早期运动预适应 + 力竭运动组增强。

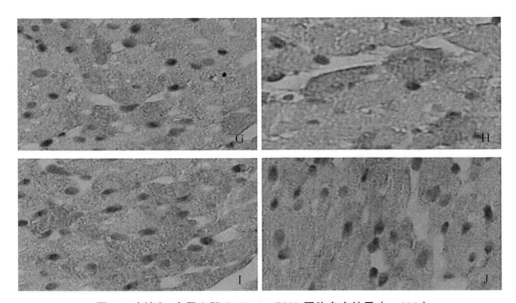

图 4-4（续） 大鼠心肌 SUR2AmRNA 原位杂交结果（×400）

Fig 4-4（continue） Results of SUR2A mRNA ISH in Rats Myocardium（×400）

图版说明

图 G 晚期运动预适应组 SUR2AmRNA 原位杂交信号较力竭运动组无明显变化。

图 H 注射 CHE 后，晚期运动预适应组 SUR2A mRNA 原位杂交信号较晚期运动预适应组有增强趋势。

图 I 晚期运动预适应 + 力竭运动组 SUR2A mRNA 原位杂交信号较力竭运动组有减弱趋势。

图 J 注射 CHE 后，晚期运动预适应 + 力竭运动组 SUR2A mRNA 原位杂交信号较早期运动预适应 + 力竭运动组无明显变化。

mRNA 原位杂交信号较 LEP 组有增强趋势（图 4-4H）。LEP+EE 组 SUR2A mRNA 原位杂交信号较 EE 组有减弱趋势（图 4-4I）。CHE+LEP+EE 组 SUR2A mRNA 原位杂交信号较 EEP+EE 组无明显变化（图 4-4J）。各组相邻切片对照实验结果均为阴性。

大鼠心肌 SUR2A mRNA 原位杂交阳性反应面积和积分光密度结果见表 4-2，图 4-5 和图 4-6。与 EEP 组相比，CHE+EEP 组 SUR2A mRNA 原位杂交阳性反应面积和积分光密度值无明显变化；与 EEP+EE 组相比，CHE+EEP+EE 组 SUR2A mRNA 原位杂交阳性反应面积和积分光密度值增强，且具有显著性差异（$P<0.05$）；与 LEP 组相比，CHE+LEP 组 SUR2A mRNA 原位杂交阳性反应面积和积分光密度值增强，且具有显著性差异（$P<0.05$）；与 LEP+EE 组相比，CHE+LEP+EE 组 SUR2A mRNA 原位杂交阳性反应面积和积分光密度值无明显变化。

表 4-2　大鼠心肌 SUR2A mRNA 原位杂交阳性反应面积和积分光密度

Table 4-2　Positive Area and IOD Value of SUR2A mRNA ISH in Rats Myocardium

组别	视野数	面积（μm²）	积分光密度
C 组	25	180.79 ± 125.76	46100.21 ± 32069.65
EE 组	25	363.28 ± 177.29	92637.03 ± 45209.71
EEP 组	25	252.45 ± 140.88	64374.37 ± 35925.33
CHE+EEP 组	25	202.29 ± 135.58	51584.52 ± 34573.60
EEP+EE 组	25	162.20 ± 119.09	41360.58 ± 30367.91
CHE+EEP+EE 组	25	297.16 ± 231.48*	75775.79 ± 59026.24*
LEP 组	25	192.00 ± 110.34	48959.95 ± 28135.54
CHE+LEP 组	25	274.94 ± 152.12#	70109.71 ± 38791.22#
LEP+EE 组	25	265.23 ± 137.75	67634.75 ± 35125.25
CHE+LEP+EE 组	25	213.55 ± 114.80	54456.08 ± 29297.69

注：* 与 EEP+EE 相比；# 与 LEP 相比，$P<0.05$

Note：*compared with EEP+EE group；# compared with LEP group $P<0.05$

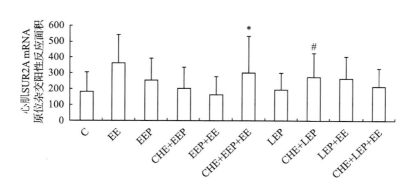

图 4-5　大鼠心肌 SUR2A mRNA 原位杂交阳性反应面积

Fig 4-5　Positive Area of SUR2A mRNA ISH in Rats Myocardium

注：* 与 EEP+EE 相比；# 与 LEP 相比，$P<0.05$

Note：*compared with EEP+EE group；# compared with LEP group $P<0.05$

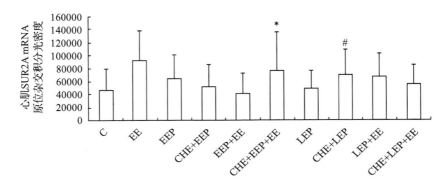

图 4-6　大鼠心肌 SUR2A mRNA 原位杂交阳性反应积分光密度

Fig 4-6　IOD Value of SUR2A mRNA ISH in Rats Myocardium

注：* 与 EEP+EE 相比；# 与 LEP 相比，$P<0.05$

Note: *compared with EEP+EE group; # compared with LEP group $P<0.05$

二、大鼠心肌 K_{ATP} 通道亚基实时荧光定量 PCR 检测

（一）大鼠心肌 Kir6.2 实时荧光定量 PCR 检测

1. 扩增产物的溶解曲线、扩增曲线和标准曲线

见第三部分图 3-7～ 图 3-12 等。

2. 大鼠心肌 Kir6.2 mRNA 实时荧光定量 PCR 结果

表 4-3 和图 4-7 所示是大鼠心肌 Kir6.2 mRNA 实时荧光定量 PCR 结果。和 C 组相比，CHE+EEP 组和 CHE+EEP+EE 组 Kir6.2 mRNA 表达水平下降，且差异具有显著性（$P<0.05$）；LEP+EE 组 Kir6.2 mRNA 表达水平升高，且差异具有显著性（$P<0.05$）。和 EEP 组相比，CHE+EEP 组 Kir6.2 mRNA 表达水平下降，且差异具有显著性（$P<0.05$）。和 EEP+EE 组相比，CHE+ EEP+EE 组 Kir6.2 mRNA 表达水平下降，但不具有显著性差异（$P>0.05$）。和 LEP 组相比，CHE+ LEP 组 Kir6.2 mRNA 表达水平呈下降趋势，但不具有显著性差异（$P>0.05$）。和 LEP+EE 组相比，CHE+ LEP+EE 组 Kir6.2 mRNA 表达水平升高，且具有显著性差异（$P<0.05$）。

表 4-3　大鼠心肌 Kir6.2 mRNA 实时荧光定量 PCR 结果

Table 4-3　Results of Kir6.2 mRNA Real-time Quantitative Fluorescence PCR in Rats Myocardium

组别	n	Kir6.2 mRNA 表达相对值（×10^{-3}）
C 组	9	3.55 ± 1.04

续表

组别	n	Kir6.2 mRNA 表达相对值（×10⁻³）
EE 组	9	3.00 ± 0.47
EEP 组	9	3.51 ± 1.68
CHE+EEP 组	9	2.36 ± 0.41 #
EEP+EE 组	9	2.66 ± 1.44
CHE+EEP+EE 组	9	2.10 ± 0.47
LEP 组	9	3.18 ± 0.53
CHE+LEP 组	9	2.93 ± 0.67
LEP+EE 组	9	2.26 ± 0.42
CHE+LEP+EE 组	9	3.43 ± 1.77 &

注：# 与 EEP 相比，& 与 LEP+EE 相比，$P<0.05$

Note：# compared with EEP group；& compared with LEP +EE group，$P<0.05$

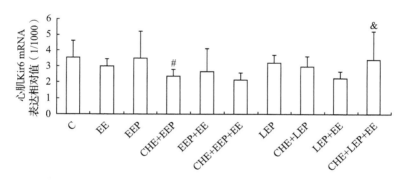

图 4-7　大鼠心肌 Kir6.2 mRNA 实时荧光定量 PCR 结果

Fig 4-7　Results of Kir6.2 mRNA Real-time Quantitative Fluorescence PCR in Rats Myocardium

注：# 与 EEP 相比，& 与 LEP+EE 相比，$P<0.05$

Note：# compared with EEP group；& compared with LEP+EE group，$P<0.05$

（二）大鼠心肌 SUR2A 实时荧光定量 PCR 检测

1. 扩增产物的溶解曲线、扩增曲线和标准曲线

见第三部分图 3-14～ 图 3-19 等。

2. 大鼠心肌 SUR2A mRNA 荧光定量 PCR 结果

表 4-4 和图 4-8 所示是大鼠心肌 SUR2A mRNA 实时荧光定量 PCR 结果。和 C 组相比较，CHE+EEP 组、CHE+EEP+EE 组 和 CHE+LEP+EE 组 SUR2A mRNA 表达水平无明显变化；CHE+LEP 组 SUR2A mRNA 表达水平升高，且差异具有

显著性（$P<0.05$）。和 EEP 组相比较，CHE+EEP 组 SUR2A mRNA 表达水平呈下降趋势。和 EEP+EE 组相比较，CHE+EEP+EE 组 SUR2A mRNA 表达水平升高，且差异具有显著性（$P<0.05$）。和 LEP 组相比，CHE+ LEP 组 SUR2A mRNA 表达水平呈升高趋势，但不具有显著性差异（$P>0.05$）。和 LEP+EE 组相比较，CHE+LEP+EE 组 SUR2A mRNA 表达水平降低，但不具有显著性差异（$P>0.05$）。

表 4-4　大鼠心肌 SUR2A mRNA 实时荧光定量 PCR 结果

Table 4-4　Results of SUR2A mRNA Real-time Quantitative Fluorescence PCR in Rats Myocardium

组别	n	SUR2A mRNA 表达相对值（$\times 10^{-3}$）
C 组	9	2.72 ± 0.37
EE 组	8	3.75 ± 1.47
EEP 组	8	2.87 ± 0.59
CHE+EEP 组	8	2.80 ± 0.76
EEP+EE 组	9	2.58 ± 0.84
CHE+EEP+EE 组	8	3.50 ± 1.07 #
LEP 组	7	2.78 ± 0.39
CHE+LEP 组	7	3.46 ± 0.48
LEP+EE 组	9	2.98 ± 0.83
CHE+LEP+EE 组	9	2.80 ± 0.73

注：# 与 EEP+EE 组相比，$P<0.05$

Note：# compared with EEP +EE group $P<0.05$

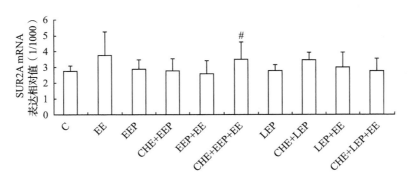

图 4-8　大鼠心肌 SUR2A mRNA 实时荧光定量 PCR 结果

Fig 4-8　Results of Kir6.2 mRNA Real-time Quantitative Fluorescence PCR in Rats Myocardium

注：# 与 EEP+EE 组相比，$P<0.05$

Note：# compared with EEP+EE group $P<0.05$

三、大鼠心肌 K~ATP~ 通道亚基免疫荧光组织化学实验观察

（一）心肌 Kir6.2 免疫荧光组织化学实验观察

大鼠心肌 Kir6.2 免疫荧光染色结果见图 4-9 所示。C 组心肌 Kir6.2 免疫荧光染色呈亮绿色，在心肌纵切面上，Kir6.2 免疫荧光阳性产物呈规则的条纹状主要集中分布于心肌细胞表面（图 4-9A）。在心肌横切面上，Kir6.2 免疫阳性产物呈点状分布于心肌细胞胞浆内（图 4-9B）。EE 组 Kir6.2 免疫阳性反应较 C 组增强（图 4-9C）。EEP 组 Kir6.2 免疫阳性反应较 C 组减弱（图 4-9D）。CHE+EEP 组 Kir6.2 免疫阳性反应较 EEP 组增强（图 4-9E）。EEP+EE 组 Kir6.2 免疫阳性反应较 EE 组减弱（图 4-9F）。CHE+EEP+EE 组 Kir6.2 免疫阳性反应较 EEP+EE 组有减弱趋势（图 4-9G）。LEP 组 Kir6.2 免疫阳性反应较 C 组减弱（图 4-9H）。CHE+LEP 组 Kir6.2 免疫阳性反应较 LEP 组有减弱趋势（图 4-9I）。LEP+EE 组 Kir6.2 免疫阳性反应较 EE 组明显减弱（图 4-9J）。CHE+LEP+EE 组 Kir6.2 免疫阳性反应较 LEP+EE 组有减弱趋势（图 4-9K）。阴性对照心肌组织呈淡绿色，无明显免疫荧光阳性产物（图 4-9L）。

（二）心肌 SUR2A 免疫荧光组织化学实验观察

大鼠心肌 SUR2A 免疫荧光染色结果见图 4-10 所示。C 组心肌 SUR2A 免疫荧光染色呈亮红色，在心肌纵切面上，SUR2A 免疫荧光阳性产物呈规则的条纹状主要集中分布于心肌细胞表面（图 4-10A）。在心肌横切面上，SUR2A 免疫阳性产物呈点状分布于心肌细胞胞浆内（图 4-10B）。EE 组 SUR2A 免疫阳性反应较 C 组增强（图 4-10C）。EEP 组 SUR2A 免疫阳性反应较 C 组有增强趋势（图 4-10D）。CHE+EEP 组 SUR2A 免疫阳性反应较 EEP 组减弱（图 4-10E）。EEP+EE 组 SUR2A 免疫阳性反应较 EE 组减弱（图 4-10F）。CHE+EEP+EE 组 SUR2A 免疫阳性反应较 EEP+EE 组增强（图 4-10G）。LEP 组 SUR2A 免疫阳性反应较 C 组减弱（图 4-10H）。CHE+LEP 组 SUR2A 免疫阳性反应较 LEP 组增强（图 4-10I）。LEP+EE 组 SUR2A 免疫阳性反应较 EE 组明显减弱（图 4-10J）。CHE+LEP+EE 组 SUR2A 免疫阳性反应较 LEP+EE 组增强（图 4-10K）。阴性对照心肌组织呈暗红色，无明显免疫荧光阳性产物（图 4-10L）。

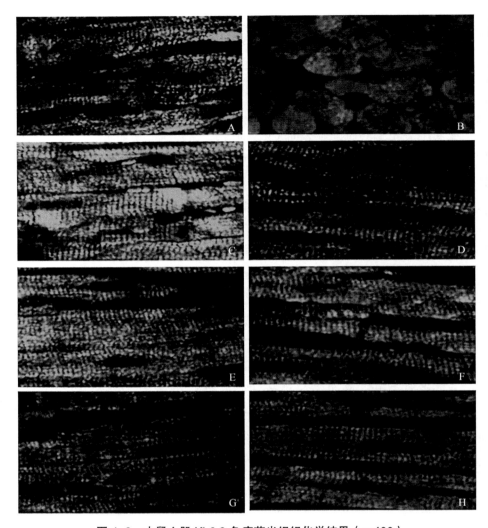

图 4-9　大鼠心肌 Kir6.2 免疫荧光组织化学结果（×400）

Fig 4-9　Results of Kir6.2 Immunofluoscesence in Rats Myocardium（×400）

图版说明

图 A　对照组心肌 Kir6.2 免疫荧光阳性产物呈规则的条纹状主要集中分布于心肌细胞表面

图 B　在心肌横切面上，Kir6.2 免疫阳性产物呈点状分布于心肌细胞胞浆内

图 C　力竭运动组 Kir6.2 免疫阳性反应较对照组增强

图 D　早期运动预适应组 Kir6.2 免疫阳性反应较对照组减弱

图 E　注射 CHE 后，早期运动预适应组 Kir6.2 免疫阳性反应较早期运动预适应组增强

图 F　早期运动预适应 + 力竭运动组 Kir6.2 免疫阳性反应较力竭运动组减弱

图 G　注射 CHE 后，早期运动预适应 + 力竭运动组 Kir6.2 免疫阳性反应较早期运动预适应 + 力竭运动组有减弱趋势

图 H　晚期运动预适应组 Kir6.2 免疫阳性反应较对照组减弱

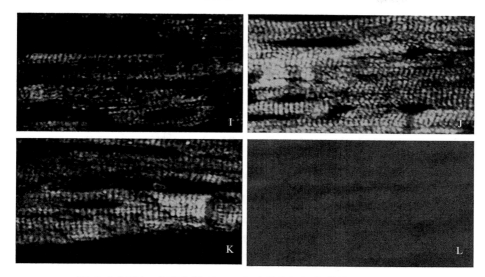

图 4-9（续）　大鼠心肌 Kir6.2 免疫荧光组织化学结果（×400）

Fig 4-9（continue）　Results of Kir6.2 Immunofluoscesence in Rats Myocardium（×400）

图版说明

图 I　注射 CHE 后，晚期运动预适应组 Kir6.2 免疫阳性反应较晚期运动预适应组有减弱趋势

图 J　晚期运动预适应 + 力竭运动组 Kir6.2 免疫阳性反应较力竭运动组减弱

图 K　注射 CHE 后，晚期运动预适应 + 力竭运动组 Kir6.2 免疫阳性反应较晚期运动预适应 + 力竭运动组有减弱趋势

图 L　阴性对照心肌组织呈淡绿色，无明显免疫荧光阳性产物

四、大鼠心肌 K_{ATP} 通道亚基免疫印迹检测

（一）大鼠心肌 Kir6.2 免疫印迹检测

表 4-5 和图 4-11 所示为大鼠心肌 Kir6.2 免疫印迹结果。和 C 组相比，CHE+EEP 组、CHE+EEP+EE 组、CHE+LEP 组以及 CHE+LEP+EE 组心肌 Kir6.2 蛋白表达水平均无明显变化。与 EEP 组相比较，CHE+EEP 组心肌 Kir6.2 蛋白表达水平升高，且具有显著性差异（$P<0.05$）。与 EEP+EE 组相比较，CHE+EEP+EE 组心肌 Kir6.2 蛋白表达水平降低，但不具有显著性差异（$P>0.05$）。与 LEP 组相比，CHE+LEP 组心肌 Kir6.2 蛋白表达水平降低，不具有显著性差异（$P>0.05$）。与 LEP+EE 组相比，CHE+LEP+EE 组心肌 Kir6.2 蛋白表达水平下降，但不具有显著性差异（$P>0.05$）。

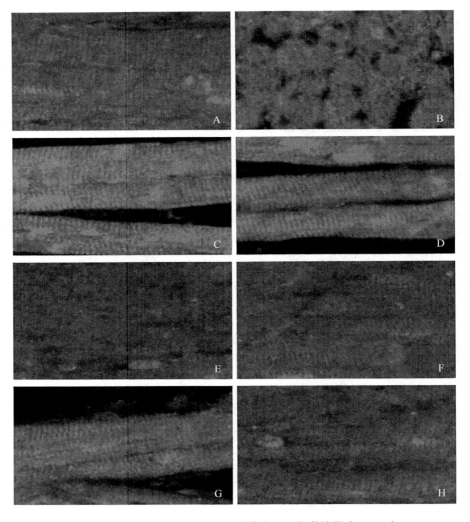

图 4-10　大鼠心肌 SUR2A 免疫荧光组织化学结果（×400）

Fig 4-10　Results of SUR2A Immunofluoscesence in Rats Myocardium（×400）

图版说明

图 A　对照组心肌 SUR2A 免疫荧光阳性产物呈规则的条纹状主要集中分布于心肌细胞表面

图 B　在心肌横切面上，SUR2A 免疫阳性产物呈点状分布于心肌细胞胞浆内

图 C　力竭运动组 SUR2A 免疫阳性反应较对照组增强

图 D　早期运动预适应组 SUR2A 免疫阳性反应较对照组有增强趋势

图 E　注射 CHE 后，早期运动预适应组 SUR2A 免疫阳性反应较早期运动预适应组减弱

图 F　早期运动预适应 + 力竭运动组 SUR2A 免疫阳性反应较力竭运动组减弱

图 G　注射 CHE 后，早期运动预适应 + 力竭运动组 SUR2A 免疫阳性反应较早期运动预适应 + 力竭运动组增强

图 H　晚期运动预适应组 SUR2A 免疫阳性反应较对照组减弱

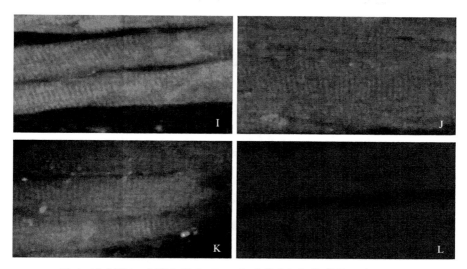

图 4-10（续） 大鼠心肌 SUR2A 免疫荧光组织化学结果（×400）

Fig 4-10（continue） Results of SUR2A Immunofluoscesence in Rats Myocardium（×400）

图版说明

图 I 注射 CHE 后，晚期运动预适应组 SUR2A 免疫阳性反应较晚期运动预适应组增强

图 J 晚期运动预适应 + 力竭运动组 SUR2A 免疫阳性反应较力竭运动组明显减弱

图 K 注射 CHE 后，晚期运动预适应 + 力竭运动组 SUR2A 免疫阳性反应较晚期运动预适应 + 力竭运动组增强

图 L 阴性对照心肌组织呈暗红色，无明显免疫荧光阳性产物

表 4-5 大鼠心肌 Kir6.2 免疫印迹结果

Table 4-5 Results of Kir6.2 Western Blot in Rats Myocardium

组别	n	Kir6.2 蛋白表达相对值
C 组	9	0.28 ± 0.07
EE 组	8	0.56 ± 0.07
EEP 组	8	0.14 ± 0.11
CHE+EEP 组	9	0.33 ± 0.24 *
EEP+EE 组	6	0.28 ± 0.22
CHE+EEP+EE 组	6	0.17 ± 0.07
LEP 组	9	0.27 ± 0.15
CHE+LEP 组	8	0.15 ± 0.12
LEP+EE 组	8	0.35 ± 0.09
CHE+LEP+EE 组	8	0.28 ± 0.06

注：* 与 EEP 相比，$P<0.05$

Note：* compared with EEP group，$P<0.05$

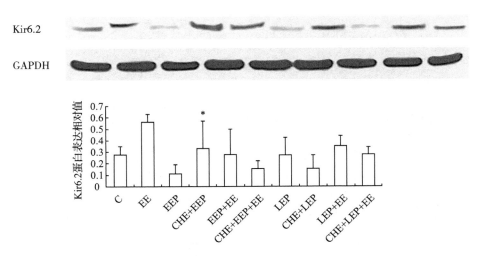

图 4-11　大鼠心肌 Kir6.2 免疫印迹结果

Fig 4-11　Results of Kir6.2 Western Blot in Rats Myocardium

注：*与 EEP 相比，$P<0.05$

Note：*compared with EEP group，$P<0.05$

（二）大鼠心肌 SUR2A 免疫印迹检测

表 4-6 和图 4-12 所示是大鼠心肌 SUR2A 免疫印迹结果。和 C 组相比，CHE+EEP+EE 组 SUR2A 表达水平升高，且差异具有显著性（$P<0.05$）。和 EEP 组相比较，CHE+EEP 组 SUR2A 表达水平呈下降，且差异具有显著性（$P<0.05$）。和 LEP 组相比，CHE+ LEP 组 SUR2A 表达水平呈升高，且差异具有显著性（$P<0.05$）。和 EEP+EE 组相比较，CHE+EEP+EE 组 SUR2A 表达水平升高，且差异具有显著性（$P<0.05$）。和 LEP+EE 组相比较，CHE+LEP+EE 组 SUR2A 表达水平升高，且差异具有显著性（$P<0.05$）。

表 4-6　大鼠心肌 SUR2A 免疫印迹结果

Table 4-6　Results of SUR2A Western Blot in Rats Myocardium

组别	n	SUR2A 蛋白表达相对值
C 组	8	0.15 ± 0.04
EE 组	9	0.22 ± 0.05
EEP 组	9	0.19 ± 0.04
CHE+EEP 组	8	0.05 ± 0.04*
EEP+EE 组	8	0.13 ± 0.04
CHE+EEP+EE 组	8	0.23 ± 0.07 #

续表

组别	n	SUR2A 蛋白表达相对值
LEP 组	8	0.10 ± 0.08
CHE+LEP 组	7	0.29 ± 0.08 @
LEP+EE 组	8	0.11 ± 0.06
CHE+LEP+EE 组	9	0.24 ± 0.03 &

注：* 与 EEP 组相比；# 与 EEP+EE 组相比；@ 与 LEP 组相比；& 与 LEP+EE 组相比；$P < 0.05$

Note：* compared with EEP group；# compared with EEP +EE group；@compared with EEP group；& compared with LEP+EE group，$P < 0.05$

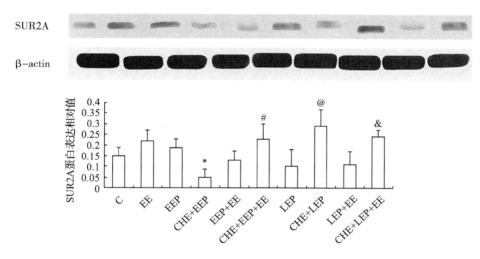

图 4-12 大鼠心肌 SUR2A 免疫印迹结果

Fig 4-12 Results of SUR2A Western Blot in Rats Myocardium

注：* 与 EEP 组相比；# 与 EEP+EE 组相比；@ 与 LEP 组相比；& 与 LEP+EE 组相比 $P < 0.05$

Note：* compared with EEP group；# compared with EEP+EE group；@ compared with LEP group；& compared with LEP+EE group $P < 0.05$

第三节 分析与讨论

一、PKC 和心肌 K_{ATP} 通道表达调控的相互关系

PKC 家族包括十个结构相互关联的丝氨酸 / 苏氨酸蛋白激酶，它们最初的活性是通过它们所依赖的脂质的活性来界定的[9]。包括生长因子和激素在内

的 PKC 的生理调控器通过受体刺激的磷酸激酶特异性磷脂酶 C（PI-PLC）的活化来激活 PKC。PKC 亚型同工酶是通过它们对激活剂需求的不同来界定的，这些同工酶包括经典同工酶 α，β1，β2 和 γ，它们需要 Ca^{2+} 和 DAG 来活化；新型同工酶 δ，ε，η，θ 和 μ，只是需要 DAG 来活化；非典型的同工酶 ζ，ι 和 λ，既不需要 Ca^{2+} 也不需要 DAG 来活化，而是依靠磷脂酰丝氨酸来活化。一些 PKC 亚型丝氨酸的磷酸化，特别是 δPKC 和 εPKC 的磷酸化被认为是机体对许多刺激，包括缺血、缺氧和凋亡刺激的所产生的适应性反应[10]。

在许多动物心脏模型和具体心脏研究中，PKC 诱导心肌保护效应的现象得到了验证。Ytrehus 等[11]用 PKC 激活剂 4β 佛波醇酯和阻断剂星孢菌素及多黏菌素进行的研究表明，PKC 激活剂能够模拟 IP 心肌保护效应，而 PKC 抑制剂的使用能够取消 IP 诱导的心肌保护效应。Zhang 等[12]研究表明，短暂缺血和 PKC 激活剂 PMA 的使用能够激活 PKC，并且 PKC 诱导了保护心肌功能的保护效应，提示 PKC 在 IP 诱导的心肌保护效应中发挥了重要作用。在一心肌预适应模型中，Gray 等[13]研究发现，εPKC 特异性抑制剂 $δV_{1-1}$ 肽的使用取消了缺氧预适应诱导的心肌保护效应。Liu 等[14]研究证实了以上的观点，εPKC 抑制剂的使用取消了 IP 诱导的心肌保护效应，而 PKC 其他亚型抑制剂的使用没有取消此保护效应。Dorn 等[15]研究表明，εPKC 的激活剂 ψεRACK 肽的使用诱导了减轻 I/R 损伤的心肌保护效应。Gray MO 等[16]用 εPKC 被敲除大鼠（$εPKC^{-/-}$）进行的研究表明，在 εPKC 被敲除的大鼠中，IP 不能诱导减轻 I/R 损伤的心肌保护效应。蛋白质组学的研究表明，εPKC 能在许多亚细胞区域形成细胞信号转导复合物，提示 εPKC 参与了大量分子保护作用的调控。以上研究表明，PKC 介导了 IP 诱导的心肌保护效应，且 εPKC 是 PKC 介导心肌保护效应的一个重要亚型。

PKC 不但介导了 IP 诱导的心肌保护效应，还介导了 EP 诱导的心肌保护效应。Yamashita 等[17]用 SD 大鼠在坡度为 0 的电动跑台上进行持续 30min、速度为 23～27m/min 的运动，建立了 EP 模型，研究发现，EP 显著减少了大鼠 I/R 损伤心肌梗死面积，而给予 PKC 抑制剂 CHE 后，取消了减轻大鼠 I/R 损伤心肌梗死面积显著的保护效应。Melling 等[18]也用 SD 大鼠在坡度为 2% 的电动跑台上进行持续 60min、速度为 30m/min 的运动，建立了 EP 模型，研究发现，24h 后大鼠心肌 PKC 膜转位显著增加，且 EP 引起了大鼠 I/R 损伤心肌梗死面积的明显减少；而给予 PKC 抑制剂 CHE 后，大鼠 I/R 损伤心肌梗死面积显著减少的保护效应消失。我们前期的研究[8]也发现，EP 诱导了减轻力竭运动致大鼠急性心肌损伤的保护效应，PKC 介导了 EP 诱导的心肌保护效应，PKC 抑制剂 CHE 的使用取消了该保护效应。

以上研究提示，PKC 作为心肌保护效应信号转导途径中的重要中介物质，介导了 IP 和 EP 诱导的心肌保护效应。PKC 介导心肌保护效应的可能机制主要是通过对其下游的 K_{ATP} 通道、缝隙连接蛋白、5′-核苷酸酶及热休克蛋白等多种效应物质的调控而实现的。

心肌 K_{ATP} 通道作为心肌保护效应信号转导途径中的重要效应物质，主要是将心肌细胞能量代谢和心肌细胞生物电活动偶联起来，从而行使一系列心肌调节和心肌保护功能。研究表明，心肌 K_{ATP} 通道介导了 IP 诱导的心肌保护效应，是 IP 心肌保护效应信号转导途径中的重要效应物质[2][20]。而且，心肌 K_{ATP} 通道特异性开放剂的使用也诱导了减轻 I/R 损伤心肌梗死面积的心肌保护效应[19]。充分的证据表明，心肌 K_{ATP} 通道在运动诱导的心肌保护效应中也发挥了关键作用。Brown 等[4]用 SD 大鼠进行速度分别为 15m/min、30m/min 和 15m/min，运动时间分别为 10min、40min 和 10min，持续时间为 5d 的连续跑台训练，以建立短期运动模型。结果发现，短期运动诱导了 I/R 损伤心肌梗死面积减少的心肌保护效应，且这种保护效应和大鼠心肌 K_{ATP} 通道 Kir6.2 和 SUR2A 亚基蛋白表达的升高密切相关。提示 K_{ATP} 通道的表达参与了短期运动诱导的心肌保护效应。Chicco 等[20]用 SD 大鼠在 10% 坡度跑台上进行速度分别为 15m/min、30m/min 和 15m/min，运动时间分别为 10min、40min 和 10min，持续时间为 5d 的连续跑台运动，以建立短期运动模型，来探讨短期运动对 I/R 损伤心肌梗死面积减少的保护效应是否依赖于心肌 K_{ATP} 通道的开放，结果证实，K_{ATP} 通道参与了短期运动诱导的心肌保护效应。Kane 等[21]用 Kir6.2-KO 大鼠（Kir6.2 基因敲除大鼠）和野生型大鼠作为实验对象进行每天运动 2 次，每次 90min，持续时间为 28d 的耐力游泳，建立了长期运动模型。结果发现，长期运动后 Kir6.2-KO 大鼠心脏收缩功能和心输出量受到损坏，而对照组野生型大鼠的心脏收缩功能和心输出量不但未受到损坏，还在一定程度上改善了心功能。结果表明，长期运动诱导的增强心肌抵抗心肌缺陷和心肌功能失调的保护作用是由心肌 K_{ATP} 通道介导所产生。Stoller 等[22]用 K_{ATP} 通道亚基 SUR2 基因突变大鼠和对照组大鼠在坡度为 20% 的跑台上进行运动，运动速度为 20m/min，持续时间为 4w，建立了长期运动模型。结果发现，长期运动后对照组大鼠的运动能力提高了 400%，而 SUR2 基因突变大鼠的运动能力没有得到显著性增强。并且长期运动后 SUR2 基因突变大鼠的心脏功能和对照组相比有所下降。以上 Kane 和 Stoller 等人的研究提示，心肌 K_{ATP} 通道参与了长期运动诱导的心肌保护效应。Brown 等[23]用 SD 大鼠在坡度为 10% 的跑台上进行运动速度分别为 20m/min、28m/min 和 35m/min，运动时间分别为 10min、30min 和 20min，持续时间为 12w 和 20w 的跑台训练，以建立长期运动模型。结果发现，长期运动显著减少了大鼠心肌 I/R 损伤的心肌梗死面积，并且长期运动后 $sarcK_{ATP}$ 通道蛋白表达有所升高。同时 $sarcK_{ATP}$ 通道阻滞剂 HMR-1098 能够取消运动诱导的心肌保护效应，而 mitoKATP 通道的阻滞剂 5-HD 不能够取消此保护效应。表明长期运动诱导的心肌保护效应是以 $sarcK_{ATP}$ 通道蛋白表达的升高为主要特征。提示 $sarcK_{ATP}$ 通道的活化和 / 或表达在长期运动诱导的心肌保护效应中起到了重要的作用。以上研究表明，心肌 K_{ATP} 通道介导了 IP 和运动诱导的心肌保护效应，心肌 K_{ATP} 通道通过其亚基表达的增加而引起该通道活化和表达的增加而介导了心肌保护效应。

以上研究提示，在心肌预适应保护效应信号转导途径中，以 PKC 为主的蛋白激酶是主要的中介物质，而心肌 K_{ATP} 通道是重要的效应物质，PKC 和心肌 K_{ATP} 通道介导了心肌预适应保护效应。

研究表明，在心肌预适应保护效应信号转导途径中，心肌 K_{ATP} 通道能够被 PKC 激活从而发挥保护效应。Light 等[24]研究了缺氧复氧期间 PKC 和心肌 K_{ATP} 通道的相互关系。研究发现，心肌 K_{ATP} 通道能通过减少 Ca^{2+} 超载介导了缺氧复氧心肌保护效应，并且 PKC 调控了心肌 K_{ATP} 通道的活化和表达。研究表明 PKC 和心肌 K_{ATP} 通道在调控心肌保护效应信号转导途径中的功能相互偶联，并且 PKC 的活化 / 转位可能位于心肌 K_{ATP} 通道的上游。Ito 等[25]研究了心肌 I/R 和缺氧复氧期间 PKC 和心肌 K_{ATP} 通道活化的相互关系。研究发现，在再灌注和复氧期间，心肌 K_{ATP} 通道的持续活化是由 PKC 调控的。研究表明 PKC 和心肌 K_{ATP} 通道是心肌保护效应同一信号转导途径中的组成部分。Aizawa 等[26]用特异性 PKC 激活剂的研究证实了以上的结果，研究认为，用 εPKC 的激活剂 $\psi \varepsilon RACK$ 肽预处理能够引起猪试验品心肌模拟预适应诱导的 $sarcK_{ATP}$ 通道开放，而用 εPKC 的抑制剂 εV_{1-2} 进行处理能够取消 K_{ATP} 通道的开放。Edwards 等[27]研究表明，PKC 调控了心肌 K_{ATP} 通道的活化从而介导了减轻 I/R 损伤心肌保护效应。以上研究提示，PKC 和心肌 K_{ATP} 通道作为心肌预适应保护效应信号转导途径中的中介物质和效应物质，PKC 调控了心肌 K_{ATP} 通道介导的心肌保护效应，PKC-K_{ATP} 通道轴可能是诱导持续心肌保护效应的作用靶点。PKC 的活化可能增加了心肌 K_{ATP} 通道在细胞膜上的募集和表达从而介导了心肌保护效应。

研究表明，PKC 活化对心肌 K_{ATP} 通道的表达调控具有不同的影响，Edwards 等[27] 研究了 PKC 调控的心肌 K_{ATP} 通道的活化是否介导了减轻 I/R 损伤心肌保护效应，结果发现，PKC 活化能引起心肌 K_{ATP} 通道 Kir6.2 和 SUR2A 表达的升高，从而介导减轻 I/R 损伤心肌梗死面积的保护效应，而 CHE 的使用引起了 Kir6.2 和 SUR2A 蛋白水平的下降，从而导致心肌 K_{ATP} 通道表达降低。

虽然以上研究表明，PKC 的活化能够增加心肌 K_{ATP} 通道的表达以介导心肌保护效应，而 PKC 抑制剂的使用能够减少心肌 K_{ATP} 通道的表达。但是，Hu 等[7] 研究发现，PKC 激活剂 PMA 的使用虽然活化了 PKC，但在 PMA 使用 15min 后，心肌卵母细胞和 COS-7 细胞中 K_{ATP} 通道 Kir6.2 和 SUR2A 的表达明显降低。在 PMA 使用 30min 后，Kir6.2 和 SUR2A 的表达下降非常明显，并导致 K_{ATP} 通道数量的减少，而 PKC 激活剂 PMA 和阻断剂 CHE 的联合使用抑制了 PKC 活化引起的心肌 K_{ATP} 通道 Kir6.2 和 SUR2A 表达的降低及通道数量的减少，引起 K_{ATP} 通道 Kir6.2 和 SUR2A 表达和通道数量的增加。研究进一步表明，在 PMA 没有使用时，K_{ATP} 通道 Kir6.2 和 SUR2A 的表达较强，而 PMA 的使用引起 K_{ATP} 通道的内吞作用显著增强，而 CHE 的使用又进一步抑制了 PMA 引起的 K_{ATP} 通道的内吞作用，以上研究表明，PMA 的使用引起 K_{ATP} 通道活化和表达降低的可能机制是 PMA 促进了 K_{ATP} 通道的内吞作用，并且这种内吞作用是发动蛋白所依赖的。以上研究提示，PKC 长时期（15～30min）的活化引起了 K_{ATP} 通道 Kir6.2 和 SUR2A 表达的下降，且这种调控作用是通过发动蛋白依赖的通道入胞作用实现的[7]。Light 等[28] 利用膜片钳技术研究了心肌 K_{ATP} 通道的表达，研究发现，PKC 的活化引起了心肌 K_{ATP} 通道 Kir6.2 和 SUR2A 亚基的表达增加。而 PKC 特异性抑制剂的使用抑制了心肌 K_{ATP} 通道 Kir6.2 和 SUR2A 亚基的表达。Hu 等[6] 的研究发现，PKC 短时期（5～10min）的活化通过磷酸化 Kir6.2 亚基中苏氨酸残基（T180）的双亮氨酸模体激活了 K_{ATP} 通道，引起了该通道 Kir6.2 和 SUR2A 表达的增加。可能是因为 PKC 的短期活化降低了 ATP 结合心肌 K_{ATP} 通道的 Hill 系数，增加了 K_{ATP} 通道在 ATP 生理范围浓度内的开放。PKC 的这种调控作用作为一种制动装置通过消除心肌 K_{ATP} 通道而抑制了该通道的过多活化。以上研究表明，PKC 不同时间的活化对 K_{ATP} 通道的直接调控具有不同的影响，PKC 的短期活化通过对 Kir6.2 亚基中苏氨酸残基（T180）的磷酸化作用增加了 K_{ATP} 通道的表达，而 PKC 的长期活化通过促进发动蛋白依赖的通道入胞作用减少了 K_{ATP} 通道的表达。可能的机制是新陈代谢应激后，有些 PKC 亚型的活化引起了 K_{ATP} 通道表达增加，而腺苷酸受体活化所激活的其他 PKC 亚型可能通过促进 K_{ATP} 通道内在化作用，引起了 K_{ATP} 通道表达下降[29]。提示心肌 K_{ATP} 通道能够被心肌保护信号转导途径中的保护性物质 PKC 和腺苷酸所共同调控[7]。PKC 对 K_{ATP} 通道的负反馈转运调控抑制了心肌 K^+ 外流和心肌 APD 的缩短，从而进一步延缓或避免了室性心律失常等有害影响的发生。

以上研究提示，尽管在新陈代谢应激期间 K_{ATP} 通道的活化对心肌 I/R 损伤具有保护效应，但是过多的心肌 K_{ATP} 通道的活化会引起室性心律失常等有害影响。PKC 抑制了 K_{ATP} 通道过多激活，从而在一定程度上避免了室性心律失常等有害影响的发生。PKC 对 K_{ATP} 通道的转运调控可能通过优化 K_{ATP} 通道的活化数量介导心肌预适应保护效应。Kir6.2 亚基是 PKC 调控 K_{ATP} 通道表达变化的主要作用靶点。

除了在心肌组织中发现 PKC 能够调控 K_{ATP} 通道的表达外，在其他组织中的研究也发现了类似的研究结果。例如，在血管及膀胱平滑肌的研究中发现，激动型兴奋剂引起的刺激通过 PKC 的活化抑制了 K_{ATP} 通道的激活[30][31][32][33][34]。Hatakeyyama 等[35]以兔为研究对象，研究了兔食管平滑肌中 K_{ATP} 通道开放和 PKC 活化之间的关系，研究发现，PKC 激活剂佛波醇酯的使用抑制了 K_{ATP} 通道的活化，而这种抑制效应又随着 PKC 抑制剂的使用而显著减少。Jun 等[36]以大鼠为研究对象，利用 PKC 抑制剂和激活剂的使用，研究了大鼠结肠平滑肌细胞的 K_{ATP} 通道和 PKC 之间的相互关系，研究发现，PKC 的活化调控了大鼠结肠平滑肌细胞中 K_{ATP} 通道的活化和表达，并且 εPKC 在大鼠结肠平滑肌细胞中大量表达，表明 εPKC 可能是大鼠结肠平滑肌中调控 K_{ATP} 通道的最主要的 PKC 亚型。

PKC 对 K_{ATP} 通道开放的抑制效应可能与平滑肌中 K_{ATP} 通道的 kir6.x 亚基和 SUR2 亚基的表达不同有关。例如，在兔和人的心室肌细胞中，K_{ATP} 通道主要由 Kir6.2 亚基和 SUR2A 亚基组成[33][37]。PKC 通过减少 K_{ATP} 通道对细胞内 ATP 浓度的敏感性激活了该通道[38]。相反，在近曲小管上皮细胞，PKC 激活剂佛波醇酯的使用抑制了 K_{ATP} 通道的活化，表明 PKC 降低了该通道开放的可能性[39]。和以上研究结果相类似，Jun 等[36]的研究中也发现了 PKC 对 K_{ATP} 通道的同样调控效果，和心肌 K_{ATP} 通道的构成不一样，结肠平滑肌细胞核近曲小管平滑肌

细胞 K_{ATP} 通道是由 Kir6.2 亚基和 SUR2B 亚基组成的，由于结肠平滑肌 K_{ATP} 通道和心肌 K_{ATP} 通道的主要不同在于 SUR 亚基的不同，提示 PKC 对 K_{ATP} 通道的调控主要通过对 SUR 亚基的调控而实现。

以上研究提示，PKC 既能促进心肌 K_{ATP} 通道 Kir6.2 和 SUR2A 的表达，也能抑制该通道 Kir6.2 和 SUR2A 的表达。通过 PKC 对心肌 K_{ATP} 通道的调控，PKC 和心肌 K_{ATP} 通道介导了心肌预适应保护效应。

EP 诱导了减轻力竭运动所致运动性心肌损伤的保护效应，但是对该保护效应中 PKC 调控心肌 K_{ATP} 通道 Kir6.2 和 SUR2A 亚基的研究尚未涉及。本实验在研究心肌 K_{ATP} 通道亚基 Kir6.2 和 SUR2A 在 EP 诱导的减轻力竭运动所致运动性心肌损伤保护效应中变化的同时，进一步通过 PKC 抑制剂 CHE 的使用，探讨了 PKC 对心肌 K_{ATP} 通道亚基 Kir6.2 和 SUR2A 在 EP 诱导的减轻力竭运动所致运动性心肌损伤保护效应中表达调控的影响。结果发现，CHE 的使用引起 Kir6.2 mRNA 在 EP 中明显降低，而却引起 Kir6.2 蛋白水平在 EP 中明显升高，SUR2A 蛋白水平在 EP 中明显下降。同时，本研究还发现，CHE 的使用又使得 EP 后再进行力竭运动时 Kir6.2 蛋白水平呈现降低趋势，而 SUR2A 蛋白水平明显增加，

以上研究提示，PKC 能够调控 K_{ATP} 通道 Kir6.2 和 SUR2A 亚基在 EP 诱导的减轻力竭运动所致运动性心肌损伤保护效应中的表达，表明 PKC 是 EP 信号转导途径中心肌 K_{ATP} 通道的上游中介物质。对 PKC 调控心肌 K_{ATP} 通道变化的研究尚需深入探讨。

二、PKC 调控心肌 K_{ATP} 通道介导 EP 心肌保护效应的可能机制

研究表明，PKC 的激活剂 PMA 能够增加 K_{ATP} 通道的开放，引起对抗新陈代谢应激耐受力的增加，而 PKC 的抑制剂能够阻止 K_{ATP} 通道的开放，引起了模拟缺血诱导的心肌损伤的增加[40]。研究发现，PKC 的活化能够调控 ATP 结合的化学计量，允许 K_{ATP} 通道在 ATP 毫摩尔（mmol）水平量级时开放。PKC 能够磷酸化 K_{ATP} 通道亚基 Kir6.2 里面的氨基酸 T180，这就为 PKC 能够活化 K_{ATP} 通道提供了证据[28]。在对 PKC 调控 K_{ATP} 通道的大多数研究中使用了非选择性 PKC 的催化剂，而可能的情况是 εPKC 作为 IP 激活的主要的 PKC 亚型同工酶参与了对 K_{ATP} 通道的调控。Aizawa 等[26]用特异性 PKC 激活剂的研究证明了以上假设，研究认为，用 εPKC 的激活剂 ψεRACK 肽预处理能够引起猪试验品

心肌模拟预适应诱导的 K_{ATP} 通道的开放，而用 εPKC 的抑制剂 εV_{1-2} 进行处理能够取消 K_{ATP} 通道的开放。K_{ATP} 通道电导的增强、APD 缩短和 Ca^{2+} 超载的下降代表了缺血期间 εPKC 的活化的一个潜在的心肌保护机制。另外的研究表明，K_{ATP} 通道的开放和 IP 之间并不存在实质性的关系[41]。这表明 IP 的发生而诱导的心肌保护作用独立于 K_{ATP} 通道的开放。

心肌 K_{ATP} 通道和 PKC 的活化与 IP 心肌保护效应密切相关，Light 等研究发现，在较低 ATP 浓度时，PKC 能够抑制心肌 K_{ATP} 通道的活化，这个研究结果令人费解，因为在 IP 心肌保护效应中，心肌 K_{ATP} 通道和 PKC 是共同活化的。研究进一步表明，通过减少 ATP 剂量反应曲线希尔系数，PKC 增加了心肌 K_{ATP} 通道在生理性 ATP 浓度时的开放可能，从而减少了该通道对高浓度 ATP 抑制的敏感性[42]。这种现象的可能机制是，PKC 的磷酸化减少了 ATP 结合抑制的正协同效应。为进一步探讨 PKC 活化调控心肌 K_{ATP} 通道的分子基础，Light 等[28]利用膜片钳技术研究了该通道的表达开放，通过对该通道开放可能性（NP_0）的检测，研究发现，PKC 结构性的活化引起了心肌 K_{ATP} 通道 Kir6.2 和 SUR2A 亚基的开放活性增加了 $390 \pm 78\%$。而 PKC 特异性抑制剂的使用只引起了心肌 K_{ATP} 通道 Kir6.2 和 SUR2A 亚基的开放活性增加了 $35 \pm 14\%$。在其他组织中的研究也发现，PKC 引起了胰腺 K_{ATP} 通道的活性增加了 $360 \pm 31\%$，同时，在 ATP 剂量抑制曲线上发现，PKC 减少了心肌 K_{ATP} 通道 Kir6.2 和 SUR2A 亚基结合 ATP 的希尔系数（从 1.65 到 1.10）。Light 等[28]利用电生理学数据研究表明，心肌 K_{ATP} 通道 Kir6.2 亚基 T180 磷酸化位点的敲除取消了 PKC 对心肌 K_{ATP} 通道的刺激效应，同时，该通道磷酸化位点的突变也引起了 PKC 刺激 Kir6.2 亚基作用的显著降低。Light 也发现了 Kir6.2 亚基的其他位点也受到了较小程度的磷酸化影响，但是并没有引起该通道活性的显著性变化。结果表明，PKC 活化引起的心肌 K_{ATP} 通道活性的增强可能是磷酸化该通道 Kir6.2 亚基 T180 位点所引起的。在其他研究中发现，PKA 磷酸化了心肌 K_{ATP} 通道 Kir6.2 亚基的丝氨酸 372 位点和该通道 SUR2A 亚基受体中的 1571 作用位点[43]。在心肌 K_{ATP} 通道中，Kir6.2 亚基构成该通道的中心通道，而 SUR2A 亚基是该通道的调控亚单位。决定 K^+ 的传导性、内向整流以及心肌 K_{ATP} 通道对 ATP 依赖的抑制特性的位点主要位于 Kir6.2 亚基中，而心肌 K_{ATP} 通道对通道激活剂的敏感性是由该通道通过 SUR 亚基所调控的[44]。通过 $\Delta C26$（T180A）突变的单通道记录表明，$\Delta C26$ 的突变也影响了心肌 K_{ATP} 通道的门控动力学，稳定了该通道的开放状态[28]。总之，

Light 等的研究强调了 Kir6.2 亚基中 T180 残基 C 末端附近位点在决定心肌 K_{ATP} 通道对 ATP 的敏感性和对该通道门控机制调控的重要性。

在 Kir6.2 亚基中 T180 残基附近磷脂质结合的确定区域（R167，R177），ΔC26（T180A）突变的增加和 ΔC26（T180E）活性的减少表明，该区域在控制磷脂质的敏感性和心肌 K_{ATP} 通道开放活性中发挥了重要作用[45][46]。而且，PKC 和磷脂质相互作用介导的调控能引起心肌 K_{ATP} 通道活性增加或减少的可能性。因此，PKC 和磷脂质能够改变心肌 K_{ATP} 通道对生理性 ATP 浓度调控的敏感性。

有研究直接评价了 PKC 的活性对心肌 K_{ATP} 通道亚基细胞分布的影响。Hu 等描述了 PKC 激活剂 PMA 调控 K_{ATP} 通道的双时相效应。一是 IKATP 的强烈感应的早期阶段（PMA 使用后 5min），二是 IKATP 的延迟衰变期（PMA 使用后 30min）[7]。这种延迟衰变现象可以看作是 K_{ATP} 通道防止 IKATP 延长感应有害影响的对抗调控的内在表现，其原因是，PKC 的原始作用是引起心肌 K_{ATP} 通道的增多，而在 PKC 降解后发生了 IKATP 的延迟衰变。Garg 等[47]用成熟大鼠心肌细胞和表达 Kir6.2/SUR2A 亚基重组的 COS-7 心肌细胞的研究发现，在 PKC 药物学激活剂 PMA 的作用下，心肌 K_{ATP} 通道 Kir6.2 亚基在线粒体上的表达显著性升高，同时线粒体通道内膜上 K_{ATP} 通道 Kir6.2 亚基数量显著性增加。Western 免疫印迹研究也表明，PKC 药物学激活剂 PMA 的使用引起了线粒体 Kir6.2 亚基蛋白表达水平的显著性升高，而 CHE 的使用抑制了 Kir6.2 亚基蛋白表达水平的显著性升高。而且，功能性发现表明，在 PMA 的作用下，功能性 K_{ATP} 通道数量显著性增加，重要的是，PKC 诱导的 K_{ATP} 通道减轻亚基表达的升高能被 εPKC 特异性抑制剂所抑制。表明 εPKC 是调控 K_{ATP} 通道的特异性 PKC 亚型。以上研究提示，PKC 介导的 K_{ATP} 通道浓度的维持是 K_{ATP} 通道和 PKC 介导心肌保护作用的可能机制之一。总之，PKC 参与调控了心肌 K_{ATP} 通道 Kir6.2 和 SUR2A 的分布，和 K_{ATP} 通道单一电导的调控截然不同，PKC 依赖的 K_{ATP} 通道的转运促进了心肌保护效应的发生。

EP 诱导了减轻力竭运动所致心肌损伤的保护效应，但是对该保护效应中 PKC 调控心肌 K_{ATP} 通道 Kir6.2 和 SUR2A 的研究尚未涉及。本实验在研究心肌 K_{ATP} 通道亚基 Kir6.2 和 SUR2A 在 EP 诱导的减轻力竭运动所致运动性心肌损伤保护效应中变化的同时，进一步通过 PKC 阻断剂 CHE 的使用，探讨了 PKC 对心肌 K_{ATP} 通道亚基 Kir6.2 和 SUR2A 在 EP 诱导的减轻力竭运动所致运动性心肌损伤保护效应中表达调控的影响。结果发现，CHE 的使用引起 Kir6.2 mRNA 在

EP 中明显降低，而却引起 Kir6.2 蛋白水平在 EP 中明显升高，SUR2A 蛋白水平在 EP 中明显下降。可能是因为 CHE 的使用阻断了 EP 信号转导途径，引起心肌缺血、缺氧，使得心肌细胞内 ATP 合成减少，ATP/ADP 的比率降低，这可能会引起 Kir6.2 蛋白表达增加而导致心肌 K_{ATP} 通道开放数量增加从而介导心肌保护效应。但是，心肌 K_{ATP} 通道开放数量的过度增加又会引起 APD 的过度缩短，导致心律失常的发生，SUR2A 蛋白水平的下降又在一定程度上抑制了心肌 K_{ATP} 通道开放数量的过度增加。同时，本研究还发现，CHE 的使用又使得 EP 后再进行力竭运动时 Kir6.2 蛋白水平呈现降低趋势。而 SUR2A 蛋白水平明显增加，表明对 PKC 的抑制能减少 K_{ATP} 通道在细胞膜上的表达，从而降低了心肌对新陈代谢应激的耐受性并导致心肌缺血性损伤，心肌缺血又导致心肌细胞内 ATP 减少，ATP/ADP 比率的降低又通过 SUR2A 蛋白水平增加引起 K_{ATP} 通道表达增加，从而介导心肌保护效应。本研究结果表明，在 EP 诱导的减轻力竭运动所致运动性心肌损伤保护效应中，PKC 阻断剂 CHE 使用后，导致了心肌 K_{ATP} 通道 Kir6.2 和 SUR2A 不一致的变化趋势。表明 CHE 的使用对 Kir6.2 和 SUR2A 的调控机制不一样。PKC 调控了心肌 K_{ATP} 通道 Kir6.2 和 SUR2A 的变化的机制可能是，作为 EP 心肌保护效应信号传导途径中的中介物质，PKC 通过磷酸化 Kir6.2 亚基中苏氨酸残基（T180）的双亮氨酸模体激活了心肌 K_{ATP} 通道[24]，或者是 PKC 通过促进心肌 K_{ATP} 通道的内在化作用而引起了该通道表达的降低[7]。

以上研究提示，PKC 是心肌 K_{ATP} 通道介导心肌保护效应的生理性调控器，能够调控该通道 Kir6.2 和 SUR2A 亚基在 EP 诱导的减轻力竭运动所致运动性心肌损伤保护效应中的表达，PKC 是 EP 信号转导途径中心肌 K_{ATP} 通道的上游中介物质。对 PKC 调控心肌 K_{ATP} 通道变化的具体机制尚需深入探讨。

第四节　研究结论

在运动预适应诱导的减轻力竭运动所致大鼠运动性心肌损伤保护效应中，PKC 调控了心肌 K_{ATP} 通道亚基 Kir6.2 和 SUR2A 的表达，表明在心肌 K_{ATP} 通道介导的运动预适应心肌保护效应信号转导途径中，PKC 是心肌 K_{ATP} 通道的上游中介物质。PKC 抑制剂 CHE 的使用引起了心肌 K_{ATP} 通道亚基 Kir6.2 和 SUR2A 的表达变化的趋势不完全一致，提示 PKC 对该通道亚基 Kir6.2 和 SUR2A 表达调控的机制不一样，其具体机制尚需深入探讨。

参考文献

［1］ Zhang RY, Jin HF, Tang CS, et al. ATP-sensitive potassium channel and its cardiovascular protection effects ［J］.Beijing Da Xue Xue Bao. 2009, 41（2）: 245-248.

［2］ Bernardo NL, D'Angelo M, Okubo S, et, al. Delayed ischemic preconditioning is mediated by opening of ATP-sensitive potassium channels in the rabbit heart ［J］. Am J Physiol 1999, 276: H1323-H1330.

［3］ Suzuki M, Sasaki N, Miki T, et al. Role of sarcolemmal KATP channels in cardioprotection against ischemia/reperfusion injury in mice ［J］. J Clin Invest 2002, 109: 509-516.

［4］ Brown DA, Lynch JM, Armstrong CJ, et al. Susceptibility of the heart to ischaemia-reperfusion injury and exercise-induced cardioprotection are sex-dependent in the rat ［J］. J Physiol. 2005, 564（Pt 2）: 619-630.

［5］ Zingman LV, Zhu Z, Sierra A. Exercise-induced expression of cardiac ATP-sensitive potassium channels promotes action potential shortening and energy conservation ［J］. J Mol Cell Cardiol. 2011. ［Epub ahead of print］

［6］ Hu K, Li GR, Nattle S. Adenosine-induced activation of ATP-sensitive K_ channels in excised membrane patches is mediated by PKC ［J］. Am. J. Physiol. 1999, 276, H488-H495.

［7］ Hu K, Huang C, Jan Y, et al. ATP-sensitive potassium channel traffic regulation by adenosine and protein kinase C ［J］. Neuron 38, 2003, 417-432.

［8］ 申毓军. 运动预适应对力竭运动大鼠心肌损伤保护效应中蛋白激酶 C 的作用及其机制 ［D］.上海体育学院博士论文, 2011.

［9］ Newton AC, Protein Kinase C: Structural and spatial regulation by phosphorylation, cofactors, and macromolecular intertions ［J］.Chem Rev 2001, 101; 2352-2364.

［10］ Blass M, Kronfeld I, Kazimirsky G, et al. Tyrosine phosphorylation of protein kinase C-delta is essential for its apoptic effect in response to etoposide ［J］.Mol Cell Biol 2002, 22: 182-195.

［11］ Ytrehus K, Liu Y, Downey JM. Preconditioning protects ischemic rabbit heart by protein kinase C activation ［J］. Am J Physiol 1994, 266（3 Pt2）: H1145-H1152.

［12］ Zhang X, Chen RK, Niu JL. Protective effect of protein kinase C on heart function: an experiment with isolated rabbit hearts ［J］. Zhonghua Yi Xue Za Zhi. 2006, 86（16）: 1122-1124

［13］ Gray MO, Karliner JS, Mochly-Rosen D. A selective epsilon-protein kinase C antagonist inhibits protection of cardiac myocytes from hypoxia-induced cell death ［J］. J

Biol Chem. 1997, 272（49）: 30945–30951.

［14］Liu GS, Cohen MV, Mochly–Rosen D, et al. Protein kinase C–epsilon is responsible for the protection of preconditioning in rabbit cardiomyocytes［J］. J Mol Cell Cardiol. 1999, 31（10）: 1937–1948.

［15］Dorn GW 2nd, Souroujon MC, Liron T. Sustained in vivo cardiac protection by a rationally designed peptide that causes epsilon protein kinase C translocation［J］. Proc Natl Acad Sci U S A. 1999, 96（22）: 12798–12803.

［16］Gray MO, Zhou HZ, Schafhalter–Zoppoth I, et al. Preservation of base–line hemodynamic function and loss of inducible cardioprotection in adult mice lacking protein kinase C epsilon［J］.J Biol Chem 2004, 279（5）: 3596–3604.

［17］Yamashita N, Baxter GF, Yellon DM. Exercise directly enhances myocardial tolerance to ischaemia–reperfusion injury in the rat through a protein kinase C mediated mechanism ［J］. Heart. 2001, 85（3）: 331–336.

［18］Melling CW, Thorp DB, Milne KJ, et al. Myocardial Hsp70 phosphorylation and PKC–mediated cardioprotection following exercise［J］. Cell Stress Chaperones. 2009, 14（2）: 141–150.

［19］Gross ER, Hsu AK, Gross GJ. Delayed cardioprotection afforded by the glycogen synthase kinase 3 inhibitor SB–216763 occurs via a KATP–and MPTP–dependent mechanism at reperfusion［J］. Am J Physiol Heart Circ Physiol 2008, 294: H1497–H1500.

［20］Chicco AJ, Johnson MS, Armstrong CJ, et al. Sex–specific and exercise–acquired cardioprotection is abolished by sarcolemmal KATP channel blockade in the rat heart［J］. Am J Physiol Heart Circ Physiol. 2007, 292（5）: H2432–H2437.

［21］Kane GC, Behfar A, Yamada S, Perez–Terzic C, et al. ATP–sensitive K+ channel knockout compromises the metabolic benefit of exercise training, resulting in cardiac deficits［J］. Diabetes. 2004, 53 Suppl 3: S169–S175.

［22］Stoller D, Pytel P, Katz S, et, al. Impaired exercise tolerance and skeletal muscle myopathy in sulfonylurea receptor–2 mutant mice［J］. Am J Physiol Regul Integr Comp Physiol. 2009, 297（4）: R1144–R1153.

［23］Brown DA, Chicco AJ, Jew KN, et al. Cardioprotection afforded by chronic exercise is mediated by the sarcolemmal, and not the mitochondrial, isoform of the KATP channel in the rat［J］. J Physiol. 2005, 569（Pt 3）: 913–924.

［24］Light PE, Kanji HD, Fox JE, et al. Distinct myoprotective roles of cardiac sarcolemmal and mitochondrial KATP channels during metabolic inhibition and recovery［J］. FASEB J 2001, 15: 2586–2594.

［25］Ito K, Sato T, Arita M. Protein kinase C isoform–dependent modulation of ATP–sensitive K+ channels during reoxygenation in guinea–pig ventricular myocytes［J］. J Physiol.

2001，532（Pt 1）：165-174.

[26] Aizawa K，Turner LA，Weihrauch D，et al. Protein kinase C-epsilon primes the cardiac sarcolemmal adenosine triphosphate-sensitive potassium channel to modulation by isoflurane [J]. Anesthesiology 2004，101（2）：381-389.

[27] Edwars AG，Rees ML，Gioscia RA，et al. PKC-permitted elevation of sarcolemmal KATP concentration may explain female-specific resistance to myocardial infarction [J]. J Physiol. 2009，587（Pt 23）：5723-5737.

[28] Light PE，Bladenl C，Wiinkfein RJ. et al. Molecular basis of protein kinase C-induced activation of ATP-sensitive potassium channels [J]. Proc. Natl. Acad. Sci. USA 2000，97，9058-9063.

[29] Jovanovic A. Femininity and sarcolemmal KATP channels：a matter of the heart and the heart of the matter [J]. J Physiol. 2009，587（Pt 23）：5509-5510.

[30] Bonev AD，Nelson MT.ATP-sensitive potassium channels in smooth muscle cells from guinea pig urinary bladder [J]. Am J Physiol Cell Physiol 264：1993，C1190-C1200.

[31] Bonev AD，Nelson MT. Vasoconstrictors inhibit ATP-sensitive K+ channels in arterial smooth muscle through protein kinase C [J]. J Gen Physiol 1996，108：315-323.

[32] Firth TA，Mawe GM，Nelson MT. Pharmacology and modulation of KATPchannels by protein kinase C and phosphates in gallbladder smooth muscle [J]. Am J Physiol Cell Physiol 2000，278：C1031-C1037.

[33] Kubo M，Quayle JM，Standen NB. Angiotensin II inhi-bition of ATP-sensitive K+ currents in rat arterial smooth mus-cle cells through protein kinase C [J]. J Physiol（Lond）1997，503：489-496.

[34] Nuttle LC，Farley JM. Muscarinic receptors inhibit ATP-sensitive K+ channels in swine tracheal smooth muscle [J]. Am J Physiol Lung Cell Mol Physiol 1997，273：L478-L484.

[35] Hatakeyama N，Wang Q，Goyal RK，et al. Musca-rinic suppression of ATP-sensitive K+ channel in rabbit esophageal smooth muscle [J]. Am J Physiol Cell Physiol 1995，268：C877-C885.

[36] Jun JY，Kong ID，Koh SD，et al. Regulation of ATP-sensitive K（+）channels by protein kinase C in murine colonic myocytes [J]. Am J Physiol Cell Physiol. 2001，281（3）：C857-C864.

[37] Kurachi Y. ATP-sensitive K+ channels of the cardiovascular system [J]. Nippon Yakurigaku Zasshi112，1998，Suppl 1：32P-35P.

[38] Hu K，Duan D，Li GR，et al. Protein kinase C acti-vates ATP-sensitive K+ current in human and rabbit ventricular myocytes [J].Circ Res 1996，78：492-498.

[39] Mauerer UR，Boulpaep EL，Segal AS. Regulation of an inwardly rectifying ATP-sensitive K+ channel in the basolateral membrane of renal proximal tubule [J].J Gen Physiol

1998, 111: 161-180.

[40] Liu Y, Gao WD, O'Rourke B, et al. Synergistic modulation of ATPsensitive K+ currents by protein kinase C and adenosine. Implications for ischemic preconditioning [J]. Circ Res 1996, 78 (3): 443-454.

[41] Sato T, Sasaki N, Seharaseyon J, et al. Selective pharmacological agents implicate mitochondrial but not sarcolemmal K (ATP) channels in ischemic cardioprotection [J]. Circulation 2000, 101 (20): 2418-2423.

[42] Light PE, Sabir AA, Allen BG, et al. Protein kinase C-induced changes in the stoichiometry of ATP binding activate cardiac ATP-sensitive K+channels. A possible mechanistic link to ischemic preconditioning [J]. Circ Res. 1996, 79 (3): 399-406.

[43] Béguin P, Nagashima K, Nishimura M, et al. PKA-mediated phosphorylation of the human K (ATP) channel: separate roles of Kir6.2 and SUR1 subunit phosphorylation [J]. EMBO J. 1999, 18 (17): 4722-4732.

[44] Tucker SJ, Gribble FM, Zhao C, et al. Truncation of Kir6.2 produces ATP-sensitive K+ channels in the absence of the sulphonylurea receptor [J]. Nature. 1997, 387 (6629): 179-183.

[45] Shyng SL, Nichols CG. Membrane phospholipid control of nucleotide sensitivity of KATP channels [J]. Science.1998, 282 (5391): 1138-1141.

[46] Baukrowitz T, Schulte U, Oliver D, et al. PIP2 and PIP as determinants for ATP inhibition of KATP channels [J]. Science.1998, 282 (5391): 1141-1144.

[47] Garg V, Hu K. Protein kinase C isoform-dependent modulation of ATP-sensitive K+ channels in mitochondrial inner membrane [J]. Am J Physiol Heart Circ Physiol 2007, 293, H322-H332.

第五章

运动预适应中 PKC 对心肌 SarcK$_{ATP}$ 通道
亚基 Kir6.2 和 SUR2A 表达影响的比较研究

目的：探讨在运动预适应（exercise preconditioning，EP）早期和晚期心肌保护效应不同时期中蛋白激酶 C（protein kinase C，PKC）对心肌肌膜 ATP 敏感钾通道（ATP-sensitive potassium channels，SarcK$_{ATP}$ channels）亚基内向整流钾通道 6.2（Kir6.2）和磺酰脲受体 2A（SUR2A）表达调控的影响。方法：SD 大鼠 48 只随机分为对照组（C 组）、力竭运动组（EE 组）、早期运动预适应组（EEP 组）、PKC 抑制剂 + 早期运动预适应组（CHE+EEP 组）、晚期运动预适应组（LEP 组）和 PKC 抑制剂 + 晚期运动预适应组（CHE+LEP 组）6 个组。用实时荧光定量 PCR 方法观察检测大鼠心肌 SarcK$_{ATP}$ 通道 Kir6.2 mRNA 和 SUR2A mRNA 的分布及表达变化，用免疫印迹方法观察并检测心肌 SarcK$_{ATP}$ 通道 Kir6.2 和 SUR2A 蛋白表达分布及表达变化。结果：和 EEP 组比，CHE+EEP 组 Kir6.2 mRNA 表达下降，而 Kir6.2 蛋白表达升高，SUR2A mRNA 蛋白表达下降。和 LEP 组相比，CHE+ LEP 组 Kir6.2 mRNA 和 SUR2A mRNA 表达下降，Kir6.2 蛋白表达降低，而 SUR2A 蛋白表达升高。结论：对心肌 Kir6.2 或 SUR2A 同一亚基而言，PKC 在 EP 早、晚期不同心肌保护效应中对其调控的影响是协调互补的，而对于心肌 Kir6.2 和 SUR2A 不同亚基而言，PKC 在 EP 相同心肌保护效应中对其表达调控的影响也是协调互补的。

心血管疾病是目前世界范围内引发死亡率升高的主要原因，主要表现为心肌梗死或缺血 – 再灌注（ischemia-reperfusion，I/R）损伤[1]。缺血预适应（ischemic preconditioning，IPC）能够有效减轻心肌梗死、I/R 损伤及加速心率恢复[2, 3]。运动预适应（exercise preconditioning，EP）也能产生类似于 IPC 保护效应。而且，该保护效应分为早期运动预适应（early exercise preconditioning，

EEP）和晚期运动预适应（late exercise preconditioning，LEP）[4, 5]。探讨 EP 诱导心肌保护效应的机制是近年来研究的热点，研究发现，无论是 EEP 还是 LEP 诱导的心肌保护效应中，中介物质 PKC 的转运在减轻心肌损伤的保护效应中发挥了重要作用[6, 7]。也有研究发现，EP 作为一种能够有效减轻心肌 I/R 损伤的运动干预方式，可能通过肌膜 ATP 敏感钾通道（ATP-sensitive potassium channels，SarcK$_{ATP}$ channels）的介导，从而发挥 EP 诱导的心肌保护效应[8]。进一步研究发现，PKC 能够通过调控心肌 SarcK$_{ATP}$ 通道及其亚基内向整流钾通道 6.2（inwardly rectifier potassium channel，Kir6.2）和磺酰脲受体 2A（sulfonylurea receptor，SUR2A）表达，从而产生心肌保护效应[9]。特别是心肌 SarcK$_{ATP}$ 通道能够通过亚基表达参与了 EP 诱导的减轻力竭运动所致运动性心肌损伤保护效应[10]，并且 PKC 也调控了该通道亚基表达[11]。

但是，PKC 如何调控心肌 SarcK$_{ATP}$ 通道 Kir6.2 和 SUR2A 亚基在 EP 早、晚期不同心肌保护效应中变化的研究未见报道。本研究旨在探讨在 EP 早、晚期心肌保护效应不同保护时期中 PKC 对 Kir6.2 和 SUR2A 表达调控影响的差异比较。

第一节　实验材料与研究方法

一、动物分组及实验方案

成年（8 周龄，256 ± 13g）雄性 Sprague-Dawley 大鼠 48 只，常规分笼饲养于室温（22 ± 2℃）动物房内，光照 / 黑暗周期为 12h 循环。大鼠自由喂食标准的实验室鼠粮，并可以自由饮用冷却自来水。所有大鼠在 0 坡度跑步机上连续进行 5d 轻度适应性运动（运动速度为 15m/min，运动时间 10～20min /d）。EP 模型是在前期实验方案基础上设计而成的[12, 13]。5d 适应性运动后，大鼠休息一天，在第七天，大鼠随机分为 6 个组，每组 8 只大鼠。对照组（control group，C 组）、力竭运动组（exhaustive exercise group，EE 组）、早期运动预适应组（early exercise preconditioning group，EEP 组）、PKC 抑制剂 + 早期运动预适应组（chelerythrine+early exercise preconditioning group，CHE+EEP 组）、晚期运动预适应组（late exercise preconditioning group，LEP 组）和 PKC 抑制剂 + 晚期运动预适应组（chelerythrine+late exercise preconditioning group，CHE+LEP

组）。适应性运动后并分组后，C 组大鼠不进行任何跑台运动，对于 EEP 组和 LEP 组，大鼠以 30m/min 的速度进行跑台运动，共计 4 次，每次 10min，期间休息时间为 10min。运动开始和结束时，以 15m/min 的速度进行 5min 的热身和冷却，以上跑台坡度均为 0。然后在运动后 0.5h 和 24h 处死各组大鼠。而对于 CHE+EEP 组和 CHE+LEP 组，除了在运动前大鼠进行腹腔注射白屈菜赤碱［Chelerythrine，CHE，（5mg/kg）］外，其余处理方式与 EEP 和 LEP 两组处理方式一样。

二、取材

大鼠腹腔麻醉后（10% 水合氯醛），将其背侧固定于动物手术台打开胸腔并取出其心脏，将一部分心脏暴露实施原位灌注后进行心肌 Kir6.2 mRNA 和 SUR2A mRNA 及其两个亚基蛋白分布变化的组织学分析，对于另一部分大鼠迅速切除心脏，在近心尖水平分离左心室游离壁，一旦心肌组织被分离后，就被迅速冷冻在液氮中，然后放置在 −80℃冰箱内保存待用，以检测心肌 Kir6.2 mRNA 和 SUR2A mRNA 及其两个亚基蛋白表达变化。

三、实时荧光定量 PCR 实验

用 Trizol 提取左心室组织总 RNA。经 DNase 处理后，1mg 总 RNA 样本用 oligo 引物和 SuperScript Ⅲ 逆转录酶进行反转录（Invitrogen，Carlsbad，CA，USA）。用样品 RNA 进行 cDNA 合成和实时定量 PCR 扩增。

四、免疫印迹实验

心肌组织蛋白的抽提和定量，加入 2×SDS 电泳缓冲液，上样、电泳、转移至 PVDF 膜，5%BSAR 溶液室温封闭，分别加入 Kir6.2 一抗（1∶5000，兔抗鼠 Kir6.2）和 SUR2A 一抗（1∶3000，羊抗鼠 SUR2A），同时加入 GAPDH 一抗（1∶10000，羊抗鼠）和 β−actin 一抗（1∶10000，羊抗鼠）。TBST 洗膜后，加入 HRP 标记的二抗（1∶5000，羊抗兔 IgG 和兔抗羊 IgG），室温孵育膜并用 TBST 洗膜。配制反应液、室温孵育膜、用 X 光片进行曝光、扫描图片、采用 ImageJ 分析软件分析特异条带灰度值，根据相对灰度值 =Kir6.2 或 SUR2A 蛋白灰度值 /GAPDH 或 β−actin 灰度值计算样品的相对灰度值，即为 Kir6.2 或 SUR2A 蛋白表达水平。兔源 Kir6.2 多克隆抗体采购于以色列 Alomone 公司，SUR2A 抗体采购于 Santa Cruz 公司，GAPDH 一抗和 β−actin 一抗购置于上海康成生物工程公司。

五、统计学分析

所有数据用平均数 + 标准差（$\bar{x} \pm s$）表示，采用 SPSS13.0 软件进行统计处理，用单因素方差分析（ANOVA）比较各组间差异，以 $P < 0.05$ 表示差异具有显著性。

第二节　研究结果

一、心肌 Kir6.2 和 SUR2A 的 RT−PCR

（一）心肌 Kir6.2 RT−PCR

对于 Kir6.2 mRNA 表达，和 C 组比，EE 组下降趋势（3.00 ± 0.47 vs 3.55 ± 1.04，$P > 0.05$）。和 EEP 组比，CHE+EEP 组明显下降（2.36 ± 0.41 vs 3.51 ± 1.68，$P < 0.05$）。和 LEP 组比，CHE+ LEP 组呈下降趋势（2.93 ± 0.67 vs 3.18 ± 0.53，$P > 0.05$）。（图 5−1）

（二）心肌 SUR2A RT−PCR

对于 SUR2A mRNA 表达，和 C 组比，EE 组明显升高（3.75 ± 1.47 vs 2.72 ± 0.37，$P < 0.05$）。和 EEP 组比，CHE+EEP 组呈下降趋势（2.80 ± 0.76 vs 2.87 ± 0.59，$P > 0.05$）。和 LEP 组比，CHE+ LEP 组呈升高趋势（3.46 ± 0.48 vs 2.78 ± 0.39，$P > 0.05$）。（图 5−2）

（三）心肌 Kir6.2 mRNA 和 SUR2A mRNA 表达趋势比较

在整个 EP 心肌保护效应中，对于每一组的两个亚基 mRNA 表达，基本上是呈现出一个亚基升高，另一个亚基降低的总体趋势。具体结果是，与 C 组比，EE 组 Kir6.2mRNA 下降（3.00 ± 0.47 vs 3.55 ± 1.04，$P > 0.05$），而 SUR2A mRNA 升高（3.75 ± 1.47 vs 2.72 ± 0.37，$P < 0.05$）。与 EEP 组比，CHE+EEP 组 Kir6.2mRNA 下降（2.36 ± 0.41 vs 3.51 ± 1.68，$P < 0.05$），而 SUR2A mRNA 变化不明显（2.80 ± 0.76 vs 2.87 ± 0.59，$P > 0.05$）。与 LEP 组比，CHE+LEP 组 Kir6.2mRNA 和 SUR2AmRNA 表达变化趋势也是相反的，Kir6.2mRNA 降低（2.93 ± 0.67 vs 3.18 ± 0.53 $P > 0.05$），而 SUR2AmRNA 升高（3.46 ± 0.48 vs 2.78 ± 0.39，$P > 0.05$）。（图 5−3）

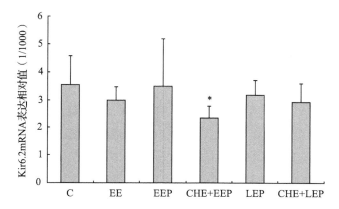

图 5-1　大鼠心肌 Kir6.2 mRNA 实时荧光定量 PCR 结果

Fig 5-1　Results of Kir6.2 mRNA Real-time Quantitative Fluorescence PCR in Rats Myocardium

注：# 与 EEP 相比，$P<0.05$

Note：# compared with EEP group，$P<0.05$

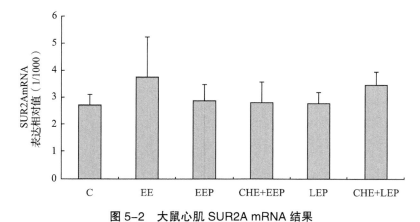

图 5-2　大鼠心肌 SUR2A mRNA 结果

Fig 5-2　Results of SUR2A mRNA in Rats Myocardium

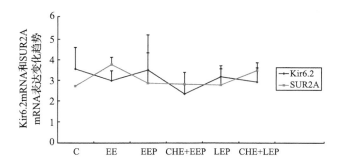

图 5-3　心肌 Kir6.2 mRNA 和 SUR2A mRNA 表达趋势比较

Fig 5-3　Comparison of mRNA expression trends of Kir6.2 and SUR2A in myocardium

二、心肌 Kir6.2 mRNA 和 SUR2A 免疫印迹结果

（一）心肌 Kir6.2 免疫印迹

对于 Kir6.2 蛋白表达，与 C 组比，EE 组没有明显变化（0.56 ± 0.07 vs 0.28 ± 0.07，$P<0.05$）。与 EEP 组比，CHE+EEP 组明显升高（0.33 ± 0.24 vs 0.14 ± 0.11，$P<0.05$）。与 LEP 组比，CHE+LEP 组呈降低趋势（0.15 ± 0.12 vs 0.27 ± 0.15，$P>0.05$）。（图 5–4）

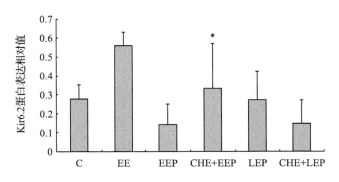

图 5–4　大鼠心肌 Kir6.2 蛋白表达结果

Fig 5–4　Results of Kir6.2 protein expression in Rats Myocardium

注：* 与 EEP 相比，$P<0.05$

Note：* compared with EEP group，$P<0.05$

（二）心肌 SUR2A 免疫印迹

对于 SUR2A 蛋白表达，与 C 组比，EE 组明显升高（0.22 ± 0.05 vs 0.15 ± 0.04，$P<0.05$）。和 EEP 组相比较，CHE+EEP 组明显下降（0.05 ± 0.04 vs 0.19 ± 0.04，$P<0.05$）。和 LEP 组比，CHE+ LEP 组明显升高（0.29 ± 0.08 vs 0.10 ± 0.08，$P<0.05$）。（图 5–5）

（三）心肌 Kir6.2 和 SUR2A 蛋白表达变化趋势比较

与 C 组比，EE 组 Kir6.2 和 SUR2A 蛋白升高（0.56 ± 0.07 vs 0.28 ± 0.07，$P<0.05$；0.22 ± 0.05 vs 0.15 ± 0.04，$P<0.05$）。对于同一亚基的蛋白表达，基本上是呈现出在 EP 早期和晚期不同心肌保护效应中相反的总体趋势。具体结果是，对于 Kir6.2 亚基，CHE+EEP 组和 CHE+LEP 组表达趋势相反，同时，对于 SUR2A，CHE+EEP 组和 CHE+LEP 组的表达趋势也相反。而对于心肌 Kir6.2 和 SUR2A 不同的亚基而言，在整个 EP 心肌保护效应中的表达变化呈现相反趋

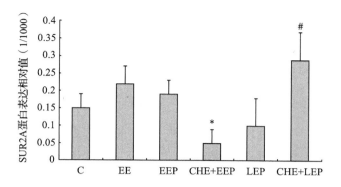

图 5-5　大鼠心肌 SUR2A 蛋白表达结果

Fig 5-5　Results of SUR2A protein expression in Rats Myocardium

注：* 与 EEP 组相比；@ 与 LEP 组相比；$P<0.05$

Note: * compared with EEP group; @compared with EEP group, $P<0.05$

势。具体结果是，与 EEP 组比，CHE+EEP 组的 Kir6.2 和 SUR2A 蛋白表达变化趋势是相反的，Kir6.2 升高（0.33 ± 0.24 vs 0.14 ± 0.11，$P<0.05$），而 SUR2A 降低（0.05 ± 0.04 vs 0.19 ± 0.04，$P<0.05$）。与 LEP 组比，CHE+LEP 组 Kir6.2 和 SUR2A 蛋白表达变化趋势也是相反的，不过，此时 Kir6.2 降低（0.15 ± 0.12 vs 0.27 ± 0.15，$P>0.05$），而 SUR2A 升高（0.29 ± 0.08 vs 0.10 ± 0.08，$P<0.05$）。（图 5-6）

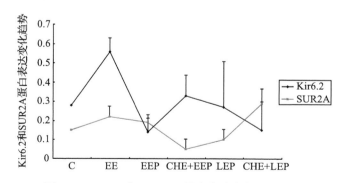

图 5-6　Kir6.2 和 SUR2A 蛋白表达变化趋势比较

Fig 5-6　Comparison of Kir6.2 and SUR2A protein expression trends

第三节 分析与讨论

一、PKC 与心肌 Kir6.2 亚基表达分析

本研究发现，在心肌 EEP 和 LEP 中，PKC 抑制剂 CHE 引起了心肌 SarcK$_{ATP}$ 通道 Kir6.2 亚基蛋白表达的不同变化，在 EEP 中，心肌 Kir6.2 蛋白表达升高，而在 LEP 中，Kir6.2 蛋白表达降低。可以明显看出，在 EEP 和 LEP 中，PKC 抑制剂 CHE 引起了心肌 Kir6.2 蛋白表达的反向变化。Edwards 等研究发现，心肌 Kir6.2 在雌性大鼠心肌纤维中的表达升高，但是，CHE 能够引起 Kir6.2 表达下降进而恢复正常水平[9]。研究表明，PKC 介导心肌 Kir6.2 表达调节与心肌性特异性保护效应的产生密切关联。研究也发现，在磺酰脲受体缺失的情况下，独立心肌 Kir6.2 发挥了功能性心肌 SarcK$_{ATP}$ 通道的作用[14]。同时，Light 等研究也发现类似情况，在磺酰脲受体缺失情况下，PKC 的调节作用是通过调控心肌 Kir6.2 表达所产生的[15]，这提示 PKC 介导 SarcK$_{ATP}$ 通道表达的主要位点位于心肌 Kir6.2 亚基。并且，Arrell 等深入研究发现，PKC 介导心肌 SarcK$_{ATP}$ 通道复合物磷酸化的作用靶点位于心肌 Kir6.2 亚基 T180 位的单一苏氨酸残基，这进一步表明 PKC 通过磷酸化心肌 SarcK$_{ATP}$ 通道孔内形成 Kir6.2 中的一个特定的、保守的苏氨酸残基（T180）来发挥心肌保护效应[16]。另外，Chan 等研究发现，PKC 通过动力依赖作用途径调节的心肌 Kir6.2 表达的通道内吞作用，引起了心肌 SarcK$_{ATP}$ 通道开放数量减少，这可以作为一个制动机构来调节心肌 SarcK$_{ATP}$ 通道开放激活，同时还发现，在心肌 SarcK$_{ATP}$ 通道孔内 Kir6.2 中有一个双亮氨酸基序，是 PKC 下调心肌 SarcK$_{ATP}$ 通道表达的关键位点[17]。进一步研究还发现，PKC 引起了心肌 Kir6.2 升高和下降的不同表达，通过磷酸化该亚基苏氨酸 180 位点，能够调控心肌 SarcK$_{ATP}$ 通道活性。以上研究结果可以看出，在 EP 早期和晚期心肌保护效应中，PKC 既能够正向调节心肌 Kir6.2 表达变化，也能够反向调节心肌 Kir6.2 表达变化。

二、PKC 与心肌 SUR2A 亚基表达分析

本研究发现，在心肌 EEP 和 LEP 中，PKC 抑制剂 CHE 的使用对于心肌 SUR2A 蛋白表达具有不同的影响，在 EEP 中，心肌 SUR2A 蛋白表达下降，而

在 LEP 中 SUR2A 蛋白表达升高，提示在心肌 EEP 和 LEP 中，PKC 抑制剂 CHE 引起了心肌 SUR2A 蛋白表达的反向变化。Edwards 等研究发现，心肌 SUR2A 在雌性大鼠心肌纤维中表达升高，但是，CHE 的使用引起了心肌 SUR2A 表达下降进而又恢复正常水平[9]。研究也发现，单独使用 PKC 激动剂 PMA 不同时间（15min 和 30min）后，心肌 SUR2A 蛋白表达呈现持续降低趋势，并进一步导致该通道开放数量减少，而在联合使用 PMA 和 CHE 后，前面单独使用 PMA 引起的心肌 SUR2A 表达下降及随后心肌 $SarcK_{ATP}$ 通道开放数量的减少趋势被抑制，从而出现心肌 SUR2A 表达升高和随后 $SarcK_{ATP}$ 通道开放数量增加的相反变化[17, 18]。然而，Zhang 等研究发现，PKC 的活化能够引起心肌 SUR2A 蛋白表达增加，而 PKC 特异性抑制剂的使用引起该蛋白表达降低[19]。以上研究结果不尽一致，PKC 对心肌 SUR2A 的调控有正性作用，也有反性作用，这可能与调控时间长短有关。综合以上研究结果和本研究结果可看出，在整个心肌 EEP 和 LEP 中，PKC 既能够正向调节心肌 SUR2A 表达变化，也能够反向调节心肌 SUR2A 表达变化。

三、PKC 与心肌 Kir6.2 和 SUR2A 表达分析

本研究发现，PKC 调控心肌 Kir6.2 和 SUR2A 蛋白表达变化趋势是不一样的，在 EEP 中，CHE 的使用引起了心肌 Kir6.2 和 SUR2A 蛋白表达变化趋势是相反的，Kir6.2 蛋白表达升高，而 SUR2A 蛋白表达降低。在 LEP 中，CHE 的使用引起了心肌 Kir6.2 和 SUR2A 蛋白表达变化趋势也是相反的，不过，此时 Kir6.2 蛋白表达降低，而 SUR2A 蛋白表达升高。这表明 PKC 调控 Kir6.2 和 SUR2A 蛋白表达变化与时间关系密切。尽管也有研究探讨了 PKC 调控心肌 Kir6.2 和 SUR2A 两个亚基表达变化[9]，但是，真正从时间长短来分析 PKC 与心肌 Kir6.2 和 SUR2A 两个亚基关系的研究不多。

Spanoghe 等[20]研究发现，PKC 能够调控心肌 $SarcK_{ATP}$ 通道开放，从而引起该通道 Kir6.2 和 SUR2A 表达增加。Chan 等[17]的研究发现，PMA 在使用 15min 后，心肌 Kir6.2 和 SUR2A 表达降低，在 PMA 使用 30min 后，心肌 Kir6.2 和 SUR2A 的表达明显下降，并导致心肌 $SarcK_{ATP}$ 通道开放数量减少。进一步研究发现，在 PMA 没有使用时，心肌 Kir6.2 和 SUR2A 表达较高，而 PMA 使用引起心肌 $SarcK_{ATP}$ 通道内吞作用明显增强，致使心肌 $SarcK_{ATP}$ 通道开放数量减少，而 CHE 又进一步抑制了 PMA 引起的心肌 $SarcK_{ATP}$ 通道的内吞作用，又使心肌

SarcK$_{ATP}$ 通道开放数量增加。也有研究证实这一点，在心肌细胞中，腺苷通过磷脂酶 C 诱导的 PKC 活化来激活 SarcK$_{ATP}$ 通道，PKC 磷酸化 Kir6.2 亚基，导致 K$^+$ 通道开放概率增加[21]。相反，如果用 CHE 抑制了 PKC 活化，将会导致心肌 SarcK$_{ATP}$ 通道开放减少，这在一定程度上也解释了本研究中 PKC 调控 EP 心肌保护效应中心肌 Kir6.2 和 SUR2A 表达变化趋势。

四、PKC 调控心肌 SarcK$_{ATP}$ 通道可能机制分析

通过以前研究可以看出，PKC 在不同时间段内对心肌 Kir6.2 和 SUR2A 表达有不同程度的影响，而我们的研究结果更为精确地表明，PKC 在 EEP 和 LEP 中对心肌 Kir6.2 和 SUR2A 的表达具有不同调控影响。

本研究发现，CHE 引起了心肌 Kir6.2 和 SUR2A 不一致变化趋势或者说相反变化趋势，一方面表明 PKC 对心肌 Kir6.2 和 SUR2A 的调控机制不一样，另一方面也表明心肌 SarcK$_{ATP}$ 通道 Kir6.2 和 SUR2A 两个亚基在 EP 心肌保护中所起的作用不一样。PKC 调控心肌 Kir6.2 和 SUR2A 表达变化的机制比较复杂，可能是因为作为 EP 心肌保护效应信号转导途径中的一种中介物质能够引起心肌 Kir6.2 磷酸化从而激活了心肌 SarcK$_{ATP}$ 通道[22]，也可能是因为该中介物质能够促进心肌 SarcK$_{ATP}$ 通道的内吞作用[23]。但也有研究发现，在心肌 SarcK$_{ATP}$ 通道内蛋白复合物较多，构成成分较为复杂，除了由 SUR2A 和 Kir6.2 两个亚基组成外，还有一些其他附属蛋白也参与构成了心肌 SarcK$_{ATP}$ 通道。例如腺苷酸激酶、肌酸激酶、肌肉型乳酸脱氢酶、三磷酸甘油醛脱氢酶磷酸丙糖异构酶和丙酮酸激酶等都是 SarcK$_{ATP}$ 通道的完整组成部分[24, 25]。附属蛋白对心肌 SarcK$_{ATP}$ 通道功能的调节是不可缺少的。研究还发现，细胞内 pH 值、细胞骨架以及细胞内其他核苷酸水平的改变都能刺激 SarcK$_{ATP}$ 通道活化和开放[26]，对该通道功能进行调节。

鉴于此，关于 EEP 和 LEP 中，探讨 PKC 对心肌 SarcK$_{ATP}$ 通道 Kir6.2 和 SUR2A 表达调控影响的机制尤为复杂。在 EEP 和 LEP 中，PKC 对心肌 SarcK$_{ATP}$ 通道 Kir6.2 和 SUR2A 表达调控影响是相反的，是此消彼长的过程，可能是心肌 SarcK$_{ATP}$ 通道不同亚基在 EP 不同保护效应时期内分别对该通道的影响发挥心肌保护效应。这提示，在 EEP 和 LEP 中，PKC 对心肌 SarcK$_{ATP}$ 通道亚基 Kir6.2 和 SUR2A 表达调控影响具有互补效应，正是因为这种互补效应才能更好地维持心肌 SarcK$_{ATP}$ 通道开放状态及心肌细胞能量状态。

第四节　研究结论

可以看出，对于心肌 SarcK$_{ATP}$ 通道同一亚基而言，在 EP 心肌保护效应早、晚不同时期的表达变化是相反的，而对于该通道不同亚基而言，在 EP 心肌保护效应同一时期表达变化也是相反的。在 EP 早、晚期心肌保护效应中，PKC 对心肌 SarcK$_{ATP}$ 通道 Kir6.2 和 SUR2A 亚基的表达的调控影响是相反的，这提示 PKC 对同一亚基在早、晚期心肌保护效应中的表达变化是互补的，而 PKC 对不同亚基在相同心肌保护效应时期的变化也是互补的，这种互补效应才能更好地维持心肌 SarcK$_{ATP}$ 通道开放状态及心肌细胞能量状态。

参考文献

［1］Benjamin EJ, Muntner P, Alonso A, et al. Heart Disease and Stroke Statistics-2019 Update: A Report From the American Heart Association.Circulation ［J］. 2019, 139 （10）: e56-e528.

［2］Szabó PL, Dostal C, Pilz PM, et al. Remote Ischemic Perconditioning Ameliorates Myocardial Ischemia and Reperfusion-Induced Coronary Endothelial Dysfunction and Aortic Stiffness in Rats ［J］. J Cardiovasc Pharmacol Ther. 2021, 26 （6）: 702-713.

［3］Chowdhury MA, Sholl HK, Sharrett MS, et al. Exercise and Cardioprotection: A Natural Defense Against Lethal Myocardial Ischemia-Reperfusion Injury and Potential Guide to Cardiovascular Prophylaxis ［J］. J Cardiovasc Pharmacol Ther. 2019, 24 （1）: 18-30.

［4］Shen YJ, Pan SS, Ge J, et al. Exercise preconditioning provides early cardioprotection against exhaustive exercise in rats: Potential involvement of protein kinase C delta translocation ［J］. Mol Cell Biochem, 2012, 368 （1-2）: 89-102.

［5］Parry TL, Tichy L, Brantley JT. Cardioprotective effects of preconditioning exercise in the female tumor bearing mouse ［J］. Front Cell Dev Biol. 2022, 10: 950479.

［6］Hao, Z, Pan, SS, Shen, Y.J, et al. Exercise preconditioning-induced early and late phase of cardioprotection is associated with protein kinase C epsilon translocation ［J］. Circ J, 2014, 78 （7）: 1636-1645.

［7］Shen YJ, Pan SS, Zhuang T, et al. Exercise preconditioning initiates late cardioprotection against isoproterenol-induced myocardial injury in rats independent of protein kinase C ［J］. J Physiol, 2011, 61 （1）: 13-21.

［8］Ramez M, Rajabi H, Ramezani F, et al. The greater effect of high-intensity interval training versus moderate-intensity continuous training on cardioprotection against ischemia-reperfusion injury through Klotho levels and attenuate of myocardial TRPC6 expression ［J］. BMC Cardiovasc Disord. 2019, 19 （1）: 118.

［9］Yang HQ, Echeverry FA, ElSheikh A, et al. Subcellular trafficking and endocytic recycling of KATP channels ［J］. Am J Physiol Cell Physiol. 2022, 322 （6）: C1230-C1247.

［10］Wang K, Meng R, Zhang H, Xu BC. mRNA and protein expression of sarcKATP channel subunit Kir6.2 after exercise-induced myocardial injury in rats. Eur Rev Med Pharmacol Sci. 2018 Jun; 22 （11）: 3544-3552.

［11］徐百超, 王凯. 蛋白激酶 C 对早期运动预处理心肌 sarcK$_{ATP}$ 通道 SUR2A 表达的影响 ［J］. 临床误诊误治, 2019, 32 （3）: 69-75.

［12］Thijssen DHJ, Uthman L, Somani Y, et al. Short-term exercise-induced protection of cardiovascular function and health: why and how fast does the heart benefit from exercise? J Physiol. 2022, 600 (6): 1339–1355.

[13] Guo YP, Pan SS. Exercise preconditioning improves electrocardiographic signs of myocardial ischemic/hypoxic injury and malignant arrhythmias occurring after exhaustive exercise in rats.Sci Rep. 2022, 12 (1): 18772.

[14] Martin GM, Patton BL, Shyng SL. KATP channels in focus: Progress toward a structural understanding of ligand regulation. Curr Opin Struct Biol. 2023, 79: 102541.

[15] Gada KD, Logothetis DE. PKC regulation of ion channels: The involvement of PIP2. J Biol Chem. 2022, 298 (6): 102035.

[16] Arrell DK, Park S, Yamada S, et al. KATP channel dependent heart multiome atlas. Sci Rep. 2022, 12 (1): 7314.

[17] Chan CS, Lin YK, Kao YH, et al. Hydrogen sulphide increases pulmonary veins and atrial arrhythmogenesis with activation of protein kinase C.J Cell Mol Med. 2018, 22 (7): 3503–3513.

[18] Jackson WF. Ion channels and the regulation of myogenic tone in peripheral arterioles. Curr Top Membr. 2020, 85: 19–58.

[19] Zhang F, Zhou GH, An Q, et al.Decreased gene expression of KACh and KATP channels in hyperthyroid rabbit atria. Int J Clin Exp Pathol. 2022, 15 (3): 145–151.

[20] Spanoghe J, Larsen LE, Craey E, et al. The Signaling Pathways Involved in the Anticonvulsive Effects of the Adenosine A1 Receptor. Int J Mol Sci. 2020, 22 (1): 320.

[21] Craey E, Hulpia F, Spanoghe J, et al. Ex Vivo Feedback Control of Neurotransmission Using a Photocaged Adenosine A1 Receptor Agonist.Int J Mol Sci. 2022, 23 (16): 8887.

[22] Nakaya H. Role of ATP-sensitive K+ channels in cardiac arrhythmias [J]. J Cardiovasc Pharmacol Ther, 2014, 19 (3): 237–243.

[23] Yang HQ, Jana K, Rindler MJ, et al. The trafficking protein, EHD2, positively regulates cardiac sarcolemmal KATP channel surface expression: role in cardioprotection [J].FASEB J, 2018, 32 (3): 1613–1625.

[24] Foster MN, Coetzee WA. KATP Channels in the Cardiovascular System [J]. Physiol Rev, 2016, 96 (1): 177–252.

[25] Sudhir R, Jaafar N, Du Q, et al. Increase in cardioprotective SUR2A does not alter heart rate and heart rate regulation by physical activity and diurnal rhythm. J Basic Clin Physiol Pharmacol. 2021, 33 (5): 619–624.

[26] Sung MW, Yang Z, Driggers CM, et al. Vascular KATP channel structural dynamics reveal regulatory mechanism by Mg-nucleotides.Proc Natl Acad Sci U S A. 2021, 118 (44): e2109441118.

第二部分

心肌缝隙连接蛋白 43 与运动预适应心肌保护效应相关研究

概　述

　　心脏缝隙连接（gap junction，GJ）通道是心肌细胞之间的一种特殊连接通道，其主要功能是进行心肌细胞之间的电化学信息交换，所以 GJ 又称为通讯连接。缝隙连接蛋白（connexin，Cx）是构成 GJ 通道的基本结构和功能蛋白，Cx家族的亚型较多，主要有 Cx40、Cx43 和 Cx45 等。其中，Cx43 是 Cx 家族中数量最为丰富的一种蛋白。Cx43 在维持心肌细胞的通讯连接功能、电信号传导和正常节律性收缩中起重要作用。目前关于心室肌 Cx43 含量及其分布与心血管疾病的关系，是国内外研究的热点。研究表明，急性心肌缺血能够诱发细胞膜Cx43 的去磷酸化和电脱耦联[1]。缺血预适应（ischemic preconditioning，IP）诱导了减轻心肌缺血 / 再灌注（ischemia–reperfusion，I/R）损伤的心肌保护效应，并且，Cx43 参与了 IP 心肌保护效应。运动预适应（exercise preconditioning，EP）具有 IP 样心肌保护效应，能够减轻或预防剧烈运动引起的运动性心律失常以及运动性猝死的发生。但是关于 EP 和 Cx43 的研究尚未深入进行。本文在对Cx43 结构、功能及其与心血管疾病关系分析的基础上，旨在对 Cx43 与 IP 的研究进展做进一步综述，并对 EP 与 Cx43 的研究前景做进一步展望，以期为减轻运动性心律失常以及探讨运动性猝死的发生机制提供理论依据。

第六章

心肌缝隙连接 43 与运动预适应
心肌保护效应相关文献研究

第一节　心肌缝隙连接蛋白 43 生物学特征

一、心肌缝隙连接通道概况

心肌细胞 GJ 是相邻心肌细胞膜之间通过紧密作用而形成的一个特化区域，该区域含有特殊的连接通道，这些通道称为 GJ 通道。每个 GJ 所含的通道数目不等。GJ 通道的基本结构单位是连接小体（connexon），每一个 GJ 通道是由位于相对细胞膜的两个连接小体以紧密作用对接而形成的。GJ 通道具有亲水性、低电阻性和低选择性等特点，其主要功能是介导细胞之间的电化学信息交换。在众多的细胞膜通道中，GJ 是目前发现的唯一一种允许相邻细胞间直接进行物质交换的细胞膜通道[2]，该通道能通过电偶联和化学偶联两种方式介导细胞间电和化学信号的传递。在电信息传导方面，由于 GJ 通道具有低电阻、传导速度快和延搁时间短等特点，因此，该通道保证了心脏兴奋冲动迅速传播和电活动同步性。GJ 通道介导第二信使等化学信息的交流，影响组织的分化、生长控制和稳定性，心脏中各种 Cx 的正常表达和 GJ 的准确调节是心脏正常生长分化的重要保证。GJ 通道的启闭受胞内 pH 值、Ca^{2+} 浓度、磷酸化状态、跨 GJ 电压，以及一些神经体液因子和蛋白质调节因子等多种因素的影响。

二、心肌连接蛋白 43 结构、功能及调节

Cx43 属于 α–Cx 亚族，分子质量为 43kD，其肽链由 382 个氨基酸构成，其中氨基酸 1～242 构成管道部分，243～382 为细胞质尾部[3]。Cx43 的氨基末端（N 端）至羧基末端（C 端）共出入细胞膜 4 次，形成 2 个胞外环、1 个胞内

环和 4 个 α 螺旋结构的跨膜片段，其细胞质尾部在不同种属和不同组织间长度稍有变化[4]。研究表明，Cx43 是细胞间间隙连接的蛋白通道，其 C 末端是多种磷酸化作用和蛋白质结合的位置，对 GJ 通道功能的调节起关键作用。此外，Goodenough 等研究发现 Cx 的大多数功能调节位点也在 C 末端[5]。Cx43 也是心室肌细胞间电流的主要导体[6]，对缝隙连接通道电偶联功能正常、心脏正常电活动和协调舒张和收缩有重要影响[7]。心肌 Cx43 的含量、分布及自身磷酸化状态与各种心血管疾病的产生发展密切相关。

Cx4 基因的转录调节包括转录因子调节、激素调节以及甲基化影响。Cx43 基因位于染色体 6q21～6q23.2，在 Cx43 的启动子区（−164～+148）分别存在 1 个 AP1 位点（−44～−36）和 2 个 Sp1 位点（−77～−69，−59～−48）[8]。AP1 位点是 c-Jun 和 c-Fos 转录因子家族的同源结合区。PKC 活化后的级联反应可通过 AP1 位点上调 Cx43 的表达[8]。雌激素可活化 Cx43 的启动子，并可通过上调 c-Jun 和 c-Fos 的表达而间接上调 Cx43。此外，Cx43 表达缺陷与 Cx43 基因启动子甲基化有关。Cx43 的磷酸化与去磷酸化对 GJ 通道的功能有非常重要的调节作用[9]。Cx43 的 C 端 241~382 为主要磷酸化区，也是多种激素的识别位点，丝氨酸、苏氨酸及酪氨酸残基的磷酸化程度决定着 GJ 通道的通透性及功能。研究发现，PKA 和 PKC 等多种蛋白激酶都可直接或间接磷酸化连接蛋白，从而影响缝隙连接通讯功能[10-16]。

第二节 心肌缝隙连接蛋白43与心律失常

Cx43 是哺乳动物心室肌细胞间最主要的 Cx，除窦房结、房室结组织和部分传导系统外，其余心肌的 GJ 处均含有 Cx43。而在血管壁中，Cx43 含量也较为丰富，在调节血管收缩和舒张功能中起到重要的作用[17]。GJ 通道数目的减少或分布紊乱，将导致传导功能异常，引发心律失常。在房颤患者及动物模型中，通常可观察到 Cx43 的异常表达及定位[18]。Bruce 等[19]研究认为，Cx43 表达下调及 GJ 减少是心力衰竭和心律失常的关键因素，而紧密连接蛋白（zonula occludes-1，ZO-1）可通过与 Cx43 相互作用，下调 Cx43，使心脏 GJ 重构，参与心力衰竭的发生。心肌缺血及心肌梗死后，心律失常是潜在的具有生命危险的并发症，而 GJ 重构是心肌梗死后发生室性心律失常的重要基质，心肌梗死区尚存活但有变性的心肌细胞间的 GJ 发生重构，形成折返环路是形成室性心律失常的重要原因。Peters 等[20] 通过对狗心肌梗死灶心外膜下边缘区存活心肌的研究发现，Cx43 在细胞侧面的分布较为紊乱；在未能诱发持续室性心动过速的犬心肌中，这种紊乱分布从梗死边缘区往心外膜延伸，但心外膜下最表层心肌的 Cx43 分布基本正常；而在能诱发持续室性心动过速的犬心肌中，可发现心外膜下梗死边缘区存在全层心肌 Cx43 分布紊乱的部位，通过双极电极系统标测，发现该部位正是折返环路共同通路所在位置。该研究表明，Cx43 分布紊乱是折返环路形成的重要原因，从而从分子水平阐明了心律失常发生的解剖学基础。Du 等[21] 研究发现，通过交感神经刺激时 Cx43 蛋白表达下调，具有促进缺血性室性心律失常的作用，这与以往的研究结果相一致，表明缝隙连接易受多种神经体液因素及生长因子的调控。胡笑容等[22] 也证实了交感神经刺激促进缺血性室性心律失常的发生并 Cx43 大量降解。同时还发现刺激迷走神经时可通过调节 Cx43 的表达而抑制心律失常的发生。同时，寒冷刺激产生的应激现象对心血管系统的损伤亦受到广泛关注[23]。Greener 等[24] 研究表明，Cx43 转基因的表达与心肌梗死后的心律失常联系密切。夏益等[25] 研究发现，异丙肾上腺素通过激活 β2 肾上腺素受体途径偶联 Gi 信号通路，而影响心肌细胞间的缝隙连接的传导功能，推断可能与异丙肾上腺素引起的心肌细胞 Cx43 去磷酸化的增加有关。这可能是其诱发心律失常的一个重要机制。Beardslee 等[26] 发现心肌组织随缺血情况的加重可能导致 Cx43 磷酸化水平下降而去磷酸化水平升高，认为 Cx43 的去磷酸化和细胞内的 ATP 水解互为因果，由此影响了细胞间电耦联，导致传导异常和形成折返性心律失常。Gutstein 等[27] 应用 Cx43 基因敲除小鼠进行研究，发现当小鼠长到 2 月龄时均死于自发性室性心律失常，提示主要由 Cx43 构成的 GJ 有助于心脏正常发育，证明 Cx43 与先天性心脏病有密切关系。Danik 等[28] 发现心肌细胞 Cx43 基因敲除的小鼠可发生复杂性的快速心律失常。陈新山等[29] 研究发现，心肌病患者，特别是扩张性心肌病，心室肌 Cx43 大量降解且分布模式发生改变，而这种数量和分布的改变，可能与心肌病致心律失常和心功能衰竭有关。

综上所述，Cx43 与心脏电生理改变密切相关，其在心肌梗死、心肌肥大、心力衰竭及先天性心脏病的心室肌中的表达均有不同程度减少。这些研究结果表明，Cx43 表达减少可使心肌兴奋性、传导性改变，最终可导致室性心律失常及心源性猝死，提示 Cx43 是心律失常发生的解剖学基础。研究 Cx43 与心律失常及心源性猝死的关系具有重要的应用价值。

第三节　心肌缝隙连接蛋白 43 与缺血预适应

减轻再灌注损伤、保护缺血心肌的问题，一直是心血管病学领域研究的重要内容。20 世纪 80 年代，Murry 等[30] 首次提出心肌 IP 的概念，经过几次短暂重复的 I/R，能够提高心肌对以后较长时间缺血的耐受性。临床观察进一步表明，IP 是目前已知最有效的心肌保护措施，除了能减少心肌梗死的面积外，也能降低心律失常的发生率[31]。IP 作为一种最有效的心肌保护方式，能使心室细胞间最主要的 Cx43 表达量增加，分布模式改变以实现心肌保护效应，Cx43 在心肌 IP 中的作用越来越受到重视。

Cx43 是构成心室细胞间缝隙连接通道最主要的蛋白，它的正常表达与分布是缝隙连接通道电偶联功能正常、心脏正常电活动和协调舒缩的重要保证[32]。基础状态下大部分心肌细胞的 Cx43 处在磷酸化状态，而心肌缺血时 Cx43 的表达降低并快速脱磷酸化，缝隙连接发生重塑，表现在含量、分布及功能上的异常，导致心肌细胞间传导减慢和电传导耦联能力的下降，从而增加诱发心律失常的倾向。IP 能维持整个心肌细胞膜和胞浆内 Cx43 的表达，在经历再灌注损伤时保持磷酸化 Cx43 的含量，减少 Cx43 脱磷酸化，从而保持 Cx43 构成的缝隙连接的基本结构，减少心律失常的发生率[33]，提示 IP 通过促进 Cx43 的磷酸化和脱耦联，进而抑制心律失常的发生。Chen 等[34] 将 43 只兔子分为对照组（C），非缺血再灌注组（NI/R），缺血再灌注组（I/R）和缺血预适应组（IP）。探讨了 IP 对 I/R 后兔心律失常的影响。结果发现，IP 组心律失常发生率显著低于 I/R 组，NI/R 组 Cx43 的表达明显低于 C 组，与 I/R 组相比，IP 组 Cx43 的表达明显升高，表明 IP 减轻了 I/R 导致的心律失常的发生，同时，IP 通过上调 Cx43 的表达诱导了减轻心律失常的心肌保护作用。Miura 等[35] 研究发现，IP 可以通过激活 PKC 激酶维持磷酸化 Cx43 的水平，关闭缝隙连接通道，减少死亡因子的扩散来发挥缩小心肌梗死范围的作用。Daleau 等[36] 发现 IP 对 Cx43 的表达呈双向性：缺血期间短暂下调 Cx43 表达，再灌注期间促进 Cx43 的表达及分布。在心肌细胞间转运的研究中，IP 可以加速缺血期缝隙连接的关闭，可能降低再灌注初期有害物质通过缝隙连接传播到相邻细胞而引发心肌细胞损伤的扩大，再灌注期延迟恢复缝隙连接通透性提示 IP 保护效应能够限制细胞死亡的扩散。更有研究发现，给予缝隙连接通道解耦联剂 heptanol 后或缺失 Cx43

基因的杂合小鼠进行 I/R 时都不能诱导出 IP 保护效应[37,38]。由此可见，Cx43
在 IP 的心肌保护效应中发挥重要作用。刘超等[39]研究发现，I/R 组大鼠发生
心律失常时间长，并可以导致心肌梗死的发生，同时 Cx43 的分布紊乱、表达
减弱，提示 Cx43 也参与了 I/R 损伤。在 IP 组实现缺血预适应的心肌保护作
用时，Cx43 的分布趋于正常，表达较无预适应保护的大鼠明显增强，而使用
5-HD 后，Cx43 的表达减弱，提示 IP 能够维持 Cx43 的磷酸化水平，保持 Cx43
的正常分布和表达，而 5-HD 消除了 IP 的这种作用，使 Cx43 的分布紊乱、表
达减弱，这表示 Cx43 可能参与了 mitoK$_{ATP}$ 诱导 IP 的心肌保护作用。5-HD 是
mitoK$_{ATP}$ 的阻断剂，据文献[40]报道，5-HD 可以取消预适应延迟心肌细胞之间
电脱耦联的作用，也可以取消预适应对心肌细胞膜上 Cx43 的磷酸化和向胞内转
移的作用。

总之，国内外对缺血预适应的心肌保护作用较为肯定，Cx43 在 IP 中发挥
了至关重要的作用，其机制之一可能是改变了缺血时 Cx43 的磷酸化状态而达到
保护缺血心肌的作用。

缝隙连接蛋白 43 除了在 IP 中发挥了保护缺血心肌的作用外，诸多研究也
表明，在缺血后适应中，缝隙连接蛋白 43 也起到了至关重要的作用。李永慧
等[41]将雄性 Wistar 大鼠随机分为假手术组、缺血再灌注组、缺血预适应组、
缺血后适应组，观察缺血后适应对缺血再灌注心肌 Cx43 的影响，结果发现，与
假手术组比较，缺血再灌注组心律失常评分显著增高，心室肌 Cx43 含量显著
降低、分布紊乱，Cx43 的 mRNA 水平显著降低，与缺血再灌注组比较，缺血后
适应组的心律失常评分显著降低，心室肌 Cx43 含量增高、分布规律，Cx43 的
mRNA 水平显著增高。研究表明缺血后适应能通过抑制 Cx43 蛋白降解和再分
布、上调其 mRNA 水平起到保护 Cx43 蛋白的作用，进而减少再灌注心律失常的
发生。国外学者对 Cx43 缺陷型小鼠（Cx43+/-）进行缺血后适应实验研究，研
究发现，Cx43 形成的 GJ 通道并不是缺血后适应心肌保护效应的必要条件，因为
缺血后适应在野生型小鼠和缺陷型小鼠均可起到心肌保护效应。研究者认为 IP
和缺血后适应存在部分不同的信号传导机制[42,43]。缺血后适应作为一种心肌保
护措施，由多种因素参与，其心肌保护作用机制复杂，涉及细胞内生存途径磷
脂酰肌醇 3 激酶 - 蛋白激酶 B（PI3K-Akt）途径、信号调节激酶（ERK）途径及
线粒体通透性转换孔道（MPTP）途径、ATP 敏感钾通道、蛋白激酶 C 等。

综上所述，无论在 IP 中，还是在缺血后适应中，Cx43 都发挥了重要的作

用。Cx43 参与 IP 和缺血后适应的机制只是众多参与机制中的一小部分，Cx43
参与 IP 和缺血后适应的保护机制尚未完全阐明，其心肌保护作用的具体精确机
制尚需深入研究。

第四节　心肌缝隙连接蛋白 43 与运动预适应心肌保护效应

一、心肌缝隙连接蛋白 43 与运动训练

运动对身体机能的影响具有双重性。研究认为，有氧运动或中低强度运动
作为规律适宜强度的运动刺激，能够对心脏形态机能等产生良好的影响[44]。而
相反的是，力竭性运动或长期过度运动训练作为超负荷刺激，对心脏形态、结
构以及机能具有消极的影响，能够引起心脏形态结构和功能的损伤，使心脏由
生理性向病理性转变。其中，运动性心律失常和运动性猝死是两种常见的现
象，运动性心律失常已经成为影响运动员体能、健康以及正常训练比赛的重要
原因之一，制约了一些优秀运动员竞技水平和比赛成绩的提高。运动猝死作为
运动医学中最为严重的问题，一直备受各国学者关注。研究表明，多数运动性
猝死都由心血管异常所致，其病理变化主要涉及心肌组织血液动力学和电生理
学方面的改变，致使心肌耗氧量增加、冠状血管供血不足。研究表明，Cx43 与
心脏电生理改变密切相关，其在心肌梗死、心肌肥大、心力衰竭及先天性心脏
病的心室肌中的表达均有不同程度减少。这些研究结果证明 Cx43 表达减少可
使心肌兴奋性、传导性改变，最终可导致室性心律失常及心性猝死。常芸等[45]
以 SD 大鼠为研究对象建立了力竭运动模型，探讨了力竭运动后不同时相心肌
Cx43 分布模式及含量的变化。结果发现，一次力竭运动和反复力竭运动后各时
相组心肌 Cx43 分布模式发生明显改变，由端对端连接为主转变为侧对侧连接为
主。一次力竭和反复力竭运动后各时相组左、右心室 Cx43 含量都显著低于安静
对照组。表明力竭运动后心肌 Cx43 的降解以及分布模式的改变可能是运动性
心律失常的结构基础。前期有研究也发现，心肌缺血可累及心肌 GJ 结构急性
心肌缺血时，细胞间的 Cx43 可迅速发生不均一性降解，进而改变细胞 GJ 的分
布和功能状态[46, 47]，这些又成为产生折返激动的基础，从而导致各种心律失
常。田振军等[48]采用跑台训练方式，建立大鼠有氧运动和疲劳运动模型，探

讨有氧训练和无氧训练对大鼠心室肌胶原纤维形态结构和 Cx43 分布和表达的影响。结果发现，有氧运动训练后心室肌胶原纤维分布均匀，结构完整，Cx43 构型端－端连接多于侧－侧连接，并且表达均显著高于安静对照组和疲劳训练组。疲劳运动训练组胶原纤维出现过度增生，扭曲和局部溶解的心肌损伤现象，Cx43 构型改变，侧－侧连接多于端－端连接，且 Cx43 表达显著低于安静对照组和有氧训练组结果表明，不同强度运动训练影响大鼠心室 Cx43 的分布和表达，大强度疲劳训练可造成心室肌胶原纤维病理改变及 Cx43 构型和量的变化。

综上所述，Cx43 与运动实践中室性心律失常的发生、发展存在密切联系，室性心律失常是运动性猝死发生的一个重要原因，提示 Cx43 在运动中表达的变化也是引发运动性猝死的一个潜在的因素。

二、运动预适应与心肌缝隙连接蛋白 43 研究展望

（一）EP 是通过运动诱导机体产生心肌保护作用的一种预适应方式。EP 心肌保护作用分为两个时期，早期保护作用在预适应刺激后即刻发生，并持续 1～3h。晚期保护作用出现在预适应刺激后 12h 以后，24～48h 达到高峰，并能够持续 24～72h。Cx43 是否参与了 EP 心肌保护作用，Cx43 在 EP 的两个不同的保护时期是否发挥了相同的作用，这些都值得深入探讨。

（二）EP 作为一种预适应方式，能够减轻运动实践中室性心律失常及运动猝死的发生。但是，EP 模型的建立具有不同的运动方式、运动强度和运动时间，哪种 EP 模型的建立能够最大限度地促进 Cx43 的表达和分布，以至于减轻室性心律失常及运动猝死的发生，尚缺乏进一步的实证研究。探明不同方式运动预适应机制能为心律失常及运动猝死的发生提供理论支持。

（三）Cx43 作为 EP 心肌保护作用的一种效应物质，与其上游中介物质之间的相互关系目前尚缺乏研究。PKC 作为 EP 信号转导通路中的一种重要的中介物质，与其下游的效应物质 Cx43 之间的关系怎样，尤其是 PKC 的亚型众多，哪些亚型对 Cx43 的调控起了主要作用，它们的具体作用机制如何，都值得深入研究。除 PKC 外，还有一些其他的中介物质，如 PKA、Akt 和 MARK 等，这些中介物质和下游的 Cx43 之间的关系也有待进一步的研究。

（四）在 EP 心肌保护效应信号转导途径中，Cx43 是一种重要的效应物质，除此之外，还有 ATP 敏感钾通道、线粒体通透转运孔、抗氧化酶及热休克蛋白

等效应物质，Cx43 和这些效应物质之间是否存在相互调节的关系，这些调节作用的具体机制如何，目前尚缺乏深入研究。

第五节　研究小结

缝隙连接蛋白 43 作为心肌细胞闰盘内间缝隙连接通道组成中主要的连接蛋白，在维持心肌细胞的连接通讯功能，电信号传导和正常的节律性的收缩中起重要作用。在缺血预适应中，可能是通过改变缺血时缝隙连接蛋白 43 的磷酸化状态而达到保护缺血心肌的作用。缝隙连接蛋白 43 是心律失常发生的解剖学基础，与运动实践中室性心律失常及运动猝死的发展、发生存在密切相关。运动预适应能够减轻室性心律失常及其运动性猝死的发生，关于缝隙连接蛋白 43 和运动预适应之间关系的研究是今后的研究重点。通过对此二者之间关系的研究，可进一步探讨运动预适应心肌保护效应的机制，同时可以对运动性心律失常及其运动性猝死的发生发展机制做进一步的研究。

参考文献

［1］ Rodriguez-Sinovas A，Garcia-Dorado D，Ruiz-Meana M *et al.* Protective effect of gap junction uncouplers given during hypoxia against reoxygenation injury in isolated rat hearts ［J］. Am J Physiol Heart Circ Physiol，2006，290（2）：648-656.

［2］ Alonso PM. Connexin phosphorylation as a regulatory event linked to channel gating ［J］. Biochim Biophys Acta，2005，1711（2）：164-171.

［3］ Yancey SB，John SA，Lal R，*et al.* The 43-kD polypeptide of heart gap junctions：immunolocalization，to pology，and functional domains ［J］. J Cell Biol，1989，108（6）：2241-2254.

［4］ Beyer EC，Kistler J，Paul DL，*et al.* Antiser a directed against connexin43 peptides react with a 43-kDprotein localized to gap junctions in myocardium and other tissues ［J］. J Cell Bio l，1989，108（2）：595-605.

［5］ Goodenough DA，Goliger JA，Paul DL. Connexins，connexons，and intercellular communication［J］. Annu Rev Bio chem，1996，65：475-502.

［6］ Saffitz JE. Regulation of intercellular coupling in acute and chronic heart disease ［J］. Braz J Med Res，2000，33（4）：407-413.

［7］ Kirchhof S，Kin JS. Hngendorf A，*et al.* Abnormal cardiac conduction and morphogenesis in connexin40 and connexin43 double-deficient mice ［J］. Cire Res，2000.87（5）：346-348.

［8］ 徐娅蓓，陈国强. 间隙连接蛋白43的表达调控及其功能 ［J］. 国际病理科学与临床杂志，2005，25（6）：477-480.

［9］ Lampe PD，Lau AF. Regulation of gap junctions by phosphorylation of connexins ［J］. Arch Biochem Biophys，2000，384（2）：205-215.

［10］ Bao X，Reuss L，Altenberg GA. Regulation of purified and reconstituted connexin 43 hemichannels by protein kinase C mediated phosphorylation of Serine 368 ［J］. J Bio l Chem，2004，279（19）：20058-20066.

［11］ Yogo K，Ogawa T，Akiyama M，*et al.* PKA implicated in the phosphorylation of Cx43 induced by stimulation with FSH in rat granulosa cells［J］. J Repro d Dev，2006，52（3）：321-328.

［12］ Schulz R，Boengler K，Totzeck A，*et al.* Connexin 43 in ischemic pre-and postconditioning ［J］. Heart Fail Rev，2007，12（3-4）：261-266.

［13］ Lin H，Ogawa K，Imanaga I，*et al.* Alterations of connexin 43 in the diabetic rat hear t ［J］. Adv Cardiol，2006，42：243-254.

［14］ Giepm ANS BN. Gap junctions and connexin interacting proteins ［J］. Car diovasc Res，

2004，62（2）：233-245.

［15］Abdelmohsen K，Montfort C，Stuhlmann D，*et al*. Do xo rubicin induces EGF receptor-dependnt downregulation of gap junctional inter cellular communication in rat liver epithelial cells［J］. Biol Chem，2005，386（3）：217-223.

［16］Aravindakshan J，Cyrd G. Nonylphenol alters connexin 43 levels and connexin 43 phosphorylation via an inhibition of the p38-mitogen activated protein kinase pathway［J］. Biol Repr od，2005，72（5）：1232-1240.

［17］Isakson BE，Duling BR. Heterocellular Contact at the Myoendothelial junction influences gap junction organization［J］. Circ Res，2005，97（1）：44-51.

［18］Duffy HS，Wit AL. Is there a role for remodeled connexins in AF? No simple answer s［J］. J Mo l Cell Car diol，2008，44（1）：4-13.

［19］Bruce AF，Rothery S，Dupont E，*et al*. Gap junction remodelling in human heart failure is associated with increased interaction of connexin43 with ZO-1［J］. Cardiovasc Res，2008，77（4）：757-765.

［20］Peters NS，Coormilas J，Severs N J，*et al* . Disturbed connexin43 gap junction distribution correlates with the location of reentrant circuits in the pericardial border zone of healing canine infarcts that cause ventricular tachycardia［J］. Circulation，1997，95（4）：988-996.

［21］Du XJ，Cox HS，Dart AM，*et al*. Sympathetic activation triggers ventricular arrhthmias in rat heart with chronic infarction and failure［J］. Cardiovasc Res，1999，43：919。

［22］胡笑容，江洪，温华知，等 . 交感神经刺激对大鼠急性心肌缺血时Cx43和室性心律失常的影响［J］. 中华医学杂志，2008，24（2）：1707.

［23］Revich BA，Shaposhnikov DA. Extreme temperature episodes and mortality in Yakutsk，East Siberis［J］. Rural Remote Health，2010，10：1338.

［24］Greener ID，Sasano T，Wan X，*et al*.Connexin43 Gene Transfer Reduces Ventricular Tachycardia Susceptibility After Myocardial Infarction［J］. J Am Coll Cardiol. 2012 Aug 2.［Epub ahead of print］

［25］夏益，张萍，宋娆，等 . β₂受体对心肌缝隙连接蛋白Cx43的调节［J］. 临床心电学杂志，2008，17（2）：122.

［26］Beardslee MA，Lerner DL，Tadros PN，*et al*. Dephosphorylation and intracellular redistribution of ventricular connexin43 during electrical uncoupling induced by ischemia［J］. Circ Res，2000，87（8）：656-662.

［27］Gutstein DE，Morley GE，Tamaddon H，et al. Conduction slowing and sudden arrhythmic death in mice with cardiac restricted in activation of connexin43［J］. Circ res，2001，88（3）：333 -339.

［28］Danik SB，Rosner G，Lader J，*et al*. Electrical remodeling contributes to complex tachyarrhythmias in connexin43-deficient mouse hearts［J］. FASEB J，2008，22（4）：

1204-1212.

［29］陈新山，金秀文，张益鹊，等．心肌病猝死者心肌连接蛋白 43 的免疫组化染色观察［J］．中国法医学杂志，2006，2 1（2）：76 -78．

［30］Murry CE，Jennings RB，Reimer RA，*et al*. Preconditioning with ischemia：a delay of lethal cell injury in ischemic myocardiam［J］. Circulation，1986，74（5）：1124-1136.

［31］Murphy E. Primary and secondary signaling pathways in early preconditioning that converge on the mitochondria to produce cardioprotection［J］. Circ Res，2004，94（1）：7- 16.

［32］Schulz R，Heusch G. Connexin43 and ischemic preconditioning［J］.Adv Cardiol，2006，42：213- 227.

［33］苏德淳，常志文，芦玲巧，等．缝隙连接蛋白 43 在缺血性心律失常中的作用［J］．首都医科大学学报，2006，27（3）：325- 3281.

［34］Chen Z，Luo H，Zhuang M，Effects of ischemic preconditioning on ischemia/ reperfusion-induced arrhythmias by upregulatation of connexin 43 expression［J］. J Cardiothorac Surg. 2011，80.

［35］Miura T，OhnumaY，Kuno A，*et al*. Protective role of gap junctions in preconditioning against myocardial infarction［J］. Am J Physiol Heart Circ Physiol，2004，55（1）：H214- H221.

［36］Daleau P，Boudriau S，Michaud M *et al*. Preconditioning in the absence or presence of sustained ischemia modulates myocardia Cx43 protein levels and gap junction distribution. Can J Physiol Pharmaco，2001；79（5）：371 -378

［37］Li G，Whittaker P，Yao M，*et al*. The gap junction uncoupler heptanol abrogates infarct size reduction with preconditioning in mouse hearts［J］. Cardiovasc Pathol，2002，11（3）：158- 165.

［38］Schwanke U，Li X，Schulz R，*et al*. No ischemic preconditioning in heterozygous connexin 43-deficient mice：a further in vivo study［J］. Basic Res Cardiol，2003，98（3）：181- 182.

［39］刘超，王云，顾继伟，等．缝隙连接蛋白 43 在缺血预处理心肌保护中的作用［J］．宁夏医科大学学报，2010，32（2）：198-200.

［40］Jain SK，Schuessler RB，Saffitz JE. Mechanisms of delayed electrical uncoupling induced by ischemic preconditioning［J］. Circ Res，2003，92：1138- 1441

［41］李永慧，王电烨，李胜建．缺血后处理对大鼠缺血再灌注心肌缝隙连接蛋白 43 的影响［J］. CHINESE JOU RNAL OF INTEGRAT IVE MEDICINE ON CARDIO- / CEREBROVASCULAR DISEASE，2008：6（4）.

［42］Philipp S，Yang XM. Postconditioning protects rabbit hearts through a protein kinase C adenosine A receptor cascade［J］. Cardiovasc Res，2006，70（2）：308-314.

［43］Heusch G，Büchert A，Feldhaus S，*et al*. No loss of cardiop rotection by postconditioning in connexin 432deficient mice［J］. Basic Res. Cardiol，2006，101（4）：354–356.

［44］Thompson. Historical concepts of the athletes' heart［J］.Medicine and science in sports and exercise［J］,2004，36（3）：363–370.

［45］李梁. 常芸. 力竭运动后不同时相大鼠心肌连接蛋白 43 的变化［J］.中国运动医学杂志，2007，26（4）：397–340.

［46］Rakotovao A，Tanguy S，Toufektsian MC，*et al*. Selenium status as determinant of connexin– 43 dephosphorylation in ex vivo ischemic/reperfused rat myocardium［J］. J Trace Elem Med Biol，2005，19（1）：43.

［47］Jiang H，Hu X，Lu Z，*et al*. Effects of sympathetic nerve stimulation on ischemia–induced ventricular arrhythmias by modulating connexin43 in rats［J］. Arch Med Res，2008，39（7）：647

［48］王友华，田振军. 不同强度运动训练对大鼠心室肌胶原纤维与 Cx43 与 Cx45 影响的实验研究［J］.北京体育大学学报，2009，32（6）：47–50.

第七章

心肌缝隙连接蛋白 43 在运动预适应
早、晚期保护时相表达变化的研究

　　运动预适应（exercise preconditioning，EP）作为运动干预手段，一方面能够有效减轻心肌缺血再灌注（ischemic-reperfusion，I/R）损伤的保护效应[1, 2]，另一方面能诱导减轻力竭运动致大鼠急性心肌损伤的心肌保护效应[3-5]。并且 EP 心肌保护效应分为早期保护效应（early exercise preconditioning，EEP）和晚期保护效应（late exercise preconditioning，LEP）两个时相，前者在预适应随后就发生，时间为 1～3h。后者在预适应后 12h 发生，24～48h 达到高峰，并能够持续 24～72h[6]。

　　EP 心肌保护效应的内在机制可能涉及信号转导通路的中介物质或效应物质的表达分布及活化。心肌缝隙连接蛋白 43（connexin43，Cx43）作为心肌保护效应中的一种重要的效应物质，是构成缝隙连接（gap junction，GJ）通道中的主要蛋白成分，在心肌保护效应信号转导通路中发挥了重要作用。有研究发现运动引起心肌 Cx43 表达明显升高[7, 8]。我们前期的研究发现，EP 引起了心肌 Cx43 蛋白水平明显升高[9]。但是，关于心肌 Cx43 在 EP 早、晚期不同心肌保护时相中表达变化的研究未见相关报道。本研究旨在探讨心肌 Cx43mRNA 和蛋白在 EP 早、晚期保护时相中的表达变化，为深入探讨 EP 早、晚期心肌保护效应机制提供新的理论和实验依据。

第一节　材料与方法

一、动物模型的建立

　　选用体重约 256 ± 13g 的健康雄性 SD 大鼠 32 只作为实验对象，采购于山东中医药大学实验中心，许可证号：0013594。常规分笼饲养，5 只 / 笼，均以标准啮齿类动物饲料饲养，自由饮食、饮水。室温 20～22℃，相对湿度 45%～50%，光照时间 12h/d。大鼠在 0° 跑台连续进行 5d 适应性训练，速度 15m/min，时间 10～20min。在适应性训练后休息 1d，将剩余大鼠随机分为对照组（control group，C 组）、力竭运动组（exhaustive exercise group，EE 组）、早期运动预适应 + 力竭运动组（early exercise preconditioning + exhaustive exercise group，EEP+EE 组）和晚期运动预适应 + 力竭运动组（late exercise preconditioning + exhaustive exercise group，LEP+EE 组）。参照 Shen 等[3, 4] 的文献报道，建立 EP 和 EE 模型。

C 组不进行跑台运动，EE 组以 35m/min 的速度运动至力竭，致大鼠运动性心肌损伤。EEP 组和 LEP 组进行一次速度为 28～30m/min，运动 10min，休息 10min，重复 4 次的间歇跑台运动，建立 EP 模型，EEP+EE 组和 LEP+EE 组在上述 EP 基础上，并分别在 30min 和 24h 后再以 35m/min 的速度运动至力竭。

二、取材与处理

在建模结束 30min 之后，分别对 C 组、EE 组、EEP+EE 组和 LEP+EE 组取材。实验程序如下：腹腔麻醉大鼠并取出大鼠心脏。取出的大鼠心脏处理后放置于 -80℃冰箱保存，以用于心肌 Cx43 mRNA 和蛋白表达的检测。另一部分心脏进行原位灌注后，以用于观察心肌 Cx43 mRNA 和蛋白表达分布情况。

三、心肌 Cx43 mRNA 原位杂交实验

切片经常规脱蜡至水、漂洗、胃蛋白酶消化后，加原位杂交预杂交液进行预杂交孵育，滴加杂交液进行杂交孵育、SSC 漂洗、封闭、孵育、滴加 SABC、孵育后，滴加生物素化过氧化酶进行孵育并 DAB 显色、苏木素复染及盐酸酒精分化。再进行脱水透明、封片、观察及摄片。合成的心肌 Cx43mRNA 探针序列如下所示：5′–TCTCT CACGT GCGCT TCTGG GTCCT TCAGA TCATA–3′；5′–CTCA TCCAG TGGTA CATCT ATGGG TTCAG CTTGA G–3′；5′–AACAA TTCCT CGTGC CGCAA TTACA ACAAG CAAGC–3′。

四、心肌 Cx43 mRNA 表达测定

采用实时荧光定量 PCR 方法检测 Cx43 mRNA 表达。心肌组织匀浆、总

RNA 的提取、合成 cDNA、进行荧光定量 PCR。反应体系由 $10 \times$ PCR 缓冲液、Taq 聚合酶、PCR 特异引物 F 和 R、$2 \times$ ROX Reference Dye 及 cDNA 组成。反应程序为：（95℃，3min），1 个循环；（95℃，15sec；59℃，20sec；72℃，20sec；82.5℃，20sec），40 个 PCR 循环。在 ABI 7900 Realtime PCR 仪上进行定量 PCR 的检测。心肌 Cx43 和内参 GAPDH 的序列位置见表 7-1。

表 7-1　心肌 Cx43 与 GAPDH 序列和扩增片段

Table 7-1　Sequence and Amplification clips of Cx43 and GAPDH

	Primer	Sequence（5'-3'）	Amplification clips
Cx43	Forward	GCCGCAATTACAACAAGCAA	142bp
	Reverse	TTGGCATTCTGGTTGTCGTC	
GAPDH	Forward	GGAAAGCTGTGGCGTGAT	308bp
	Reverse	AAGGTGGAAGAATGGGAG	

五、心肌 Cx43 的定位表达

采用免疫组织化学 SABC 法，切片经常规脱蜡、漂洗、孵育、山羊血清封闭及孵育后，滴加一抗（1∶200，兔抗鼠 Cx43），孵育，置于室温并经 PBS 漂洗，滴加生物素化二抗（1∶200，羊抗兔 IgG），于 37℃温箱内孵育、滴加 SABC、孵育、显色、脱水、透明及封片。

六、心肌 Cx43 蛋白表达检测

采用 western blot 方法，取心肌组织匀浆、离心、取上清、加缓冲液煮沸、电泳、转膜及室温封闭后进行免疫反应，分别加入 Cx43 和 GAPDH 一抗（1∶5000 和 1∶10000，兔抗鼠）。洗膜后加入二抗（1∶5000，羊抗兔），室温振荡孵育、充分洗膜并进行显色。心肌 Cx43 的蛋白水平用 Cx43 蛋白灰度值 / GAPDH 灰度值的相对比值表示。

七、统计学分析

采用 SPSS 12.0 统计软件处理实验数据，所有数据以均数 ± 标准差（$\bar{x} \pm s$）表示。组间比较采用 One-way ANOVA 检验，以 $P < 0.05$ 为差异具有统计学意义。

第二节　实验结果

一、心肌 Cx43 原位杂交实验观察

心肌 Cx43 原位杂交结果如图 1 所示，C 组原位杂交信号呈棕褐色分布于心肌细胞胞浆之中。与 C 组相比，EE 组原位杂交信号未见明显变化，与 EE 组相比，EEP+EE 和 LEP+EE 组原位杂交信号增强，而 EEP+EE 和 LEP+EE 组相比原位杂交信号没有明显差异。

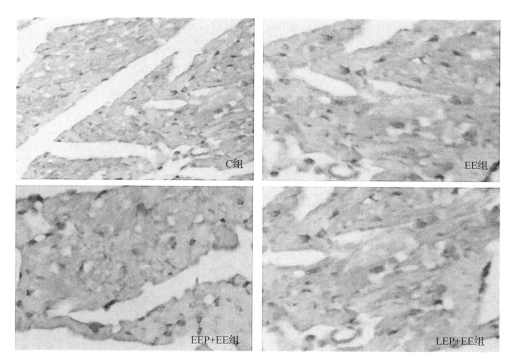

图 7-1　大鼠心肌 Cx43 原位杂交结果（×400）

Fig 7-1　Results of Cx43 in situ hybridization in Myocardium of Rats（×400）

二、心肌 Cx43 实时荧光定量 PCR 检测

心肌 Cx43 实时荧光定量 PCR 结果如图 2 所示。与 C 组相比，EE 组表达水平降低，但未见显著性差异（1.51±0.15vs. 1.93±0.16，$P>0.05$）。与 EE 组相比，EEP+EE 和 LEP+EE 组水平升高，且具有显著性差异（2.12±0.18vs.

1.51 ± 0.15，2.19 ± 0.29vs.1.51 ± 0.15，$P<0.05$），而 EEP+EE 和 LEP+EE 组相比没有显著性差异（2.12 ± 0.18vs. 2.19 ± 0.29，$P>0.05$）。

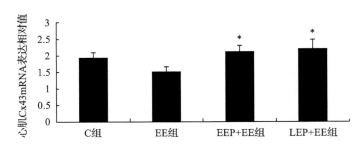

图 7-2　大鼠心肌 Cx43 mRNA 表达水平的变化

fig 7-2　Changes of Cx43 mRNA Expression in Myocardium of Rats

注：* 与 EE 组比较，$P<0.05$

Note：* $P<0.05$，compared with EE group

三、心肌 Cx43 免疫组织化学实验观察

心肌 Cx43 免疫组织化学实验结果如图 7-3 所示。C 组免疫阳性反应呈棕褐色杆状或小斑点状分布于心肌细胞闰盘处和侧对侧连接处，以闰盘处较多，与 C 组相比，EE 组免疫阳性反应减弱。与 EE 组相比，EEP+EE 和 LEP+EE 组免疫阳性反应增强。而 EEP+EE 和 LEP+EE 组相比免疫阳性反应无明显差异。

四、心肌 Cx43 免疫印迹检测

心肌 Cx43 免疫印迹结果如图 7-4 所示。与 C 组相比，EE 组表达水平降低，且显著性差异（0.30 ± 0.10vs. 0.58 ± 0.16，$P<0.05$）。与 EE 组相比，EEP+EE 和 LEP+EE 组水平升高，且具有显著性差异（0.51 ± 0.08vs. 0.30 ± 0.10，0.52 ± 0.18vs. 0.30 ± 0.10，$P<0.05$）。而 LEP+EE 组和 EEP+EE 组相比没有显著性差异（0.51 ± 0.08vs. 0.52 ± 0.18，$P>0.05$）。

第三节　分析讨论

一、运动预适应心肌保护效应

Murry 等[10] 研究发现，缺血预适应（ischemic preconditioning，IP）能够诱

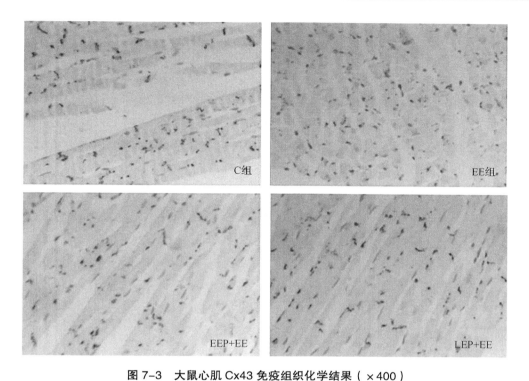

图 7-3 大鼠心肌 Cx43 免疫组织化学结果（×400）

Fig 7-3 Result of Cx43 Immunoreactivity in Myocardium of Rats（×400）

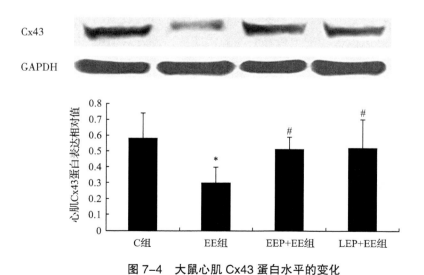

图 7-4 大鼠心肌 Cx43 蛋白水平的变化

Fig 7-4 Changes of Cx43 Protein Expression in Myocardium of Rats

注：* 与 C 组比较，$P<0.05$；# 与 EE 组相比，$P<0.05$

Note：* $P<0.05$, compared with C group；# $P<0.05$, compared with EE group

导减轻缺血性心肌损伤的保护效应，并且，IP 心肌保护效应分为第一保护时相
（first window of protection，FWOP）和第二保护时相（second window of protection
SWOP）。FWOP 作为早期发生的心肌保护效应，通常在 IP 后即刻发生，并能持
续 2～3h，而 SWOP 是在 IP 后 12～24h 发生，并能持续 72～90h 的晚期保护
效应[11, 12]。除了心肌保护效应的持续时间有所不同以外，FWOP 和 SWOP 在
其他方面也有所不同，例如，SWOP 具有能够更好地减轻心肌顿抑的保护效应，
而 FWOP 在减轻心肌梗死面积方面比 SWOP 具有更好的效果[13, 14]。

EP 作为一种运动预适应的手段，也能够诱导减轻心肌损伤的保护效应。和
IP 心肌保护效应分为 FWOP 和 SWOP 两个保护时相相类似，EP 心肌保护效应
分为 EEP 和 LEP 两个时相。近几年，EP 诱导减轻缺血性心肌损伤保护效应的
研究引起了广泛重视。翟庆峰等[15]研究发现，EP 能够诱导产生减轻心肌 I/R
损伤、促进心功能恢复的晚期保护效应。Domenech 等研究发现：EP 诱导产生
了减轻心肌 I/R 损伤心肌梗死面积的早期和晚期保护效应[6]。Babai 等[16]研
究发现，EP 可以诱导产生减轻心肌 I/R 损伤引发的室性心律失常的早、晚期
两个时相保护效应。Shen 等[4]研究发现，EP 可以诱导产生减轻异丙肾上腺素
（isoproterenol，ISO）导致的心肌损伤，对 ISO 所致心肌损伤产生晚期保护效应。
以上研究表明，EP 能够诱导产生减轻心肌 I/R 损伤心肌梗死面积、心律失常等
早、晚期心肌保护效应。EP 除了能够诱导减轻缺血性心肌损伤保护效应外，也
有研究发现，EP 可以诱导产生减轻力竭运动所致运动性心肌损伤产生早、晚期
保护效应，并且 PKC 作为心肌保护效应信号转导通路中的中介物质，介导了 EP
早、晚期保护效应。本课题组参照 Domenech 等[6]和 Shen 等[3, 17]文献报道的
运动方案建立运动预适应和力竭运动模型，也有研究发现，EP 诱导了减轻力竭
运动导致的急性心肌损伤的早期和晚期保护效应，并且 ATP 敏感钾通道作为心
肌细胞保护效应信号转导通路中的效应物质，介导了 EP 早、晚期保护效应[5]。

以上研究表明，EP 一方面能够诱导产生减轻缺血性心肌损伤的保护效应，
另一方面能够诱导减轻运动性心肌损伤保护效应。至于 EP 心肌保护效应的具
体机制较为复杂，在 EP 诱导减轻心肌损伤的保护效应中，涉及的信号转导通
路主要包括触发物质 – 中介物质 – 效应物质，其中中介物质主要包括蛋白激酶
C（protein kinase C，PKC）和蛋白激酶 A 等；效应物质主要包括 ATP 敏感钾通
道、热休克蛋白和缝隙连接蛋白等离子通道和效应蛋白[18]。

根据以上分析可知，EP 减轻心肌损伤保护效应的机制可能是运动作为一种

预适应的刺激引起中介物质的活化，进一步调控了效应物质的活化或增强了其表达水平，从而诱导了减轻运动性心肌损伤的保护效应[19, 8]。但是，在 EP 心肌保护效应中，具体是哪一种或哪些物质介导了早、晚期保护效应，尚需进一步探讨。

二、心肌缝隙连接蛋白 43 在运动预适应早、晚期保护时相的表达变化

心肌 Cx43 是形成缝隙连接通道的主要蛋白成分，在心肌保护效应信号转导通路中发挥了重要作用。IP 心肌保护效应影响了心肌缺血损伤时心肌 Cx43 的表达和分布，可能是因为 IP 改变了缺血时心肌 Cx43 的磷酸化状态而达到保护缺血心肌的作用，而心肌 Cx43 的磷酸化状态的维持的机制可能是通过 IP 引起心肌线粒体 ATP 敏感钾通道开放或激活 PKC 激酶的活性来实现的。EP 心肌保护效应也能够促进心肌 Cx43 的表达，心肌 Cx43 在 EP 诱导的心肌保护效应中发挥了重要的作用[9]。但是心肌 Cx43 在 EP 早、晚期保护时相中的表达变化的研究尚未涉及，本实验进一步观察了心肌 Cx43mRNA 和蛋白在 EP 早、晚期保护时相中的表达变化。研究结果显示，运动性心肌损伤后 Cx43mRNA 明显下降，在 EP 诱导的早期和晚期保护效应中，Cx43mRNA 表达明显上升，而对于 EP 的两个保护效应相比较而言，Cx43mRNA 的表达未见明显差异。同时，Cx43 原位杂交结果和 Cx43 mRNA 表达相吻合。对于心肌 Cx43 蛋白的表达和 Cx43 mRNA 的表达相类似，在 EP 诱导的早期和晚期保护效应中，Cx43 蛋白的表达明显上升，而早、晚期不同保护时相相比较，Cx43 蛋白的表达未见明显差异，且 Cx43 蛋白免疫组织化学结果和该蛋白表达结果相吻合。

心肌 Cx43 是心室肌细胞间电流的主要导体[20]，对心肌缝隙连接通道正常电偶联功能、心脏正常电活动和协调心脏舒张及收缩功能有重要影响[21]。心肌 Cx43 的含量、分布及自身磷酸化状态与各种心血管疾病的产生发展密切相关。研究表明在心肌缺血时，细胞内的氧自由基增加、钙超载及酸中毒等可导致心肌 Cx43 和心肌缝隙连接结构和功能发生改变，从而引起的电脱耦联是诱发缺血性心律失常的重要因素[22]。李玉光等[23]研究发现，急性心肌缺血能够引起心肌 Cx43 的降解，并且心肌端 – 端连接处的降解比侧 – 侧连接处的降解更为明显，端 – 端连接处心肌 Cx43 的明显减少会导致心脏纵向传导速度的严重下降，使心肌传导速度的各向异性发生明显改变，这些改变是导致心肌传导阻滞和折

返传导，诱发心律失常发生的根本原因。Beardslee 等[24]研究发现，心肌组织随缺血情况的加重可能导致心肌 Cx43 磷酸化水平下降而去磷酸化水平升高，认为心肌 Cx43 的去磷酸化和细胞内的 ATP 水解互为因果，因此影响了细胞间电偶联，导致传导异常和形成折返性心律失常。

除了心肌缺血时能够影响心肌 Cx43 的表达外，有研究发现，过度训练能够影响心肌 Cx43 的表达变化，引起心肌侧 – 侧连接处电偶联增多，而端 – 端连接处电偶联减少，并且发生分布紊乱现象[7]。在心脏中，心脏脉冲的传导速度存在着各向异性，当各向异性低时，正常情况下有序化的心脏收缩和舒张功能会被破坏，发生折返性的几率增大，较容易发生心房颤动和心律失常。过度训练引起心肌损伤机制可能是连接蛋白构型变化增加了横向传导，减低了各向异性传导的能力，使传导速度减慢，增加了传导折返环形成的几率，诱使心律失常的发生。因为连接蛋白正常构型是心脏传导的解剖学基础，有研究结果表明，在病理条件下，伴随着心衰程度的加重，连接蛋白发生端 – 端连接减少，侧 – 侧连接增加的构型改变。心肌脉冲传导速度的减慢，并且形成折返传导的几率加大，随着心衰程度的进一步加重，连接蛋白发生降解和蛋白量的减少，引起心肌传导阻滞加重，进而诱发心律失常[25]。

以上因心肌缺血和过度训练对心肌 Cx43 的影响及所诱发的心律失常的机制可能相一致，并且因心肌缺血和过度训练而引起的心肌 Cx43 的表达变化和我们前期的研究结果相吻合[26]，同时也有研究发现，规律性的运动训练也能够影响心肌 Cx43 的表达变化，田振军等[7]研究发现，有氧运动引起了心肌 Cx43 表达的升高及其分布构型的变化。Beliafiore 等[8]研究发现，耐力运动在引起心肌 Cx43 表达增加的同时，并且导致了心肌毛细血管面积的增加，这表明心肌 Cx43 的表达参与了心肌微脉管的重塑过程。我们前期的研究发现，运动性心肌损伤引起了心肌 Cx43 蛋白水平明显降低，而 EP 在一定程度上维持了心肌 Cx43 蛋白的表达水平[9]。以上研究表明，过度训练和力竭运动能够引起心肌 Cx43 的表达下降，而 EP 及其规律性运动可以维持该蛋白的表达及其分布。

在本研究中发现的心肌 Cx43mRNA 和蛋白在 EP 早、晚期不同保护时相中的表达明显上升，心肌 Cx43 蛋白表达的增加及表达的重新分布通过改变心肌缝隙连接通道的构型，进一步影响了心肌细胞电偶联及电生理特性，从而减轻了运动性心肌损伤。以上心肌 Cx43 蛋白不但在 EP 早期保护时相中发挥了心肌保护效应，也在 EP 晚期保护时相中发挥了心肌保护效应，表明 EP 早期保护时相和晚期保护时相都能够通过促进心肌 Cx43 的表达而诱导心肌保护效应。提示在 EP 诱导的减轻力竭运动所致运动性心肌损伤的早、晚期保护效应中，心肌 Cx43 作为一种效应物质介导了此心肌保护效应。而心肌 Cx43 在 EP 的早期保护效应和晚期保护效应相比较未见明显差异的结果，表明该蛋白在介导 EP 早、晚期心肌保护效应中发挥了同样的作用。

EP 可诱导早期保护时相和晚期保护时相心肌保护效应。目前对于 EP 研究还主要集中在实验验证及效应分子方面上，对其机制研究探讨并不多见。EP 心肌保护效应分子机制是非常复杂的，早期保护时相和晚期保护时相之间，各细胞信号转导通路之间，效应物质之间可能都存在相互作用和联系，从而构成了复杂的网络。因此，对 EP 心肌保护效应的机制尚需深入探讨。

心肌 Cx43 作为 EP 心肌保护通路的效应物质，是公知的磷酸化蛋白，其 C- 末端丝氨酸残基有许多的磷酸化位点，受多种蛋白激酶和 / 或蛋白磷酸酶调节。心肌 Cx43 介导 EP 早、晚期保护效应的机制可能是受到 PKC 的调控。Yu 等[16] 研究发现，PKC 的活化一方面引起了心肌 Cx43 蛋白表达增加，同时还引起了该蛋白表达分布及构型的变化[27]。Miura 等[28] 研究发现，可以通过激活 PKC 激酶以维持心肌 Cx43 磷酸化的水平，关闭缝隙连接通道，从而减少死亡因子的扩散来发挥缩小心肌梗死面积的作用。进一步研究发现，PKC 能够引起心肌 Cx43 具体位点的变化从而导致该蛋白构象变化。Bao 等[24] 研究发现，在 PKC 作用下引起了心肌 Cx43 在 S368 位点的磷酸化，从而导致该蛋白构型发生了变化，并进一步影响到了缝隙连接通道，引起了该通道通透性的降低。Ek- Vitorin 等[29] 研究发现，PKC 引起的心肌 Cx43 在 S368 位点的磷酸化参与了心肌缝隙连接通道对选择渗透性的调控。以上研究提示，可能是 PKC 直接磷酸化了心肌 Cx43 羧基末端区域的 S368 位点，导致了单通道电导功能发生变化，进而降低了细胞间通讯联系并影响到了心肌细胞保护效应。

根据我们研究，EP 能维持心肌 Cx43 蛋白的表达，在运动性心肌损伤过程中维持心肌 Cx43 的含量，减少心肌 Cx43 脱磷酸化，从而保持心肌 Cx43 构成的心肌缝隙连接通道的基本结构，减少了横向传导，增加了各向异性传导的能力，使传导速度加快，减少了传导折返环形成的几率，在一定程度上减少运动性心肌损伤的发生。以上的研究只对 PKC 能够调控心肌 Cx43 的表达进行了探讨，而我们前期的研究发现，不管是在 EP 早期心肌保护效应还是晚期保护效应中，PKC 都影响了心肌 Cx43 的表达及其分布[30]。并且，也有研究发现，在

EP 早期和晚期心肌保护效应中，δPKC 的蛋白表达升高[17]，δPKC 的蛋白表达升高和我们研究中心肌 Cx43 在 EP 早、晚期保护时相中的表达升高以及 PKC 调控了 EP 早、晚期保护时相中的心肌 Cx43 的表达结果相吻合。提示 PKC 作为一种重要的中介物质，对 EP 早、晚不同心肌保护时相中效应物质心肌 Cx43 的表达具有调控作用。

正是 PKC 的调控，引起心肌 Cx43 表达升高和分布构型发生变化，从而介导了减轻运动性心肌损伤保护效应。PKC 的亚型较多，到底是哪一种亚型参与了对心肌 Cx43 在 S368 位点的磷酸化尚需做进一步探讨。除了 PKC 能够调控心肌 Cx43 的表达外，影响该蛋白表达分布的因素很多，该蛋白可能还受到其他中介物质的调控，或者也可能是因为心肌 Cx43 和其他效应物质之间的相互作用而引起了该蛋白的表达变化，从而介导了减轻运动性心肌损伤的保护效应。对心肌 Cx43 在 EP 不同保护时相表达变化的机制尚需深入探讨。

第四节　研究结论

运动预适应早、晚期保护时相分别促进了心肌 Cx43mRNA 和蛋白的表达，但在运动预适应早、晚期保护时相之间，心肌 Cx43mRNA 和蛋白的表达没有显著性变化，提示心肌 Cx43 介导了运动预适应早、晚期心肌保护效应。心肌 Cx43 的表达及其分布可能通过 PKC 调控而介导了运动预适应早、晚期保护效应。

参考文献

［1］Parra VM，Macho P，Domenech RJ. Late cardiac preconditioning by exercise in dogs is mediated by mitochondrial potassium channels［J］. J Cardiovasc Pharmacol. 2010，56（3）：268–274.

［2］Powers SK，Quindr YJ C，Kavazis AN. Exercise induced cardioprotection against myocardial ischemia–reperfusion injury［J］. Free Radic Biol Med，2008，44（2）：193–201.

［3］Shen YJ，Pan SS，GE J，et al. Exercise preconditioning provides early cardioprotection against exhaustive exercise in rats：potential involvement of protein kinase C delta translocation［J］. Mol Cell Biochem，2012，368（1–2）：89–102.

［4］Shen YJ，Pan SS，Zhuang T，et al. Exercise preconditioning initiates late cardioprotection against isoproterenol–induced myocardial injury in rats independent of protein kinase C［J］. J Physiol Sci.2011，61（1）：13–21.

［5］王凯. 心肌 ATP 敏感钾通道在运动预适应诱导减轻运动性心肌损伤保护效应中变化的研究［D］. 上海体育学院博士论文，2012.

［6］Domenech R，Macho P，Schwarze H，et al. Exercise induces early and late myocardial preconditioning in dogs［J］. Cardiovasc Res. 2002，55（3）：561–566.

［7］王友华，田振军. 不同强度运动训练对大鼠心室肌胶原纤维和 Cx43 和 Cx45 影响的实验研究［J］. 北京体育大学学报，2009，32（6）：47–50.

［8］Bellafiore M，Sivverini G，Palunbo D，et al. Increased cx43 and angiogenesis in exercised mouse hearts［J］. Int J Sports Med. 2007，28（9）：749–755.

［9］王凯，刘洪珍. 心肌缝隙连接蛋白 43mRNA 和蛋白在运动预适应心肌保护效应中表达变化［J］. 中国运动医学杂志，2014，33（7）：676–681.

［10］Murry CE，Jennings RB，Reimer KA. Preconditioning with ischemia：a delay of lethal cell injury in ischemic myocardium［J］. Circulation. 1986，74（5）：1124–1136.

［11］Kuzuya T，Hoshida S，Yamashita N.et al. Delayed effects of sublethal ischemia on the acquisition of tolerance to ischemia［J］. Circ Res. 1993，72（6）：1293–1299.

［12］Marber MS，Latchman DS，Walker JM，et al. Cardiac stress protein elevation 24 hours after brief ischemia or heat stress is associated with resistance to myocardial infarction［J］. Circulation. 1993，88（3）：1264–1272.

［13］Bolli R. The late phase of preconditioning［J］. Circ Res. 2000，87（11）：972–983.

［14］Pagliaro P，Gattullo D，Rastaldo R，et al. Ischemic preconditioning：from the first to the second window of protection［J］. Life Sci. 2001，69（1）：1–15.

［15］翟庆峰，刘洪涛，王天辉. 运动预适应对大鼠心肌相对缺血再灌注损伤的延迟保

护作用［J］.中华劳动卫生职业病杂志，2005，23（1）：38–41.

［16］Babai L，Szigeti Z，Parratt JR，*et al.* Delayed cardioprotective effects of exercise in dogs are amino guanidine sensitive：possible involvement of nitric oxide［J］. Clin Sci（Lond）. 2002，102（4）：435–445.

［17］申毓军.运动预适应对力竭运动大鼠心肌损伤保护效应中蛋白激酶 C 的作用及其机制［D］.上海体育学院博士论文，2011.

［18］申毓军，潘珊珊.运动预适应心肌保护效应与细胞信号转导研究现状和展望［J］. 上海体育学院学报，2010，34（6）：55–58.

［19］Calvert JW. Cardioprotective effects of nitrite during exercise. Cardiovasc Res.2011，89（3）：499–506.

［20］Saffitz JE. Regulation of intercellular coupling in acute and chronic heart disease［J］. Braz J Med Res，2000，33（4）：407–413.

［21］Kirchhof S，Kin JS. Hngendorf A，*et al.* Abnormal cardiac conduction and morphogenesis in connexin40 and connexin43 double–deficient mice［J］. Cire Res，2000.87（5）：346–348.

［22］王广强.步长稳心颗粒通过调节 Cx43 稳定性抗缺血性心律失常作用研究［D］.长春：吉林大学，2013.

［23］李玉光，林吉进，王东明，等.急性心肌缺血时连接蛋白 43 迅速降解的非均一性研究［J］.中华心血管病杂志，30（9）：50–53.

［24］Beardslee MA，Lerner DL，Tadros PN，*et al.* Dephosphorylation and intracellular redistribution of ventricular connexin43 during electrical uncoupling induced by ischemia［J］. Circ Res，2000，87（8）：656–662.

［25］Jonsma HJ，Wilder R. Gap junctions in cardiovascular disease. Cir Res，2000，86（12）：1193–1197.

［26］王凯.心肌缝隙连接蛋白 43 基因和蛋白在运动性心肌损伤中表达变化的研究.北京体育大学学报［J］，2013，36（10）：59–64.

［27］Yu L，Zhao Y，Xu S，*et al.* Advanced Glycation End Product（AGE）–AGE Receptor（RAGE）System Upregulated Connexin43 Expression in Rat Cardiomyocytes via PKC and Erk MAPK Pathways［J］. Int J Mol Sci. 2013，14（2）：2242–2257.

［28］Miura T，OhnumaY，Kuno A，*et al.* Protective role of gap junctions in preconditioning against myocardial infarction［J］. Am J Physiol Heart Circ Physiol，2004，55（1）：H214– H2211.

［29］Ek–Vitorin JF，King TJ，Heyman NS，*et al.* Selectivity of connexin 43 channels is regulated through protein kinase C–dependent phosphorylation［J］. Circ Res. 2006，98（12）：1498–1505.

［30］王凯.蛋白激酶 C 对晚期运动预处理心肌保护效应中缝隙连接蛋白 43 表达的影响［J］.中国运动医学杂志，2015，34（11）：1081–1087.

第八章

心肌缝隙连接蛋白 43mRNA 和蛋白
在运动预适应中表达变化的研究

心肌 Cx43 是构成缝隙连接（gap junction，GJ）通道中占主导地位的蛋白成分，主要分布于心肌细胞膜上，在心肌保护效应信号转导途径中发挥了重要作用。缺血预适应（ischemic preconditioning，IP）作为一种能够改善心肌功能并有效减轻心肌缺血 / 再灌注（ischemic-reperfusion，I/R）损伤的心肌保护效应，能够减轻缺血导致的 Cx43 脱磷酸化和电解偶联现象，从而维持了 Cx43 的磷酸化状态[1, 2]。类似于 IP 心肌保护效应，运动预适应（exercise preconditioning，EP）具有改善心肌功能，提高心肌对缺血、缺氧的耐受力，有效减轻心肌 I/R 损伤的心肌保护效应[3-5]，其内在的机制可能和 EP 引起的离子通道的开放、凋亡的减轻以及蛋白的活化密切相关。我们前期的研究表明，EP 诱导了减轻力竭运动致大鼠急性心肌损伤的保护效应[6, 7]。并且，我们近期研究发现，在力竭运动所致大鼠运动性心肌损伤中，心肌 Cx43 表达明显降低[8]。

但是，关于心肌 Cx43 在 EP 诱导减轻力竭运动所致心肌损伤保护效应中表达变化的研究未见相关报道。我们假设在此心肌保护效应中，EP 维持了 Cx43 的表达水平，从而减轻了 EE 所引起的运动性心肌损伤。本实验采用实时荧光定量 PCR 方法检测心肌 Cx43 mRNA 的表达，采用免疫组织化学和免疫印迹方法观察和检测心肌 Cx43 蛋白的表达，获得心肌 Cx43 在 EP 诱导减轻力竭运动所致运动性心肌损伤保护效应中的表达变化，进一步探讨心肌 Cx43 介导减轻运动性心肌损伤保护效应的机制。为 EP 心肌保护效应机制的研究提供新的理论和实验依据。

第一节　材料和方法

一、动物模型的建立

选用体重约 $256 \pm 13g$ 的健康雄性 SD 大鼠 100 只作为实验对象。常规分笼饲养，5 只 / 笼，均以标准啮齿类动物饲料饲养，自由饮食、饮水。室温 $20 \sim 22℃$，相对湿度 $45\% \sim 50\%$，光照时间 12h/d。大鼠在 0° 跑台连续进行 5d 适应性训练，速度 15m/min，时间 $10 \sim 20$min。在适应性训练后休息 1d，将剩余大鼠随机分为对照组（control group，C 组）、力竭运动组（exhaustive exercise group，EE 组）、运动预适应组（exercise preconditioning group，EP 组）、运动预适应 + 力竭运动组（exercise preconditioning + exhaustive exercise group，EP+EE 组）。C 组不再进行任何跑台运动。EE 组进行一次大强度力竭运动致大鼠运动性心肌损伤，速度为 35m/min。EP 组进行一次速度为 $28 \sim 30$m/min，运动 10min，休息 10min，重复 4 次的间歇跑台运动，建立 EP 模型。EP+EE 组在上述 EP 模型建立基础上，再以 35m/min 的速度运动至力竭，致大鼠运动性心肌损伤。

二、取材

在上述动物方案结束 30min 后取材。用 10% 水合氯醛（400mg/kg）将各组大鼠进行腹腔麻醉后，把大鼠呈仰卧位姿势固定在解剖台上，用解剖剪打开胸腔以取心脏。直接取出一部分大鼠的心脏，经预冷的灭菌生理盐水清洗、液氮中冷冻、–80℃冰箱保存，以检测心肌 Cx43 mRNA 和蛋白表达。对于另一部分大鼠的心脏进行灌注固定，于心尖处插入灌注针头，灌注 0.85% 生理盐水 $250 \sim 300$ml，同时缓慢注入 1% 肝素 2ml，迅速剪断下腔静脉使血液流出，待流出液基本无血色后，灌注 4% 多聚甲醛 300ml。然后取心脏，4% 多聚甲醛后固定 24h，PBS 冲洗并修整组织块，常规梯度酒精脱水、二甲苯透明、浸蜡、石蜡包埋，以观察 Cx43 蛋白表达分布情况。

三、心肌 Cx43 mRNA 表达测定

采用实时荧光定量 PCR 方法检测 Cx43 mRNA 表达。心肌组织匀浆、总

RNA 的提取、合成 cDNA、进行荧光定量 PCR。反应体系由 10×PCR 缓冲液、Taq 聚合酶、PCR 特异引物 F 和 R、2×ROX Reference Dye 及 cDNA 组成。反应程序为：（95℃，3min），1 个循环；（95℃，15sec；59℃，20sec；72℃，20sec；82.5℃，20sec），40 个 PCR 循环。在 ABI 7900 Realtime PCR 仪上进行定量 PCR 的检测。Cx43 和内参 GAPDH 的序列位置见表 8-1。

表 8-1　Cx43 与 GAPDH 序列和扩增片段

Table 8-1　Sequence and Amplification clips of Cx43 and GAPDH

	Primer	Sequence（5′-3′）	Amplification clips
Cx43	Forward	GCCGCAATTACAACAAGCAA	142bp
	Reverse	TTGGCATTCTGGTTGTCGTC	
GAPDH	Forward	GGAAAGCTGTGGCGTGAT	308bp
	Reverse	AAGGTGGAAGAATGGGAG	

四、心肌 Cx43 的定位表达

采用免疫组织化学 SABC 法，切片经常规脱蜡、漂洗、孵育、山羊血清封闭及孵育后，滴加一抗（1∶200，兔抗鼠 Cx43），孵育，置于室温并经 PBS 漂洗，滴加生物素化二抗（1∶200，羊抗兔 IgG），于 37℃温箱内孵育、滴加 SABC、孵育、显色、脱水、透明及封片。

五、心肌 Cx43 蛋白表达检测

采用 western blot 方法，取心肌组织匀浆、离心、取上清、加缓冲液煮沸、电泳、转膜及室温封闭后进行免疫反应，分别加入 Cx43 和 GAPDH 一抗（1∶5000 和 1∶10000，兔抗鼠）。洗膜后加入二抗（1∶5000，羊抗兔），室温振荡孵育、充分洗膜并进行显色。Cx43 的蛋白水平用 Cx43 蛋白灰度值 /GAPDH 灰度值的相对比值表示。

六、统计学分析

采用 SPSS 12.0 统计软件处理实验数据，所有数据以均数 ± 标准差（$\bar{x} \pm s$）表示。组间比较采用 One-way ANOVA 检验，以 $P < 0.05$ 为差异具有统计学意义。

第二节　实验结果

一、心肌 Cx43 实时荧光定量 PCR 检测

心肌 Cx43 实时荧光定量 PCR 结果如图 8-1 所示。与 C 组相比，EE 组 Cx43 mRNA 表达水平降低，但未见显著性差异（1.55 ± 0.26vs. 2.00 ± 0.34，$P>0.05$），EP 组 Cx43 mRNA 的表达水平增强，但无显著性差异（2.19 ± 0.29vs. 2.00 ± 0.34，$P>0.05$）。与 EE 组相比，EP+EE 组 Cx43 mRNA 水平降低，但不具有显著性差异（1.53 ± 0.35vs. 1.55 ± 0.26，$P<0.05$）。

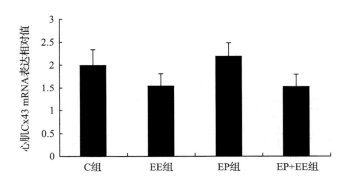

图 8-1　大鼠心肌 Cx43 mRNA 表达水平的变化

Fig 8-1　Changes of Cx43 mRNA Expression in Myocardium of Rats

二、心肌 Cx43 免疫组织化学实验观察

心肌 Cx43 免疫组织化学实验结果如图 8-2 所示。C 组免疫阳性反应呈棕褐色，呈杆状或小斑点状分布于心肌细胞闰盘处和侧对侧连接处，以闰盘处较多（图 8-2A），EE 组免疫阳性反应较 C 组减弱（图 8-2B），可见少量棕褐色杆状或小斑点状 Cx43 免疫阳性分布于心肌细胞闰盘处和侧对侧连接处。EP 组免疫阳性反应较 C 组增强，可见许多棕褐色杆状或小斑点状 Cx43 免疫阳性分布于心肌细胞闰盘处和侧对侧连接处（图 8-2C）。EP+EE 组免疫阳性反应较 EE 组增强（图 8-2D）。

三、心肌 Cx43 免疫印迹检测

心肌 Cx43 免疫印迹结果如图 8-3 所示。与 C 组相比，EE 组 Cx43 表达水平降低，且具有显著性差异（0.15 ± 0.11 vs. 0.27 ± 0.08，$P<0.05$）。EP 组 Cx43

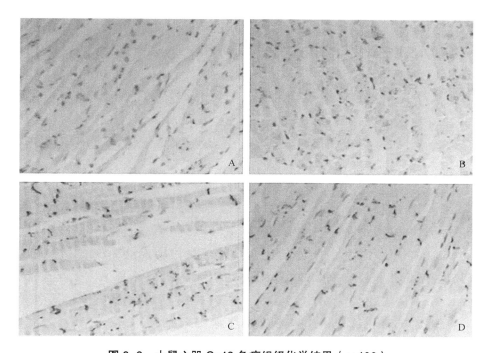

图 8-2　大鼠心肌 Cx43 免疫组织化学结果（×400）

Fig 8-2　Result of Cx43 Immunoreactivity in Myocardium of Rats（×400）

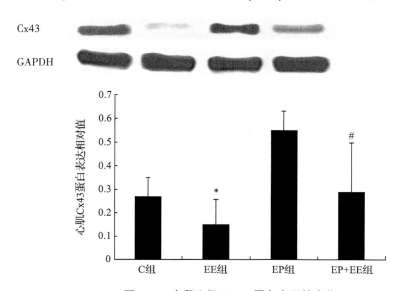

图 8-3　大鼠心肌 Cx43 蛋白水平的变化

Fig 8-3　Changes of Cx43 Protein Expression in Myocardium of Rats

注：＊与 C 组比较，$P<0.05$；# 与 EE 组相比，$P<0.05$

Note: ＊ $P<0.05$, compared with C group; # $P<0.05$, compared with EE group

表达水平升高，且具有显著性差异（0.55 ± 0.08 vs. 0.27 ± 0.08，$P<0.05$）。与 EE 组相比，EP+EE 组 Cx43 表达水平升高，且具有显著性差异（0.29 ± 0.21 vs. 0.15 ± 0.11，$P<0.05$）。

第三节　分析讨论

一、心肌缝隙连接蛋白 43 与缺血预适应

心脏缝隙连接（gap junction，GJ）通道是介导相邻心肌细胞间通讯连接的特殊膜结构，该通道介导的心肌细胞间电偶联及化学偶联是心脏正常电 – 机械活动的重要保障之一。GJ 通道主要由连接蛋白构成，Cx43、Cx40 和 Cx45 是构成该通道的三种连接蛋白。Cx43 作为构成心肌 GJ 通道的主要连接蛋白，属于 α–Cx 亚族，分子质量为 43kD，其肽链由 382 个氨基酸构成，其中氨基酸 1～242 构成管道部分，243～382 为细胞质尾部[9]。Cx43 的氨基末端（N 端）至羧基末端（C 端）共出入细胞膜 4 次，形成 2 个胞外环、1 个胞内环和 4 个 α 螺旋结构的跨膜片段，其细胞质尾部在不同种属和不同组织间长度稍有变化[10]。

研究表明，Cx43 的 C 末端是多种磷酸化作用和蛋白质结合的位点，对 GJ 通道功能的调节起关键作用。此外，Klaunig 等[11]研究发现，Cx43 的大多数功能调节位点也在 C 末端。Saffitz 等[12]研究发现，Cx43 是心室肌细胞间电流的主要导体，对 GJ 通道电偶联功能正常、心脏正常电生理改变和协调心脏舒张与收缩功能有重要影响[13]。心肌 Cx43 的含量、分布状态及自身磷酸化状态与心肌梗死、心肌肥大、心力衰竭、先天性心脏病以及心源性猝死等各种心血管疾病的产生发展密切相关。

IP 作为一种有效的心肌保护方式，能使心肌 Cx43 分布模式改变、表达量增加以实现心肌保护效应。Cx43 在心肌 IP 中的作用越来越受到重视。IP 能维持整个心肌细胞膜和胞浆内 Cx43 的表达，在经历再灌注损伤时维持 Cx43 磷酸化，减少 Cx43 脱磷酸化，从而保持 Cx43 构成的 GJ 通道的基本结构，减少室性心律失常的发生率[14]。

Chen 等[1]研究发现，IP 引起了心动过速和接下来心室期外收缩发生率的降低，且 Cx43 的表达面积增加了 30% 多，可能是 IP 通过维持心肌 Cx43 的空

间分布，保护了心肌组织的电生理特性，从而减轻了 I/R 损伤后的心律失常发生率。Daleau 等[15] 发现，在缺血期间，IP 能短暂下调心肌 Cx43 表达，而再灌注期间，IP 促进了 Cx43 的表达及分布。表明 IP 对 Cx43 的表达调控随时间不同呈现双向性。Boengler 等[16] 认为，IP 能增加心肌线粒体内 Cx43 蛋白的表达，引起心肌 Cx43 脱磷酸化和电解耦联的终止，以维持心肌正常心电节律。也有研究表明，mitoKATP 通道的开放可以调节 Cx43 的磷酸化，进而增强心肌电耦联，IP 可能主要通过 mitoKATP 通道的调控而抑制由 I/R 损伤导致的心肌 Cx43mRNA 的降解，从而有利于 Cx43 的磷酸化，增加 Cx43 的表达，影响 GJ 通道的状态，从而减少再灌注引起的心律失常的发生[17]。Miura 等[18] 研究发现，IP 对心肌 Cx43 磷酸化的水平调控可能是通过激活 PKC 激酶活性来维持，PKC 的活化可以通过激活血管紧张素Ⅱ和内皮素 –1 的途径使心肌 Cx43 表达增加。

总之，以上研究表明，IP 调控了心肌缺血时 Cx43 的表达和分布，其机制之一可能是 IP 改变了缺血时 Cx43 的磷酸化状态而达到保护缺血心肌的作用，Cx43 的磷酸化状态的维持可能是通过 IP 引起心肌 mitoKATP 通道开放或激活 PKC 激酶的活性来实现的。

二、运动预适应对缝隙连接蛋白 43 mRNA 表达变化的影响

影响心肌 Cx43 mRNA 表达变化的因素较多，Kojda 等[19] 在体外培养的血管平滑肌细胞和内皮细胞中发现，氧化应激和剪切应力的变化能够影响 Cx43 mRNA 表达，随氧化应激和剪切应力的增加，心肌 Cx43 mRNA 表达水平有所升高。刘超等[20] 观察了 IP 对心肌 I/R 损伤后 Cx43mRNA 表达的影响，研究发现，I/R 损伤后 Cx43 mRNA 的表达明显降低，在 IP 诱导心肌保护效应时，Cx43 mRNA 的表达较 I/R 损伤时明显增强。而使用 5-HD 后，Cx43 的表达减弱，提示 IP 能够维持 Cx43 的磷酸化水平，保持 Cx43 的正常分布和表达，而 5– HD 消除了 IP 的这种作用，使 Cx43 的分布紊乱、表达减弱，这表明心肌 Cx43 参与了 IP 诱导的心肌保护效应。李永慧等[21] 观察了缺血后适应对心肌 I/R 损伤后 Cx43 mRNA 表达的影响，结果发现，I/R 损伤后引起心室肌 Cx43 mRNA 含量显著降低、分布紊乱，而缺血后适应后心室肌 Cx43 mRNA 表达水平明显增强。表明缺血后适应能通过抑制 Cx43 蛋白降解和分布模式的变化，上调 Cx43 mRNA 水平起到保护 Cx43 蛋白的作用，进而减少再灌注引起的心律失常的发生。

运动预适应（exercise preconditioning，EP）是具有预适应心肌保护效应的

一种运动方式，能够减轻或预防剧烈运动引起的运动性心律失常以及运动性猝死等运动性心肌损伤的发生。但是关于 EP 对 Cx43mRNA 表达变化的研究尚未深入进行。本研究用实时荧光定量 PCR 法检测了心肌 Cx43 mRNA 在 EP 诱导减轻运动性心肌损伤保护效应中的表达变化，研究发现，各组心肌 Cx43 mRNA 的表达没有发生显著性变化。运动性心肌损伤后 Cx43 mRNA 表达水平较对照组有降低趋势，而运动预适应后 Cx43 mRNA 的表达水平较对照组有增强趋势。与运动性心肌损伤相比，运动预适应后再进行力竭运动没有引起 Cx43 mRNA 表达水平发生明显变化。本研究表明，尽管都是预适应方式，但是本研究结果和以上预适应对 Cx43 mRNA 的表达调控的结果不尽相同，提示运动预适应作为一种运动预适应方式，与单纯的缺血预适应刺激不一样，运动预适应所产生的刺激不单是对心脏产生影响，还会对除心脏以外的其他器官系统产生影响。运动训练作为一种刺激方式，也能够影响 Cx43 mRNA 表达。关于运动训练对 Cx43 mRNA 表达影响的研究不多，并且研究结果也不尽一致。Bearden 等[22] 研究长期慢性运动对血管 Cx43 mRNA 表达的影响，研究发现，在完整活体心血管内，长期慢性运动没有引起 Cx43 mRNA 的表达的明显变化。而 Tiscornia 等[23] 研究发现，剧烈运动引起了心肌 Cx43 mRNA 表达水平明显下降。本研究中 Cx43 mRNA 的表达变化和以上运动训练所引起的研究结果不尽相同，可能是由于不同的运动方式及运动强度引起了 Cx43 mRNA 的不同表达变化。

以上研究表明，调控 Cx43 mRNA 表达变化的因素较多，Cx43 mRNA 的差异性表达可能是因为培养的细胞和体内完整心血管细胞对 Cx43mRNA 表达影响存在差异性，同时也可能是不同的刺激方式或不同运动方式及运动强度引起了 Cx43 mRNA 的差异性表达。

三、运动预适应对心肌缝隙连接蛋白 43 蛋白表达变化的影响

目前，国内外关于运动对 Cx43 蛋白表达变化的研究并不多。常芸等[24] 建立了力竭运动模型，利用免疫荧光方法，探讨了力竭运动后不同时相心肌 Cx43 分布模式及含量的变化。结果发现，力竭运动后各时相组心肌 Cx43 分布模式发生明显改变。且力竭运动后各时相组左、右心室 Cx43 含量都显著低于安静对照组。Tiscornia 等[23] 研究也发现，剧烈运动能够引起 Cx43 蛋白表达水平明显下降。我们在前期的研究中也得到了以上相同的结果，在力竭运动所致运动性心肌损伤中，心肌 Cx43 表达显著降低[8]。

田振军等[25]建立了有氧运动和疲劳运动模型，利用免疫组织化学方法，探讨了有氧训练和无氧训练对心肌 Cx43 分布和表达的影响。结果发现，有氧运动训练后心室 Cx43 构型以闰盘处较多，并且 Cx43 表达均显著高于安静对照组和疲劳训练组。疲劳训练组 Cx43 构型发生改变，侧 – 侧连接多于端 – 端连接，且心肌 Cx43 表达显著低于安静对照组和有氧训练组。另外，Bellafiore 等[26]研究了耐力运动训练对大鼠心血管 Cx43 表达变化的影响，其中运动组大鼠分别进行为期 15d、30d 和 45d 的训练，用 western 免疫印迹法检测 Cx43 表达。结果表明，耐力训练后，大鼠心血管中 Cx43 的表达明显升高。以上研究表明，不同强度运动训练能够影响大鼠心室肌 Cx43 的分布和表达，大强度疲劳训练可引起心肌 Cx43 构型的变化和含量的减少，而有氧运动训练后心肌 Cx43 的分布均匀一致，且表达量增加。

关于心肌 Cx43 在 EP 诱导减轻力竭运动所致心肌损伤保护效应中的研究未见报道。本研究采用了免疫组织化学法和 Western 免疫印迹法，检测了心肌 Cx43 蛋白在 EP 诱导减轻力竭运动所致心肌损伤保护效应中的表达分布的变化。研究结果发现，心肌 Cx43 免疫阳性反应呈棕褐色，呈杆状或小斑点状分布于心肌细胞闰盘处和侧对侧连接处，以闰盘处较多。运动性心肌损伤后 Cx43 免疫阳性反应较对照组明显减弱，而运动预适应后 Cx43 免疫阳性反应较对照组明显增强。运动预适应后再进行力竭运动引起 Cx43 免疫阳性反应较单纯力竭运动明显增强。用 Western 免疫印迹法对心肌 Cx43 蛋白进行检测，结果发现，和心肌 Cx43 免疫阳性反应强弱基本相吻合，运动性心肌损伤后 Cx43 蛋白水平较对照组明显降低。而运动预适应后 Cx43 蛋白水平较对照组明显升高。与运动性损伤组相比，运动预适应后再进行力竭运动引起 Cx43 蛋白水平明显升高。以上研究表明，正常心肌 Cx43 蛋白表达分布呈条带状，主要分布于心肌细胞闰盘处，力竭运动引起的心肌缺血使心肌 Cx43 蛋白表达明显减少，并分布不均，在闰盘处明显减少，而运动预适应使心肌 Cx43 蛋白表达明显改善，在使得该蛋白分布均匀一致的同时，也明显增加了该蛋白的表达。我们的研究结果和以上耐力运动引起的 Cx43 的表达变化结果相一致[25, 26]。

运动引起 Cx43 在大鼠心脏中表达的升高可能机制是，在运动中，心肌 Cx43 表达升高是为了维持耐力运动训练引起的长期慢性心肌肥大而进行的一个即刻补偿反应，表明心肌机械扩张和心肌肥大调节因子可能参与了心肌 Cx43 表达的调控。有研究表明，cAMP、血管紧张素Ⅱ、TGF-β 及血管内皮生长因子

（VEGF）的等信号转导路径能够影响心肌 Cx43 的表达[27]。Koyama 等[28]研究表明，在对大鼠的运动训练中，VEGF 的表达升高和毛细血管的生长相伴而行，因此在大鼠心脏中，心肌 Cx43 表达水平的升高可能受 VEGF 细胞信号转导路径调控。运动引起心肌 Cx43 在心脏中表达的升高另一可能机制是运动训练引起了心脏重塑。Walker 等[29]研究发现，Cx43 在心血管重塑过程中发挥了关键作用。的确，在 Cx43 被敲除的研究中发现，冠状动脉血管的重塑发生失调并伴有 VEGF 蛋白和基因在 TGF-β 及 VEGF/Notch/EPH 细胞信号转导途径中表达的升高。Bellafiore 等[26]研究发现，耐力运动训练引起了心血管的重塑，心肌 Cx43 表达水平的逐渐升高，且在运动训练 30d 后，左心室中 Cx43 的表达水平达峰值，表明心肌 Cx43 是影响心肌重塑的一个影响因素。在以猪为研究对象的左心室肥大的实验中也发现，Cx43 在心脏重塑中起到了重要作用。Zecchi-Orlandini 等[30]发现，在猪心肌肥大的初始阶段，Cx43 的表达升高，而随着左心室肌的肥大，Cx43 的表达呈现降低趋势，而且在心肌过度肥大和缺血病人的心脏中，也发现了左心室中 Cx43 表达水平的下降。

总之，Cx43 作为构成心室细胞间 GJ 通道最主要的连接蛋白，其正常表达与分布是该通道电偶联功能正常、心脏正常电活动和协调舒张收缩功能的重要保证。作为一种心肌保护方式，EP 在经历运动性心肌损伤时维持了心肌 Cx43 表达和分布，可能在一定程度上保持了 GJ 通道的基本结构，从而引起了心肌的肥大或者重塑，减轻了力竭运动所致运动性心肌损伤。关于心肌 Cx43 在 EP 诱导减轻力竭运动所致心肌损伤保护效应中的详细机制有待于进一步研究探讨。

第四节　研究结论

心肌 Cx43 mRNA 在运动预适应心肌保护效应中的变化不明显，而该保护效应引起了 Cx43 蛋白表达明显升高，从而进一步抑制了力竭运动引起的 Cx43 蛋白表达的降低，提示运动预适应通过增加 Cx43 蛋白表达诱导了减轻力竭运动引起的运动性心肌损伤保护效应。

参考文献

［1］Chen Z，Luo H，Zuang M，et al. Effects of ischemic preconditioning on ischemia/ reperfusion-induced arrhythmias by upregulatation of connexin 43 expression. J Cardiothorac Surg. 2011，6：80.

［2］Schulz R，Gres P，Skyschally A，et al. Ischemic preconditioning preserves connexin43 phosphorylation during sustained ischemia in pig hearts in vivo. FASEB J. 2003，17（10）：1355-1357.

［3］Kavazis AN. Exercise preconditioning of the myocardium.Sports Med. 2009，39（11）：923-935.

［4］Parra VM，Macho P，Domenech RJ. Late cardiac preconditioning by exercise in dogs is mediated by mitochondrial potassium channels. J Cardiovasc Pharmacol. 2010，56（3）：268-274.

［5］Powers SK，Quindryj YJ C，Kavazis AN. Exercise induced cardioprotection against myocardial ischemia-reperfusion injury. Free Radic Biol Med，2008，44（2）：193-201.

［6］王凯. 心肌 ATP 敏感钾通道在运动预适应诱导减轻运动性心肌损伤保护效应中变化的研究. 上海体育学院博士论文，2012.

［7］王凯，潘珊珊，王庆棠. 心肌 SarcKATP 通道 Kir6.2 亚基在运动预适应心肌保护效应中变化的研究. 体育科学，2012，32（4）：60-66.

［8］王凯，刘洪珍. 心肌缝隙连接蛋白 43 基因和蛋白在运动性心肌损伤中表达变化的研究. 北京体育大学学报，2013，36（10）：59-64.

［9］Yancey SB，John SA，Lal R，et al. The 43-kD polypeptide of heart gap junctions：immunolocalization，to pology，and functional domains. J Cell Biol，1989，108（6）：2241-2254.

［10］Baner D，Das S，Molina SA，et al. Investigation of the reciprocal relationship between the expression of two gap junction connexin proteins，connexin46 and connexin43. J Biol Chem. 2011；286（27）：24519-24533.

［11］Klaunig JE，Shi Y. Assessment of gap junctional intercellular communication. Curr Protoc Toxicol. 2009；Chapter 2：Unit2.17.

［12］Saffitz JE. Regulation of intercellular coupling in acute and chronic heart disease. Braz J Med Res，2000，33（4）：407-413.

［13］Simon AM，Mcwhorter AR，Dones JA. et al. Heart and head defects in mice lacking pairs of connexins. Dev Biol. 2004；265（2）：369-383.

［14］苏德淳，常志文，芦玲巧，等. 缝隙连接蛋白43 在缺血性心律失常中的作用. 首都医科大学学报，2006，27（3）：325-328.

[15] Daleau P，Boudriau S，Michaud M，et al. Preconditioning in the absence or presence of sustained ischemia modulates myocardia Cx43 protein levels and gap junction distribution. Can J Physiol Pharmaco，2001；79（5）：371–378.

[16] Boengler K，Dodoni G，Rodrigues–Sinovas A，et al. Connexin43 in cardiomyocyte mitochondria and its increase by ischemic preconditioning. Cardiovasc Res，2005，67（2）：234–244.

[17] 殷召，张权宇，王跃民，等．连接蛋白 43 表达的变化与心律失常的关系．心脏杂志，2008，20（2）：244–247.

[18] Miura T，Ohnumay，Kuno A，et al. Protective role of gap junctions in preconditioning against myocardial infarction. Am J Physiol Heart Circ Physiol，2004，55（1）：H214– H221.

[19] Kojda G，Hambrecht R. Molecular mechanisms of vascular adaptations to exercise. Physical activity as an effective antioxidant therapy? Cardiovasc Res，2005，67：187–197.

[20] 刘超，王云，顾继伟，等．缝隙连接蛋白 43 在缺血预处理心肌保护中的作用．宁夏医科大学学报，2010，32（2）；198–200.

[21] 李永慧，王电烨，李胜建．缺血后处理对大鼠缺血再灌注心肌缝隙连接蛋白 43 的影响．CHINESE JOURNAL OF INTEGRAT IVE MEDICINE ON CARDIO–/CEREBROVASCULAR DISEASE.2008，6（4）：418–420.

[22] Bearden SE，Linn E，Ashley BS. Age–related changes in conducted vasodilation：effects of exercise training and role in functional hyperemia. Am J Physiol RegulInterComp Phtsiol，2007，293（4）：R1717–R1721

[23] Tiscornia GC，Moretta R，Argeziano MA，et al. Inhibition of connexin 43 in cardiac muscle during intense physical exercise. Scand J Med Sci Sports，2012，[Epub ahead of print]

[24] 李梁，常芸．力竭运动后不同时相大鼠心肌连接蛋白 43 的变化．中国运动医学杂志，2007，26（4）：397–400.

[25] 王友华，田振军．不同强度运动训练对大鼠心室肌胶原纤维和 Cx43 和 Cx45 影响的实验研究．北京体育大学学报，2009，32（6）：47–50.

[26] Bellafiore M，Sivverini G，Palunbo D，et al. Increased cx43 and angiogenesis in exercised mouse hearts. Int J Sports Med. 2007，28（9）：749–755.

[27] Saffitz JE，Kleber AG. Effects of mechanical forces and mediators of hypertrophy on remodeling of gap junctions in the heart. Circ Res 2004，94：585–591

[28] Koyama T，Xie Z，Gao M，et al. Adaptive changes in the capillary network in the left ventricle of rat heart. Jpn J Physiol 1998；48：229–241.

[29] Walker DL，Vacha SJ，Kirby ML，et al. Connexin43 deficiency causes dysregulation of coronary vasculogenesis. Dev Biol 2005；284：479–498.

[30] Formigli L，Quercioli F，Zecchi–Orlandini S.et al. Altered Cx43 expression during myocardial adaptation to acute and chronic volume overloading. Histol Histopathol 2003；18：359–369.

第九章

蛋白激酶 C 对晚期运动预适应中心肌缝隙连接蛋白 43 表达影响的研究

　　心肌 Cx43 是构成缝隙连接（gap junction，GJ）通道中主要的蛋白质，在心肌保护效应信号转导途径中发挥了重要作用。EP 作为一种运动方式，能够诱导改善心肌功能，提高心肌对缺血、缺氧的耐受力，有效减轻心肌缺血 / 再灌注（ischemic-reperfusion，I/R）损伤的保护效应[1, 2]。关于 EP 心肌保护效应的机制可能和缺血预适应（ischemia preconditioning，IP）的机制相类似，也涉及了触发物质、中介物质和效应物质等三个途径的信号转导通路。在 IP 心肌保护效应中，PKC 是一种重要的中介物质，而心肌 Cx43 是一种重要的效应物质。研究表明，PKC 在 EP 诱导的心肌保护效应中发挥了至关重要的作用[3, 4]。我们前期的研究也表明，EP 诱导了减轻力竭运动致大鼠急性心肌损伤的保护效应[5]，并且心肌 Cx43 的表达也在该保护效应中发挥了重要作用。鉴于此，我们假设在 EP 诱导的该心肌保护效应中，PKC 调控了心肌 Cx43 的表达变化，PKC 是该保护效应信号转导通路中心肌 Cx43 的上游中介物质。本实验在采取腹腔注射 CHE 条件下，采用原位杂交和实时荧光定量 PCR 方法观察和检测心肌 Cx43 mRNA 的表达，采用免疫组织化学和免疫印迹方法观察和检测心肌 Cx43 蛋白的表达，研究心肌 Cx43 在 CHE 干预处理下在 LEP 心肌保护效应中的表达变化，进一步探讨 PKC 和心肌 Cx43 在介导 LEP 心肌保护效应的相互关系，为 LEP 心肌保护效应机制的研究提供新的理论和实验依据。

第一节　材料与方法

一、实验动物

健康雄性 SD 大鼠 48 只，重约 256±13g，5 只 / 笼，在室温 20～22℃，相对湿度 45%～50%，光照时间 12h/d（8:30～20:30 光照）动物房内饲养，自由饮食和饮水。

二、实验动物分组与实验方案

适应性饲养 3d 后，大鼠进行适应性跑台训练 5d。适应性跑台训练后休息 1d，48 只大鼠随机等分为对照组（control group，C 组）、力竭运动组（exhaustive exercise group，EE 组）、晚期运动预适应组（late exercise preconditioning group，LEP 组）、CHE+ 晚期运动预适应组（chelerythrine+exercise preconditioning group，CHE+LEP 组）、晚期运动预适应 + 力竭运动组（late exercise preconditioning+exhaustive exercise group，LEP+EE 组）和 CHE+ 晚期运动预适应 + 力竭运动组（chelerythrine+late exercise preconditioning+exhaustive exercise group，CHE+LEP+EE 组）。大鼠分组完成后，根据 Domenech 等[6]和 Shen 等[3, 7]的文献报道建立运动预适应和力竭运动模型。C 组不进行跑台运动。EE 组以 35m/min 的速度运动至力竭，致大鼠运动性心肌损伤。LEP 组进行一次速度为 28～30m/min、运动 10min、休息 10min、重复 4 次的间歇跑台运动，建立 LEP 模型。LEP+EE 组在上述 LEP 基础上，再以 35m/min 的速度运动至力竭。CHE+LEP 组和 CHE+LEP+EE 组运动方案同 LEP 组和 LEP+EE 组，运动前腹腔注射 CHE（5mg/kg）。

三、样品采集与处理

在建模结束 30min 之后，分别对 C 组和 EE 组取材，并在建模结束 24h 之后对 LEP 和 LEP+EE 组进行取材。腹腔麻醉并固定大鼠、打开胸腔取出心脏，处理心脏并置于 -80℃冰箱保存，以用于心肌 Cx43 mRNA 和蛋白表达的检测。另一部分心脏进行灌注处理后再固定，以用于观察心肌 Cx43 mRNA 和蛋白表达分布的情况。

四、心肌 Cx43 mRNA 原位杂交实验

预处理载玻片、切片、捞片、烘片后脱蜡至水。经漂洗、消化及洗涤后进行预杂交孵育。滴加探针杂交液孵育。滴加生物素化鼠抗地高辛并孵育。滴加 SABC 后孵育。滴加生物素化过氧化酶后孵育。漂洗、显色、复染、分化及封片、摄片。针对大鼠 Cx43 靶基因的 mRNA 探针序列的三个中间片段为：5′–TCTCT CACGT GCGCT TCTGG GTCCT TCAGA TCATA–3′；5′–CTCA TCCAG TGGTA CATCT ATGGG TTCAG CTTGA G–3′；5′–AACAA TTCCT CGTGC CGCAA TTACA ACAAG CAAGC–3′。Cx43 原位杂交试剂盒和 DAB 显色试剂购自武汉博士德生物工程有限公司。

五、心肌组织 RNA 提取

用 Trizol 试剂提取心肌组织总 RNA。取大鼠心肌组织放置于离心管中，加入 Trizol 试剂，进行匀浆。再经核酸浓度测定仪测定提取的总 RNA 的浓度及吸光度 A 值，均测得 A 值在 $1.9 < A260/A280 < 2.0$ 之间。RNA 样品琼脂糖凝胶电泳后，可见 28S、18S、5S 三条电泳条带，表明本实验所提取的总 RNA 没有降解，可以作为进行逆转录的模板。

六、心肌 Cx43mRNA 实时荧光定量 PCR 实验

配制退火混合物、65℃水浴、混合液经短暂离心，在离心管中依次加入反应液进行逆转录，置于 –20℃冰箱保存，得到 cDNA 第一链。采用 Primer5.0 软件设计 Cx43 和内参 GAPDH 的序列进行 PCR 反应。试剂购于武汉博士德生物工程有限公司。选取 5.0μlPCR 产物，经过 2% 的琼脂糖凝胶进行电泳 30min 后，在紫外灯下观察并拍照。用 TANON 凝胶图像分析系统图像处理并分析结果，以上因子表达的实验结果采用目的基因和 GAPDH mRNA 电泳条带吸光度的比值 A 值表示。

表 9–1　Cx43 与 GAPDH 序列和扩增片段

	Annealing	Primer	Sequence（5′–3′）	Amplification clips
Cx43	60℃	Forward	GCCGCAATTACAACAAGCAA	142
		Reverse	TTGGCATTCTGGTTGTCGTC	

续表

	Annealing	Primer	Sequence（5′–3′）	Amplification clips
GAPDH	60℃	Forward	GGAAAGCTGTGGCGTGAT	308bp
		Reverse	AAGGTGGAAGAATGGGAGTT	

七、心肌 Cx43 免疫组织化学实验

采用 SABC 法以检测心肌组织 Cx43 的表达，进行切片、抗原修复，一抗（1∶200，兔抗鼠 Cx43）孵育，二抗（即用型 SABC，1∶200，羊抗兔 IgG）孵育，DAB 显色，苏木素染色，拍照。用 Leica Qwin V3 图像分析系统进行免疫组织化学阳性面积分析，随机选取 5 张切片，每张切片在 10×40 倍镜下选取不相重叠的 5 个视野，在每组获得的 25 个视野中，进行计算机图像分析，计算每个样本的阳性面积百分比。

八、心肌 Cx43 免疫印迹实验

用总蛋白抽提试剂盒（KangChen，KC–415）方法及双辛丁酸法蛋白质定量试剂盒（KangChen，KC–430）进行心肌组织蛋白的抽提检测，并统一调成 3ug/μl 分装，置于 –80℃保存。取心肌蛋白样品，加上样缓冲液，经 10% 聚丙烯酰胺凝胶电泳胶分离后，湿式恒压电转到硝酸纤维素上面（恒流 30mA 过夜），并用 5%BSA 溶液封闭，洗涤后加入 Cx43 一抗（1∶5000，兔抗鼠，Cx43，武汉博士德生物工程有限公司产品）和 GAPDH 一抗（兔抗鼠，1∶10000，上海康成生物工程公司产品），4℃孵育过夜。洗涤后加入二抗（1∶5000，羊抗兔 Ig G）室温孵育 1h。将 KC™ 化学发光试剂盒中两种试剂等比例混合配制反应液，以 X 光胶片曝光。进行图片扫描，并用 ImageJ 分析每个特异条带灰度值。

九、统计学处理

本实验中所有实验数据以均数 ± 标准差（$\bar{x} \pm s$）来表示，并采用 SPSS 12.0 统计学软件处理实验数据，组间的比较采用 One–way ANOVA 方法检验，以 $P < 0.05$ 为差异具有统计学意义。

第二节　研究结果

一、心肌 Cx43 mRNA 原位杂交结果

从图 9-1 可以看出各组 Cx43 mRNA 原位杂交染色，心肌 Cx43 mRNA 原位杂交染色为棕褐色，形状为颗粒状，并且于心肌细胞胞浆中均匀分布。EE 组较 C 组呈减弱趋势。LEP+EE 组较 EE 组未见明显变化。CHE+LEP 组较 LEP 组无明显变化，CHE+LEP+EE 组与 LEP+EE 组相比未见明显变化。

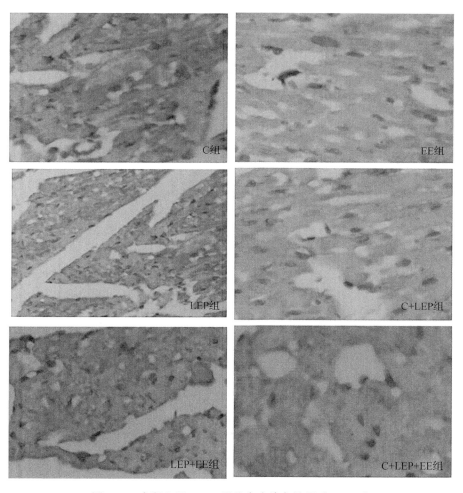

图 9-1　大鼠心肌 Cx43 原位杂交染色结果（×400）

二、心肌 Cx43 mRNA 表达结果

从图 9-2 可以看出心肌 Cx43 实时荧光定量 PCR 结果。EE 组表达水平与 C 组相比降低，但未见显著性差异（ 1.55 ± 0.26 vs. 2.00 ± 0.34 ， $P>0.05$ ），CHE+LEP 组表达水平与 LEP 组相比无显著性变化（ 1.49 ± 0.35 vs. 1.93 ± 0.26 ， $P>0.05$ ），CHE+LEP+EE 组与 LEP+EE 组相比表达水平没有显著性差异（ 1.62 ± 0.24 vs. 1.51 ± 0.15 ， $P>0.05$ ），

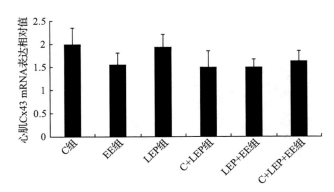

图 9-2　大鼠心肌 Cx43 mRNA 表达水平的变化

三、心肌 Cx43 免疫组织化学结果

从图 9-3 可以看出各组 Cx43 免疫阳性表达，心肌 Cx43 免疫阳性表达呈深棕褐色，杆状或小斑点状分布于心肌细胞闰盘处和侧对侧连接处，以闰盘处较多。EE 组较 C 组减弱。LEP+EE 组较 EE 组增强。CHE+LEP 组较 LEP 组减弱，CHE+LEP+EE 组较 LEP+EE 组减弱。

经计算机图像分析系统测定各组 Cx43 免疫反应阳性表达面积和平均光密度，EE 组低于 C 组，差异具有显著性（ $P<0.05$ ）；LEP+EE 组高于 EE 组，差异具有显著性（ $P<0.05$ ）；CHE+LEP 组和 CHE+LEP+EE 组分别低于 LEP 组和 LEP+EE 组，差异具有显著性（ $P<0.05$ ）（表 9-2）。

表 9-2　大鼠心肌 Cx43 免疫反应图像分析结果一览表

组别	视野数	面积（ μm^2 ）	积分光密度
C 组	25	36.28 ± 17.29	726.03 ± 452.71
EE 组	25	$16.20 \pm 11.09^*$	$461.21 \pm 320.65^*$

续表

组别	视野数	面积（μm²）	积分光密度
LEP 组	25	25.45 ± 14.88	643.37 ± 359.33
CHE+LEP 组	25	18.79 ± 12.76 #	413.58 ± 303.91#
LEP+EE 组	25	19.00 ± 11.34	489.95 ± 281.54
CHE+LEP+EE 组	25	17.23 ± 13.75 &	398.75 ± 351.25 &

注：* 与 C 组比较，$P<0.05$；# 与 LEP 组相比，$P<0.05$，& 与 LEP+EE 组相比，$P<0.05$

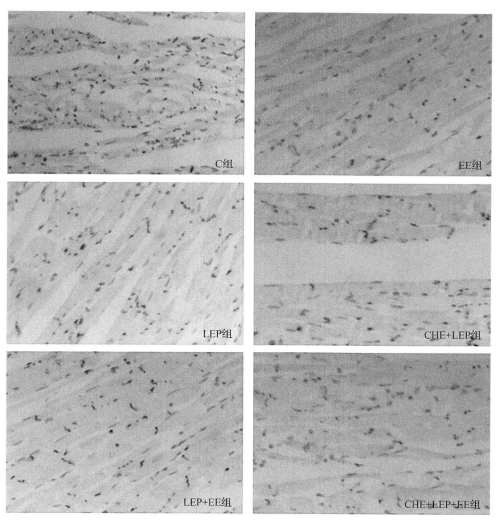

图 9-3　大鼠心肌 Cx43 免疫组织化学染色结果（×400）

四、心肌 Cx43 蛋白表达结果

心肌 Cx43 免疫印迹结果如图 9-4 所示。与 C 组相比，EE 组 Cx43 表达水平降低，且具有显著性差异（0.30 ± 0.10 vs. 0.58 ± 0.16，$P<0.05$）。与 LEP 组相比，CHE+LEP 组 Cx43 表达水平降低，且具有显著性差异（0.41 ± 0.16 vs. 0.57 ± 0.25，$P<0.05$）。与 LEP+EE 组相比，CHE+LEP+EE 组 Cx43 表达水平降低，且具有显著性差异（0.33 ± 0.21 vs. 0.51 ± 0.27，$P<0.05$）。

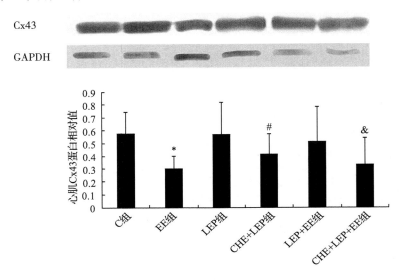

图 9-4　大鼠心肌 Cx43 蛋白水平的变化

注：* 与 C 组比较，$P<0.05$；# 与 LEP 组相比，$P<0.05$，& 与 LEP+EE 组相比，$P<0.05$

第三节　分析讨论

研究表明，耐力运动能提供持续的心肌保护效应[8-10, 6]，该运动不但能够减轻心肌 I/R 损伤，而且还能够防止心律失常、氧化损伤以及细胞凋亡等。运动预适应（EP）作为一种运动方式，能够增强心肌对缺血、缺氧的耐受性，减轻心肌 I/R 损伤。EP 心肌保护效应分为两个时程，即早期保护效应和晚期保护效应。虽然 EP 心肌保护效应已经被证实，但其中的机制尚不明确。有研究表明，PKC 在 EP 心肌保护效应信号转导通路中发挥了至关重要的作用。Shen 等[7]研究表明，EP 引起了大鼠心室肌内 δPKC 和磷酸化 δPKC（P-δPKCThr507）的明显升高，并且免疫组织化学结果显示，P-δPKCThr507 有从心肌胞浆向心肌闰盘和细胞核重新分布的趋向。Carson 等[11]的研究也证实了这一点，一次跑台运动后引起大鼠心脏 δPKC 和 P-δ PKCThr507 的明显升高，并且经过 1d 运动后即刻引起 P-αPKC（Ser657）和 P-εPKC（Ser729）的表达水平都增加；与运动后即刻相比较，运动后 24h 引起细胞膜中 αPKC 和总 δPKC 的表达量分别增加 24% 和 31%。Melling 等[12]研究发现，EP 引起了 PKC 不同亚型在不同时间的表达，αPKC 和 εPKC 两种亚型在运动后 24h 在细胞膜中的表达量增加，而 δPKC 在运动后即刻和运动后 24h 在细胞膜中的表达量都增加。如果将大鼠在此运动前 10min 进行腹腔注射 CHE，结果发现 CHE 抑制了 αPKC、δPKC 和 εPKC 这三种亚型从细胞质向细胞膜的转位。Hao 等[13]研究发现，力竭运动和 EP 均引起心肌 εPKC 表达水平明显升高，并且免疫组织化学结果显示心肌 εPKC 主要分布在闰盘处。

综上所述，PKC 在 EP 诱导的心肌保护效应中发挥了重要作用，EP 引起了 PKC 表达或分布的变化，可能机制是在运动过程中，有一些代谢产物的释放引起了 PKC 表达的变化或者是分布的改变。有些研究证实了这一点，Delta 类鸦片活性肽受体的活化促进了 δPKC 有选择性地向心肌线粒体内的迁移运动[14]，而去甲肾上腺素促进了 δPKC 在 Thr505 位点的磷酸化[15]。

心肌 Cx43 是心室肌中形成缝隙连接通道的主要蛋白质。研究表明，心肌 Cx43 在 IP 心肌保护效应中发挥了重要作用。心肌 Cx43 能够影响心肌缝隙连接的再分布，进而影响到心肌的正常功能，缝隙连接蛋白表达的改变可能是折返性心律失常的发病机理[16, 17]。心肌 Cx43 作为心室肌中主要的缝隙连接蛋白，其表达的减少可能是慢性心肌肥厚心脏传导异常和折返性心律失常的成因所在[18]。Walker 等[19]研究发现，心肌 Cx43 作为主要的缝隙连接蛋白，在心血管重塑中起到了至关重要的作用，如果将小鼠的心肌 Cx43 基因敲除后，研究结果发现，冠状血管生成出现失调，同时发现血管内皮生长因子、转化生长因子 -β 和 VEGF/Notch/Eph 心肌细胞信号传导通路基因出现表达升高的现象。

有许多研究探讨了运动训练对心肌 Cx43 表达变化的影响，Beliafiore 等[20]研究发现，耐力运动引起大鼠心肌 Cx43 表达的明显增加，在运动 30d 后心肌 Cx43 的表达量达到了峰值，并且随着心肌 Cx43 的表达量的明显升高，心肌毛细血管面积的表达也增加，这提示心肌 Cx43 的表达参与了心肌微脉管系统的重塑过程。Tiscornia 等[21]研究发现，大强度剧烈运动引起了心肌 Cx43 mRNA 和蛋白表达水平的明显降低。田振军等[22]研究发现，有氧运动引起了心肌 Cx43 分布构型发生变化，以位于心肌闰盘处较多，并且发现该运动引起心肌 Cx43 表达明显升高。我们前期的研究发现，运动性心肌损伤引起了心肌 Cx43 蛋白水平较明显降低，而 EP 引起了心肌 Cx43 蛋白水平明显升高，与运动性心肌损伤组相比，EP 后再进行力竭运动引起心肌 Cx43 蛋白水平明显升高[5]。这和以上研究中心肌 Cx43 蛋白水平变化结果相吻合，提示心肌 Cx43 表达变化在 EP 诱导的减轻力竭运动引起的运动性心肌损伤保护效应中发挥了重要作用。

关于 EP 心肌保护效应的具体机制比较复杂，可能与 IP 心肌保护效应相类似，涉及了触发物质、中介物质和效应物质等三个途径的信号转导通路。在中介物质中，PKC 是一种重要的物质，而心肌 Cx43 是一种重要的效应物质。关于 PKC 和心肌 Cx43 之间的关系，有许多研究进行了探讨。Kwak 等[23]研究了 PKC 激活剂（12-o-tetradecanoylphorbol13-aletate，TPA）对大鼠心肌细胞缝隙连接单通道电导性能的短期效应，研究发现，TPA 增加了大鼠心肌细胞缝隙连接通道的电导性能，却降低了该通道的通透性。Lampe 等[24]研究了 TPA 对缝隙连接组装的影响，研究发现，TPA 明显地抑制了缝隙连接的组装，但并没有改变通道的门控，也没有增加先前就存在的缝隙连接结构的降解程度，短时间 TPA 的处理增加了缝隙连接蛋白分子 Cx43 的磷酸化，但是没有改变心肌 Cx43 的细胞水平。Yu 等[25]研究表明，PKC 的活化不但引起了心肌 Cx43 蛋白表达的增加，还引起了该蛋白表达的重新分布。

以上研究提示 PKC 通过调控心肌 Cx43 的表达及其分布而影响了心肌细胞电偶联，但是心肌 Cx43 的存在并不能足以引起缝隙连接组装的变化，PKC 可能在细胞膜水平上对缝隙连接的组装发挥了作用。

通过以上的论述可知，PKC 和心肌 Cx43 在 EP 心肌保护效应中分别发挥了重要的作用，但是，对于 PKC 和心肌 Cx43 在该心肌保护效应信号转导通路中的地位和相互作用的相关研究并未涉及。本研究试图通过用 CHE 来抑制 PKC 的作用，以研究 PKC 和心肌 Cx43 在 LEP 心肌细胞保护效应信号转导通路中的相互关系。我们研究发现，无论是否有无 CHE 干预时，本研究各组之间心肌 Cx43mRNA 的表达水平未见明显差异，并且心肌 Cx43mRNA 的表达情况和心肌 Cx43mRNA 原位杂交结果基本相吻合。这也和我们以前的研究结果相一致[5, 26]。有的研究用 TPA 进行干预，研究发现，短期的 TPA 干预并没有引起心肌 Cx43mRNA 的明显变化，表明 TPA 对心肌 Cx43 的转录水平没有产生影响[24, 27]。有的研究也检测了缺血后适应对心肌 Cx43mRNA 的表达的影响，结果显示，各组中的心肌 Cx43mRNA 的表达无显著性差异。表明缺血后适应对心肌 Cx43 的表达是通过转录后调控而实现的[28]。综合以上研究结果，PKC 调控 LEP 心肌保护效应中心肌 Cx43 的表达也可能通过转录后调控而实现的。

我们对心肌 Cx43 的蛋白表达的测定结果发现，没有用 CHE 干预时，晚期预适应组和晚期预适应后再进行力竭运动组的心肌 Cx43 的蛋白表达较高，而用 CHE 干预后，以上两组心肌 Cx43 的蛋白表达明显下降。并且心肌 Cx43 的蛋白表达情况和心肌 Cx43 免疫组织化学结果相吻合，也和计算机图像分析系统测定的各组心肌 Cx43 免疫反应阳性表达面积和平均光密度结果相吻合。Zou 等[29]也利用 PKC 的抑制剂研究了 PKC 和心肌 Cx43 磷酸化之间的关系，发现 PKC 的抑制剂不但引起了心肌 Cx43 磷酸化的下调，而且也引起了心肌 Cx43 在细胞界面的重新分布。也有研究发现，在使用二氮嗪进行预处理的同时，给予 CHE 处理后，心肌细胞膜 Cx43 蛋白发生明显的下降，而非磷酸化 Cx43 和磷酸化 Cx43 没有发生明显的改变，提示 PKC 介导了心肌 Cx43 的内化过程，也就是从细胞膜向胞浆内转移的过程[30]。以上的研究结果和我们的研究情况基本相吻合。

前期的研究表明，缺血导致了心肌细胞膜上缺血区的心肌 Cx43 发生明显的脱磷酸化现象，非磷酸化 Cx43 明显增多，而磷酸化 Cx43 明显减少，且总的 Cx43 蛋白也发生下降，提示心肌 Cx43 发生了从缝隙连接转移到胞浆的变化[31]。我们前期的研究[5]也发现，当由于力竭运动而缺血时，心肌细胞膜上缺血区的 Cx43 蛋白水平明显下降，而当进行 EP 时，心肌 Cx43 蛋白水平又发生明显上升。表明可能是预处理减少了心肌 Cx43 的脱磷酸化，非磷酸化 Cx43 蛋白的表达减少，而磷酸化和总的 Cx43 蛋白的表达增加，提示心肌 Cx43 从缝隙连接转移到胞浆的程度减少。本研究发现，当没有 CHE 干预时，心肌 Cx43 蛋白水平较高，表明 PKC 可以保持细胞膜 Cx43 的磷酸化状态，使缝隙连接处于关闭状态，明显减少缺血损伤时产生的某些"有害物质"在心肌细胞中传递，从而发挥心肌保护效应。而当使用 CHE 干预时，引起心肌 Cx43 蛋白的表达减少，可能是因为当 CHE 干预时，抑制了 PKC 的作用，阻断了 LEP 心肌保护效应，心肌 Cx43 蛋白的表达水平及其分布与 LEP 心肌保护效应关系密切，PKC 在心肌 Cx43 从缝隙连接转移到胞浆的过程中起着重要的作用。线粒体内活性氧是 EP 保护效应信号转导途径中的能够激活 PKC 的一个启动因子，PKC 的激活能够促使其介导的效应物质 Cx43 磷酸化而产生一系列保护效应，而 PKC 本身的抑制导致了 Cx43 的脱磷酸化，引起缝隙连接的开放，从而削弱了 LEP 心肌保护效应。以上研究表明，在 EP 晚期保护效应中，PKC 作为一中介物质，调控了效应物质心肌 Cx43 的表达和分布。

进一步的研究表明，PKC 能够磷酸化心肌 Cx43 羧基末端区域的多个残基位点，从而对缝隙连接的功能产生影响。Lampe 等[32]研究发现，心肌 Cx43 在丝氨酸 368 位点（Serine368，S368）的磷酸化受到 TPA 或 PKC 的刺激，而且对心肌 Cx43 的电生理研究表明，Cx43 在 S368 位点的磷酸化对 TPA 诱导的 Cx43 通道反应和降低缝隙连接通讯联系是不可缺少的。相反的是，当用 PKC 抑制剂干预时，引起了心肌 Cx43 在羧基末端区域 S368 位点磷酸化的下降和缝隙连接通道通透性的增强。Bao 等[33]研究表明，PKC 引起的心肌 Cx43 在 S368 位点的磷酸化导致了该蛋白发生了构象变化，并进一步引起了缝隙连接通道通透性的降低。Ek-Vitorin 等[34]研究表明，心肌 Cx43 在 S368 位点的磷酸化参与了缝隙连接通道连接对选择渗透性的调控，而这种 Cx43 通道的选择渗透性是依赖于 PKC 的磷酸化作用而实现的。

以上研究提示可能是 PKC 直接磷酸化了心肌 Cx43 羧基末端区域的 S368 位点，导致了单通道电导功能的变化，进而降低了细胞间通讯联系并影响到了心肌细胞保护效应。心肌 Cx43 的磷酸化位点有很多，而对 Cx43 磷酸化的蛋白激酶也很多，对于 PKC 其他亚型及除 PKC 以外的其他一些激酶对心肌 Cx43 表达影响调控的研究还需深入进行。

第四节　研究结论

蛋白激酶 C 调控了心肌缝隙连接蛋白 43 在晚期运动预适应心肌保护效应中的表达变化，提示在晚期运动预适应心肌保护效应信号转导通路中，蛋白激酶 C 是心肌 Cx43 的上游中介物质。

参考文献

［1］ PARRA VM，MACHO P，DOMENECH RJ. Late cardiac preconditioning by exercise in dogs is mediated by mitochondrial potassium channels［J］. J Cardiovasc Pharmacol. 2010，56（3）：268–274.

［2］ POWERS SK，QUINDR YJ C，KAVAZIS AN. Exercise induced cardioprotection against myocardial ischemia–reperfusion injury［J］. Free Radic Biol Med，2008，44（2）：193–201.

［3］ SHEN YJ，PAN SS，ZHUANG T，et al. Exercise preconditioning initiates late cardioprotection against isoproterenol–induced myocardial injury in rats independent of protein kinase C［J］. J Physiol Sci.2011，61（1）：13–21.

［4］ HAO Z，PAN SS，SHEN YJ.Exercise preconditioning–induced late phase of cardioprotection against exhaustive exercise：possible role of protein kinase C delta［J］. J Physiol Sci. 2014，64（5）：333–45.

［5］ 王凯，刘洪珍.心肌缝隙连接蛋白43mRNA 和蛋白在运动预处理心肌保护效应中表达变化［J］.中国运动医学杂志，2014，33（7）：676–681.

［6］ DOMENECH R，MACHO P，SCHWARZE H，et al. Exercise Induces Early and Late Myocardial Preconditioning in Dogs［J］. Cardiovasc Res，2002，55（3）：561–566.

［7］ SHEN YJ，PAN SS，GE J，et al. Exercise preconditioning provides early cardioprotection against exhaustive exercise in rats：potential involvement of protein kinase C delta translocation［J］. Mol Cell Biochem，2012，368（1–2）：89–102.

［8］ YAMASHITA N，HOSHIDA S，OTSU K，et al. Exercise provides direct biphasic cardioprotection via manganese superoxide dismutase activation［J］. J Exp Med，1999，189（11）：1699–706.

［9］ POWERS SK，SOLLANEK KJ，WIGGS MP，et al. Exercise–induced improvements in myocardial antioxidant capacity：the antioxidant players and cardioprotection［J］.Free Radic Res. 2014，48（1）：43–51.

［10］ LEE Y，MIN K，TALBERT EE，et al. Exercise protects cardiac mitochondria against ischemia–reperfusion injury［J］.Med Sci Sports Exerc.2012，44（3）：397–405.

［11］ CARSON LD，KORZICK DH. Dose–dependent effects of acute exercise on PKC levels in rat heart：is PKC the heart's prophylactic［J］？ Acta Physiol Scand，2003，178（2）：97–106.

［12］ MELLING CW，THORP DB，MILNE KJ，et al. Myocardial Hsp70 phosphorylation and PKC–mediated cardioprotection following exercise. Cell Stress Chaperones，2009，14（2）：141–150.

［13］HAO Z, PAN SS, SHEN YJ, et al.Exercise preconditioning-induced early and late phase of cardioprotection is associated with protein kinase C epsilon translocation ［J］.2014；78（7）：1636-1645.

［14］FRYER RM, WANG Y, HSU AK, et al. Essential activation of PKC-delta in opioid-initiated cardioprotection ［J］. Am J Physiol Heart Circ Physiol, 2001, 280（3）：H1346-H1353.

［15］RYBIN VO, SABRI A, SHORT J, et al.Cross-regulation of novel protein kinase C（PKC）isoform function in cardiomyocytes. Role of PKC epsilon in activation loop phosphorylations and PKC delta in hydrophobic motif phosphorylations ［J］. J Biol Chem, 2003, 278（16）：14555-14564.

［16］SAFFITZ JE, YAMADA KA. Do alterations in intercellular coupling play a role in cardiac contractile dysfunction ［J］? Circulation, 1998；97（7）：630-632.

［17］WANG Y, CHENG Y. The tail of Cx43：its crucial protective role in acute myocardial infarction ［J］.Cardiovasc Res. 2009 , 84（3）：337-338.

［18］KANNO S, SAFFITS JE. The role of myocardial gap junctions in electrical conduction and arrhythmogenesis ［J］. Cardiovasc Pathol, 2001, 10（4）：169-177.

［19］WALKER DL, VACHA SJ, KIRBY ML, et al. Connexin43 deficiency causes dysregulation of coronary vasculogenesis ［J］. Dev Biol 2005, 284：479-498.

［20］BELLAFIORE M, SIVVERINI G, PALUNBO D, et al. Increased cx43 and angiogenesis in exercised mouse hearts ［J］. Int J Sports Med. 2007, 28（9）：749-755.

［21］TISCORNIA GC, MORETTA R, ARGEZIANO MA, et al. Inhibition of connexin 43 in cardiac muscle during intense physical exercise ［J］.Scand J Med Sci Sports. 2014, 24（2）：336-344.

［22］王友华，田振军. 不同强度运动训练对大鼠心室肌胶原纤维和 Cx43 和 Cx45 影响的实验研究［J］.北京体育大学学报，2009，32（6）：47-50.

［23］KWAK, B.R, T.A.B. VAN VEEN, L.J.S. ANALBERS, et al. TPA increases conductance but decreases permeability in neonatal rat cardiomyocyte gap junction channels ［J］. Exper. Cell Res. 1995, 220：456-463.

［24］LAMPE, P.D. Analyzing phorbol ester effects on gap junction communication：a dramatic inhibition of assembly ［J］. J. Cell Biol.1994, 127：1895-1905.

［25］YU L, ZHAO Y, XU S, et al.Advanced Glycation End Product（AGE）-AGE Receptor（RAGE）System Upregulated Connexin43 Expression in Rat Cardiomyocytes via PKC and Erk MAPK Pathways ［J］.Int J Mol Sci. 2013, 14（2）：2242-2257.

［26］王凯，刘洪珍. 心肌缝隙连接蛋白43 基因和蛋白在运动性心肌损伤中表达变化的研究［J］.北京体育大学学报，2013，36（10）：59-64.

［27］BERTHOUD VM1, LEDBETTER ML, HERTZBERG EL, et al.Connexin43 in MDCK cells：regulation by a tumor-promoting phorbol ester and Ca^{2+} ［J］.Eur J Cell Biol. 1992,

57（1）：40–50.

［28］焦浩.连接蛋白 Cx43 及由其形成的缝隙连接在大鼠脑缺血后处理中的保护作用及可能机制［D］.蚌埠医学院硕士论文，2014.

［29］Zou J，Yue XY，Zheng SC.Cholesterol modulates function of connexin 43 gap junction channel via PKC pathway in H9c2 cells［J］.Biochim Biophys Acta. 2014，1838（8）：2019–2025.

［30］崔花花.二氮嗪预处理对在体大鼠缺血 / 再灌注心肌细胞膜 Cx43 基因及蛋白表达的影响［D］.福建医科大学硕士论文，2007.

［31］SCHULZ R，GRES P，SKYSCHALLY A，et al. Ischemic preconditioning preserves connexin43 phosphorylation during sustained ischemia in pig hearts in vivo［J］.FASEB J. 2003，17（10）：1355–1357.

［32］LAMPE PD，TENBROEK EM，BURT JM，et al.Phosphorylation of connexin43 on serine368 by protein kinase C regulates gap junctional communication［J］.J Cell Biol. 2000，149（7）：1503–1512.

［33］BAO X，REUSS L，ALTENBERG GA.Regulation of purified and reconstituted connexin 43 hemichannels by protein kinase C–mediated phosphorylation of Serine 368［J］.J Biol Chem. 2004，279（19）：20058–20066.

［34］EK–VITORIN JF，KING TJ，HEYMAN NS，et al.Selectivity of connexin 43 channels is regulated through protein kinase C–dependent phosphorylation［J］.Circ Res. 2006，98（12）：1498–1505.

全文总结

1. 苏木素－伊红（HE）染色和苏木素－碱性复红－苦味酸（HBFP）染色从心肌组织形态学上表明：力竭运动导致大鼠运动性心肌损伤，而运动预适应诱导了减轻力竭运动所致运动性心肌损伤保护效应；心肌肌钙蛋白I和血清氨基末端前体脑钠肽又进一步从心肌损伤标志物上表明：力竭运动导致大鼠运动性心肌损伤，而运动预适应诱导了减轻力竭运动所致运动性心肌损伤保护效应。总之，无论是从心肌组织形态学还是从心肌损伤标志物的研究都表明：运动预适应作为非损伤性预适应方式，诱导了减轻力竭运动所致运动性心肌损伤保护效应，本研究中运动预适应动物模型和运动性心肌损伤模型成功建立。

2. 无论是在运动预适应早期保护效应期间还是在晚期保护效应期间，心肌 K_{ATP} 通道 Kir6.2 mRNA 的表达没有发生明显变化，而 SUR2A mRNA 的表达发生了明显变化，在胞浆中呈颗粒状弥散分布。同时，在运动预适应早期保护效应期间，心肌 K_{ATP} 通道 Kir6.2 蛋白水平明显下降。而在运动预适应晚期保护效应期间，Kir6.2 蛋白水平未见明显变化。对于 SUR2A 蛋白而言，在运动预适应早期保护效应期间，SUR2A 蛋白水平未见明显变化。而在运动预适应晚期保护效应期间，SUR2A 蛋白水平明显降低。Kir6.2 蛋白和 SUR2A 蛋白水平在运动预适应心肌保护效应的不同时期的表达有所不同，表明在该保护效应中，心肌 K_{ATP} 通道 Kir6.2 和 SUR2A 两个亚基表达调控具有时间依赖性。但是，心肌 K_{ATP} 通道亚基在运动预适应心肌保护效应中表达变化的最后结果是一致的。心肌 K_{ATP} 通道 Kir6.2 和 SUR2A 亚基在运动预适应诱导的减轻力竭运动所致大鼠运动性心肌损伤的保护效应中表达明显降低，表明运动预适应作为一种非损伤性特殊的运动方式，未引起心肌缺血、缺氧，心肌细胞内 ATP 含量较高，受高浓度 ATP 的抑制，心肌 K_{ATP} 通道处于关闭状态。在力竭运动后，心肌 K_{ATP} 通道 Kir6.2 和 SUR2A 亚基的蛋白水平明显升高，可能是由于力竭运动作为一种大强度运动，导致大鼠心肌缺血、缺氧损伤，心肌细胞内由于缺血、缺氧而造成 ATP 含量降低，ATP/ADP 的比率降低，引起心肌 K_{ATP} 通道的激活开放而介导减轻力竭运动致大鼠心肌损伤的保护效应。总之，心肌 K_{ATP} 通道亚基 Kir6.2 mRNA 和 SUR2A mRNA 的水平在运动预适应诱导的减轻力竭运动致大鼠运动性心肌损伤保护效应中变化趋势并不完全一致。心肌 K_{ATP} 通道 Kir6.2 和 SUR2A 蛋白水平在 EP 心肌保护效应中发生变化，该通道通过 Kir6.2 和 SUR2A 水平变化参与了运动预适应诱导的减轻力竭运动致大鼠运动性心肌损伤保护效应，其机制需深入探讨。

3. 注射 PKC 抑制剂 CHE 后，引起 Kir6.2 mRNA 在运动预适应中明显降低，而 Kir6.2 蛋白水平在运动预适应中明显升高，SUR2A 蛋白水平在运动预适应中明显下降。可能是因为 CHE 的使用阻断了运动预适应信号转导途径，引起心肌缺血、缺氧，使得心肌细胞内 ATP 合成减少，ATP/ADP 的比率降低，这可能会引起 Kir6.2 蛋白表达增加而导致心肌 K_{ATP} 通道开放数量增加从而介导心肌保护效应。但是，心肌 K_{ATP} 通道开放数量的过度增加又会引起 APD 的过度缩短，导致心律失常的发生，SUR2A 蛋白水平的下降又在一定程度上抑制了心肌 K_{ATP} 通道开放数量的过度增加，从而避免了心律失常的发生。同时，本研究还发现，CHE 的使用又使得运动预适应后再进行力竭运动时 Kir6.2 蛋白水平呈现降低趋势。而 SUR2A 蛋白水平明显增加，表明对 PKC 的抑制能减少 K_{ATP} 通道在细胞膜上的表达，从而降低了心肌对新陈代谢应激的耐受性并导致心肌缺血性损伤，心肌缺血又导致心肌细胞内 ATP 减少，ATP/ADP 比率的降低又通过 SUR2A 蛋白水平增加引起 K_{ATP} 通道，从而介导心肌保护效应。本研究结果表明，在运动预适应诱导的减轻力竭运动所致运动性心肌损伤保护效应中，PKC 阻断剂 CHE 使用后，导致了心肌 K_{ATP} 通道 Kir6.2 和 SUR2A 不一致的变化趋势。提示 PKC 对 Kir6.2 和 SUR2A 的调控机制不一样。总之，在运动预适应诱导的减轻力竭运动所致大鼠运动性心肌损伤保护效应中，PKC 调控了心肌 K_{ATP} 通道亚基 Kir6.2 和 SUR2A 的表达，表明在心肌 K_{ATP} 通道介导的运动预适应心肌保护效应信号转导途径中，PKC 是心肌 K_{ATP} 通道的上游中介物质。PKC 抑制剂 CHE 的使用引起了心肌 K_{ATP} 通道亚基 Kir6.2 和 SUR2A 的表达变化的趋势不完全一致，提示 PKC 对该通道亚基 Kir6.2 和 SUR2A 表达调控的机制不一样，其具体机制尚需深入探讨。

4. 对于心肌 $SarcK_{ATP}$ 通道同一亚基而言，在 EP 心肌保护效应早、晚不同时期的表达变化是相反的，而对于该通道不同亚基而言，在 EP 心肌保护效应同一时期表达变化也是相反的。在 EP 早、晚期心肌保护效应中，PKC 对心肌 $SarcK_{ATP}$ 通道 Kir6.2 和 SUR2A 亚基的表达的调控影响是相反的，这提示 PKC 对同一亚基在早、晚期心肌保护效应中的表达变化是互补的，而 PKC 对不同亚基在相同心肌保护效应时期的变化也是互补的，这种互补效应才能更好地维持心肌 SarcK$_{ATP}$ 通道开放状态及心肌细胞能量状态。

5. 运动预适应早、晚期保护时相分别促进了心肌 Cx43mRNA 和蛋白的表达，但在运动预适应早、晚期保护时相之间，心肌 Cx43mRNA 和蛋白的表达没有显著性变化，提示心肌 Cx43 介导了运动预适应早、晚期心肌保护效应。

6. 心肌 Cx43 mRNA 在 EP 心肌保护效应中没有发生明显变化，而 EP 引起 Cx43 蛋白表达的明显升高，从而进一步抑制了 EE 引起的 Cx43 蛋白表达的降低，提示 EP 通过增加 Cx43 蛋白表达诱导了减轻力竭运动所致的运动性心肌损伤保护效应。

7. 蛋白激酶 C 调控了心肌缝隙连接蛋白 43 在晚期运动预适应心肌保护效应中的表达变化，提示在晚期运动预适应心肌保护效应信号转导通路中，蛋白激酶 C 是心肌 Cx43 的上游中介物质。

主要英文缩略词汇表

缩写	英文全称	中文全名
APD	action potential duration	动作电位时程
BNP	brain natriuretic peptide	脑钠肽
CHE	chelerythrine chloride	白屈菜赤碱
cTnI	Cardiac Troponin I	心肌肌钙蛋白 I
EP	exercise preconditioning	运动预适应
ET	endothelin	内皮素
HBFP	hematoxylin basic fuchsin picric acid	苏木素 – 碱性品红 – 苦味酸
HE	hematoxylin eosin	苏木素 – 伊红
IP	ischemic Preconditioning	缺血预适应
I/R	ischemia–reperfusion	缺血 / 再灌注
IOD	integrated optical density	积分光密度
ISO	isoproterenol	异丙肾上腺素
K_{ATP} channel	ATP–sensitive K^+ channel	ATP 敏感性钾通道
kir	inwardly rectified potassium channel	内向整流钾通道
MDA	malondialdehyde	丙二醛
mitoK_{ATP} channel	mitochondrial K_{ATP} channel	线粒体内膜 K_{ATP} 通道
NO	nitric oxide	一氧化氮
NT–proBNP	N–terminal precursor brain natriuretic peptide	氨基末端前体脑钠肽
PCO_S	Potassium channel openers	K_{ATP} 通道开放剂
PKC	protein kinase C	蛋白激酶 C
PMA	phorbol 12–myristate 13–acetate	佛波酯
RACK	receptors for activated C–kinse	PKC 激酶受体
ROS	reactive oxygen species	自由基
sarcK_{ATP} channel	sarcolemmal K_{ATP} channel	肌膜 K_{ATP} 通道
SUR	sulfonylurea receptor	ABC 结合蛋白家族成员磺酰脲受体